Angelika Feichtner

Assistierter Suizid aus Sicht der Pflege

Angelika Feichtner

Assistierter Suizid aus Sicht der Pflege

2., überarbeitete und erweiterte Auflage

facultas

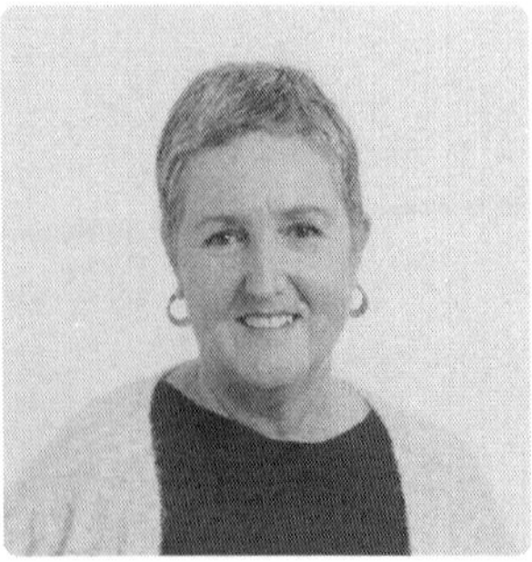

Angelika Feichtner, MSc

Diplom in Palliative Care der International School of Cancer Care in Oxford, langjährige Pflege- und Lehrpraxis im Bereich von Palliative Care und Hospizarbeit.

*Eine geschlechtergerechte Schreibweise wird in diesem Buch vorwiegend durch die Verwendung der Schreibung mit Stern * realisiert. Ist eine korrekte, alle Endungen berücksichtigende Schreibung auf diese Weise nicht möglich oder erfordert sie Ergänzungen, die den Lesefluss hemmen, so wird – stellvertretend für alle Geschlechter – die weibliche Form gewählt.*

Bibliografische Information der Deutschen Nationalbibliothek
Die Deutsche Nationalbibliothek verzeichnet diese Publikation in der Deutschen Nationalbibliografie; detaillierte bibliografische Daten sind im Internet über http://dnb.dnb.de abrufbar.

2. Auflage 2024

facultas Verlag, 1050 Wien, Österreich
Umschlagbild: © itthinksky, Close-up of frosty leaves, istockphoto.com
Lektorat: Laura Hödl
Satz: Florian Spielauer, Wien
Druck und Bindung: Facultas Verlags- und Buchhandels AG
Printed in Austria
ISBN 978-3-7089-2483-0
E-ISBN 978-3-99111-868-8

Inhalt

1 Assistierter Suizid aus Sicht der Pflege

1.1 Gesellschaftliche Entwicklung

In den letzten 20 Jahren zeigte sich ein deutlicher Wandel in der gesellschaftlichen Einstellung zum Tod, insbesondere, was die Zeit des Sterbens betrifft. Während dem Sterbeprozess in der Pflege zunehmend mehr Aufmerksamkeit zukommt, besteht in der Gesellschaft allgemein die Haltung, dass diese Phase des Lebens am besten nicht bewusst erlebt oder sogar abgekürzt werden sollte. Das Wissen um die Bedeutung dieser letzten Lebenszeit scheint verloren gegangen zu sein.

Hinzu kommen eine zunehmende Liberalisierung und die Ausweitung der individuellen Rechte, die Forderung nach mehr Selbstbestimmung und Autonomie bis hin zur Entscheidung, wann und wo der Tod eintritt. Die Vorstellungen eines „guten" Todes haben sich verändert. Es gilt nicht länger der Wunsch nach einer guten Sterbestunde, für viele Menschen im westlichen Kulturkreis ist ein guter Tod heute ein selbstbestimmter Tod. Für moderne Menschen scheint das „Geschehen-Lassen" im Sinne des Sich-Einlassens auf das, was im Sterben geschieht, keine Option zu sein. Die unterschiedlichen Vorstellungen von einem erstrebenswerten Sterben sind jedoch ebenso zu respektieren wie die individuellen Vorstellungen von einem guten Leben. Die Bedingungen des Lebens und auch des Sterbens sind eng mit den Konzepten von Würde verbunden. Es bestehen unterschiedliche Haltungen zu dem, was als würdig oder unwürdig wahrgenommen wird.

Mit der Phrase vom „würdigen", weil selbstbestimmten Sterben wird jedoch impliziert, dass ein Sterben aufgrund einer schweren Erkrankung, verbunden mit Pflegebedürftigkeit und Angewiesenheit, an sich schon eine Verletzung der individuellen Würde darstellt. Das weist auch darauf hin, dass Würde in unserer Gesellschaft eng an Selbstständigkeit, Leistungsfähigkeit und Autonomie geknüpft ist.

Angewiesenheit auf die Unterstützung anderer ist jedoch ein Wesensmerkmal des Menschen. Besonders am Beginn und am Ende unseres Lebens sind wir auf die Hilfe und Fürsorge anderer angewiesen, aber auch in Zeiten einer Erkrankung und in Krisen. Diese dem Menschsein immanente Angewiesenheit als Würdeverlust zu werten, ist nur schwer nachzuvollziehen. Denn implizit würde damit allen pflegebedürftigen und schwerkranken Menschen die Würde abgesprochen werden.

Auf gesellschaftlicher Ebene ist die Debatte über den assistierten Suizid im Spiegel dieses derzeit herrschenden Würdekonzeptes des gesunden, selbstständigen und unabhängigen Menschen zu sehen. Wenn Kranksein und Pflegebedürftigkeit mit dem Verlust der Würde gleichgesetzt werden, ist das eine gefährliche Entwicklung und eine Absage an die gesellschaftliche Solidarität. In Anlehnung an Simone de Beauvoir (2008) lässt sich feststellen, dass eine Gesellschaft durch die Art, wie sie sich gegenüber ihren Kranken, Alten und Schwachen verhält, unmissverständlich die Wahrheit über ihre Grundsätze und Ziele enthüllt.

Solidarität als Grundprinzip einer Gesellschaft äußert sich in gegenseitiger Hilfe und dem Eintreten füreinander. In einer humanen Gesellschaft dürfen Kranke, Schwache, Alte und Hilfebedürftige nicht aus diesem Grundprinzip ausgeschlossen werden. Menschenwürde steht auch für die Forderung nach Achtung und Wertschätzung unabhängig von der gesundheitlichen Verfassung eines Menschen und auch unabhängig von persönlichen Leistungen.

Würde stellt daher einen normativen Anspruch dar und sie gilt unbedingt, auch in Situationen der Bedürftigkeit. Wenn die Angewiesenheit schwerkranker Menschen als würdelos dargestellt wird, wird ihnen zugleich vermittelt, dass der Wert ihres Lebens in Frage gestellt wird.

In den Debatten um den assistierten Suizid geht es also immer auch um Würde, ohne dass dabei näher definiert wird, worauf sich die Würde bei einer Selbsttötung begründet. Das Schlagwort vom würdevollen, weil selbstbestimmten Sterben ist gleichsam zum Slogan der Befürworter*innen der Suizidbeihilfe geworden.

Es wird vermittelt, dass die Entscheidung zu einem assistierten Suizid auf rationalen Überlegungen beruht. Dabei bleibt meist unberücksichtigt, dass jedem Sterbe- und Suizidwunsch tiefe Ängste zugrunde liegen. Es ist vor allem die Angst vor Kontrollverlust, davor, auf die Unterstützung anderer angewiesen zu sein und auch die Angst vor möglichem künftigem Leid. Die Entscheidung für einen assistierten Suizid ist daher kaum eine rationale Entscheidung, sondern immer auch von Ängsten geprägt.

Diesen Ängsten und Befürchtungen kann mit dem Angebot von Palliative Care wirksam begegnet werden. Und die Erfahrungen in der Praxis zeigen, dass der Wunsch nach Suizidassistenz selten stabil ist, sich nach verbesserter Symptomlinderung und umfassender palliativer Betreuung sehr oft auflöst und die Patient*innen sich wieder dem verbleibenden Leben zuwenden können. Ein

Suizidwunsch bedeutet meist auch nicht, dass die Patient*innen sich den Tod wünschen, sondern dass sie an Grenzen des Ertragbaren gekommen sind und unter den momentanen oder befürchteten, künftigen Bedingungen nicht mehr leben wollen oder nicht mehr leben können. Bei der Betrachtung des assistierten Suizids besteht also ein Spannungsverhältnis zwischen dem Bedürfnis nach Linderung körperlicher und seelischer Leiden sowie der Wahrung der Würde einerseits und der Tatsache, dass der (assistierte) Suizid eine Flucht aus schwierigen und beunruhigenden inneren und unbewussten Konflikten darstellt andererseits (Briggs et al., 2022).

Die mit der Legalisierung der Suizidassistenz veränderten rechtlichen, sozialen und ethischen Rahmenbedingungen haben beträchtliche gesellschaftliche Implikationen und sie wirken sich auch auf die Arbeit der Gesundheitsberufe aus. Sie sind einerseits gefordert, sich mit ihren persönlichen Einstellungen, Überzeugungen und Werten hinsichtlich einer möglichen Suizidassistenz auseinanderzusetzen, andererseits aber auch damit, den Patient*innen mit anderen Vorstellungen von einem erstrebenswerten Leben und Sterben mit Achtung und Respekt zu begegnen.

Auch wenn Pflegepersonen aufgrund ihrer berufsethischen und eigenen moralischen Haltung den Wunsch von Patient*innen nach Suizidassistenz nicht unterstützen können, gilt doch die ethische Verpflichtung, das Leid des/der Patient*in mit Suizidwunsch bestmöglich zu lindern und mitmenschlichen Beistand zu bieten. Wenn Patient*innen einen Wunsch nach assistiertem Suizid anvertrauen, berührt dies immer auch eigene Ängste vor dem Tod, vor Angewiesenheit und vor Verlusten. Bernstein (2001) sieht darin ausgeprägte Übertragungs- und Gegenübertragungsgefühle und er konstatiert, dass „die Quelle der Schwierigkeiten, die wir haben, wenn wir anderen erlauben, aus eigenem Entschluss zu sterben, in der Tatsache liegt, dass wir nicht wollen, dass sie sterben, weil ihr Ableben Auswirkungen auf uns haben wird" (Bernstein, 2001, S. 246).

Wenn Menschen ihr Leben vorzeitig beenden wollen, berührt und verstört das nicht nur die ihnen Nahestehenden, sondern auch die professionell Betreuenden, denn die Entscheidung zu einem assistierten Suizid wird immer aus einer inneren Notlage heraus getroffen. Die häufige Argumentation, dass der Entschluss zu einem assistierten Suizid aufgrund einer bilanzierenden, rationalen Überlegung getroffen wird, ist ein theoretisches Konstrukt. Die Entscheidung für einen assistierten Suizid wird meist vor dem Hintergrund von unerträglich gewordenen Leidenssituationen oder von Ängsten vor möglichem künftigem Leid getroffen.

Mit dem Wissen, dass eine umfassende Palliativbetreuung viele der Nöte schwerkranker Menschen mit einem Wunsch nach Suizidassistenz zufriedenstellend lindern kann, ist es nicht hinnehmbar, dass diese Art der Versorgung nur relativ wenigen Menschen zur Verfügung steht.

Wird nicht nur der Bedarf terminal erkrankter Menschen an palliativer Versorgung, sondern auch der Palliative-Care-Bedarf alter und demenzkranker Personen berücksichtigt, haben derzeit etwa 10 % der Patient*innen in Österreich Zugang zu Palliative Care. Nach Übereinkünften der Vereinten Nationen, der European Association for Palliative Care, der International Association for Palliative Care, der Worldwide Palliative Care Alliance und Human Rights Watch ist der Zugang zur Palliativversorgung als ein Menschenrecht zu betrachten (Rosa et al., 2021). Es mutet daher geradezu zynisch an, dass es derzeit in unserem Land vielerorts leichter ist, eine Zulassung zum assistierten Suizid zu erhalten, als eine angemessene palliative Betreuung. Es wäre daher nicht nur wünschenswert, sondern auch sinnvoll gewesen, den seit Jahrzehnten vonseiten der Politik versprochenen Ausbau der Hospiz- und Palliativversorgung in Österreich noch vor der Legalisierung der Suizidassistenz umzusetzen.

1.2 Definitionen und Begriffe

In der Auseinandersetzung mit den Fragen um Suizidassistenz und Tötung auf Verlangen ist es wichtig, dass die verwendeten Begriffe unmissverständlich und klar sind. Der häufig verwendete Begriff „Sterbehilfe" ist euphemistisch, zweideutig und missverständlich. Kommen dann noch Differenzierungen wie „aktiv" und „passiv" hinzu, führt das unweigerlich zu Unklarheiten. Daher sollte dieser Begriff grundsätzlich vermieden werden, stattdessen sollten die eindeutigeren Begriffe „assistierter Suizid" bzw. „Suizidassistenz" oder „Tötung auf Verlangen" verwendet werden (Bioethikkommission, 2015).

> Der früher gebräuchliche Begriff „Sterbehilfe" sollte nicht mehr verwendet werden, da er missverständlich, unpräzise und missbrauchsanfällig ist. Handelt es sich um „Hilfe beim Sterben", um „Hilfe im Sterben" oder doch um „Hilfe zum Sterben"? (Halmich & Klein, 2023)

International ist der Terminus „Euthanasie" gebräuchlich, wobei dabei oft nicht zwischen Beihilfe zum Suizid und Tötung auf Verlangen unterschieden wird. Im deutschsprachigen Raum ist der Begriff „Euthanasie" historisch belastet, daher wird stattdessen von Tötung auf Verlangen gesprochen. In den Beneluxstaaten wird mitunter auch zwischen „freiwilliger“ und „nicht-freiwilliger Euthanasie“ unterschieden (Mroz et al., 2020). Nach österreichischer Rechtsprechung würde die Verabreichung von tödlichen Medikamenten *ohne* ausdrücklichen Wunsch der Patient*innen dem Straftatbestand der Tötung entsprechen.

Assistierter Suizid (AS) bzw. Beihilfe zum Suizid ist eine Handlung, die mit der Absicht erfolgt, einer Person auf deren freiwilliges und überlegtes Verlangen hin die eigenständige Selbsttötung zu ermöglichen. Dies geschieht, indem eine tödliche Dosis eines Präparates zur Selbstverabreichung bereitgestellt wird. In Abgrenzung zur Tötung auf Verlangen kommt es hier darauf an, dass die suizidwillige Person den Akt des Suizids selbst ausführt.

Tötung auf Verlangen ist eine Handlung, die mit der Absicht erfolgt, eine Person auf deren freiwilliges und angemessenes Verlangen hin zu töten, indem eine entsprechende Medikation verabreicht wird (Radbruch et al., 2016).

> International wird zwischen assistiertem Suizid und Tötung auf Verlangen mitunter kaum unterschieden, oft werden Sammelbegriffe wie „Euthanasie“, „Voluntary Assisted Dying“ (VAD), „Medical Assistance in Dying“ (MAID) oder „Euthanasia and Assisted Suicide“ (EAS) für beide Formen lebensbeendigender Maßnahmen synonym verwendet.

Therapieziel-Änderung bzw. Sterben zulassen ist ein legaler und oft auch gebotener Therapieverzicht bei aussichtsloser Prognose bzw. die Beendigung aussichtsloser Maßnahmen. Die Therapieziel-Änderung bedeutet, dass der Fokus nicht mehr auf einer Lebensverlängerung, sondern primär auf dem Wohlbefinden des/der Kranken liegt. Es wird dafür auch der Begriff „Sterben zulassen“ verwendet (Bioethikkommission, 2015, S. 23).

Sterbewunsch ist eine Äußerung, dass die Person sich einen baldigen Tod wünscht. Dabei ist zwischen einem vorübergehenden, situativ ausgelösten Wunsch zu sterben und einem dauerhaften, anhaltenden Sterbewunsch zu unterscheiden. Ein Sterbewunsch bedeutet nicht zwingend, das Sterben beschleunigen zu wollen und er ist auch nicht dem Wunsch nach Beihilfe zum Suizid gleichzusetzen. Es ist daher zwischen einem allgemeinen Wunsch zu sterben, dem Wunsch, der Tod möge eher kommen, dem Wunsch, das eigene Sterben zu beschleunigen, und der (vielleicht präventiven) Anfrage um Suizidassistenz zu unterscheiden.

Suizid ist ein Begriff lateinischer Herkunft, er setzt sich aus *sui* (ihrer/seiner selbst) und *caedere* (töten) zusammen. Selbsttötung oder Suizid im rechtlichen

Sinn ist, wenn jemand vorsätzlich und freiwillig den Tod an sich selbst unmittelbar verursacht (Birklbauer, 2019). Es handelt sich dabei also um die beabsichtigte Beendigung des eigenen Lebens.

Euphemismen
In internationalen Diskussionen, insbesondere mit Kolleg*innen aus den USA und Kanada, stößt der Begriff des assistierten Suizids meist auf Unverständnis und Widerstand. In jenen Staaten, in denen assistierter Suizid und Tötung auf Verlangen schon länger praktiziert werden, besteht ein deutliches Bemühen um euphemistische Begriffe: von „Death with Dignity" über „Medical Assistance in Dying" und „Completed Life" bis hin zu „Freitod" und „Selbstbestimmtes Sterben".

Euphemismen werden meist dann eingesetzt, wenn unangenehme oder problematische Tatsachen abgemildert oder auch verschleiert dargestellt werden sollen. Gerade bei ethisch schwierigen Sachverhalten kann eine klare Sprache wichtig sein, deshalb wird in diesem Buch auf euphemistische Umschreibungen verzichtet und der Begriff „Assistierter Suizid" (AS) beibehalten.

1.3 Entwicklung in Österreich

Anders als zum Beispiel in den Niederlanden, wo die Strafbarkeit der Suizidassistenz erst nach einem breiten, öffentlichen, über 30 Jahre andauernden Diskussionsprozess aufgehoben wurde, gab es in Österreich kaum einen öffentlichen Diskurs. Erst durch die Abhaltung einer parlamentarischen Enquete zum Thema „Sterben in Würde" im Jahr 2014 wurden die Fragen zur Suizidassistenz erstmals in strukturierter Form von Expert*innen und Betroffenen diskutiert und einer breiten Öffentlichkeit zugänglich gemacht.

Die Bioethikkommission des Bundeskanzleramtes veröffentlichte im Jahr 2015 unter dem Titel „Sterben in Würde" eine Stellungnahme mit Empfehlungen zur Begleitung und Betreuung von Menschen am Lebensende und den damit verbundenen Fragestellungen. Diese Stellungnahme enthielt unter anderem auch die Empfehlung, eine eventuelle ärztliche Hilfeleistung beim Suizid in bestimmten Fällen zu entkriminalisieren (Bioethikkommission, 2015).

Bis 2022 galt § 78 „Wer einen anderen dazu verleitet, sich selbst zu töten, oder ihm dazu Hilfe leistet, ist mit einer Freiheitsstrafe von 6 Monaten bis 5 Jahren zu bestrafen". Nach einer von vier Privatpersonen eingebrachten Klage entschied der Verfassungsgerichtshof am 11.12.2020, dass das „ausnahmslose Verbot" der Hilfestellung beim Suizid ab 1.1.2022 aufgehoben werde und der Passus *„oder* *ihm dazu Hilfe leistet"* ersatzlos gestrichen wird. Dadurch ergab sich die Notwendigkeit einer Neuregelung durch den Gesetzgeber. Zugleich wurde im Regierungsprogramm 2020–24 (ÖVP, Grüne) das Ziel formuliert, Hospiz- und Palliativversorgung auszubauen und auch in die Regelfinanzierung zu überführen. Auch soll die Palliativversorgung bei der Entwicklung einer künftigen Pflegeversicherung berücksichtigt werden.

Im April 2021 wurde vom Justizministerium ein viertägiges „Dialogforum Sterbehilfe" abgehalten. Ziel des Dialogforums war es nicht, Empfehlungen für eine Neuregelung des § 78 StGb hervorzubringen, sondern Expert*innen anzuhören, um auf dieser Grundlage weitere Schritte in Umsetzung des VfGH-Erkenntnisses zu setzen.

Im Juni 2021 präsentierte das Markt- und Meinungsforschungsinstitut FOCUS Austria eine wissenschaftlich fundierte Studie zur „Sterbehilfe". Diese repräsentative und differenzierte Abfrage zu den verschiedenen Formen von „Sterbehilfe" wurde durchgeführt, ohne den Fokus auf das Urteil des VfGH zu legen. Im Unterschied zu anderen, früheren Befragungen wurde in dieser Studie zwischen bereits legalen Formen, wie z. B. dem Beenden lebenserhaltender Maßnahmen, der Gabe von Medikamenten auch mit dem Risiko der Lebensverkürzung etc., und assistiertem Suizid sowie Tötung auf Verlangen klar differenziert.

Die Ergebnisse dieser Studie unterscheiden sich daher von anderen bisher durchgeführten Befragungen. So gaben lediglich 11 % der Befragten an, sich „sehr gut" über Sterbehilfe informiert zu fühlen. Nur 35 % waren der Meinung, dass Beihilfe zum Suizid in Österreich erlaubt sein sollte, eine Legalisierung von Tötung auf Verlangen wurde von 31 % der Befragten befürwortet. Ein bemerkenswertes Detail dieser Studie ist, dass 73 % der Befragten erwarten, dass es trotz einer gesetzlichen Regelung des assistierten Suizids zu Missbrauch kommen wird (FOCUS Austria, 2021).

Der öffentliche Diskurs zum assistierten Suizid war auch nach dem Erkenntnis des VfGh im Dezember 2020 vergleichsweise gering, was zum Teil auch an dem vorherrschenden Thema der Covid-Pandemie lag. In der medialen Auseinandersetzung mit dem Thema zeigte sich wiederholt, dass die Begriffe aktive und „passive Sterbehilfe" sowie „Tötung auf Verlangen" und „assistierter Suizid" oft synonym oder missverständlich interpretiert werden. Das muss als Hinweis auf einen eklatanten Mangel an Information betrachtet werden.

Am 23.10.2021 wurde ein erster Ministerialentwurf für eine Neuregelung vorgelegt. Dieser Gesetzesentwurf enthielt ein Verfahren zur Errichtung einer Sterbeverfügung, die die Suizidhilfe rechtssicher und missbrauchsgeschützt regulieren sollte. Damit verbunden waren auch erforderliche Änderungen im Strafgesetzbuch zu den Grenzen der legalen Suizidhilfe. Während der äußerst kurzen Begutachtungsfrist von nur 3 Wochen wurden zahlreiche Stellungnahmen eingereicht. Sie führten jedoch nur zu geringfügigen Anpassungen der Finalversion der Gesetzesänderung, die nach dem parlamentarischen Verfahren wie geplant am 1.1.2022 in Kraft trat.

Seit Anfang 2022 ist das ausnahmslose Verbot der Hilfestellung beim Suizid in Österreich aufgehoben und unter bestimmten Voraussetzungen besteht seitdem die Möglichkeit, bei Notar*innen oder bei einer Patientenanwaltschaft eine sogenannte Sterbeverfügung zu errichten, in der eine sterbewillige Person ihren dauerhaften, freien und selbstbestimmten Entschluss festhält, ihr Leben vorzeitig zu beenden.

Das Verbot der Tötung auf Verlangen (§ 77 Strafgesetzbuch) bleibt in Österreich weiterhin aufrecht. Der Verfassungsgerichtshof begründet das damit, dass die Erwägungen zur Legalisierung der Suizidassistenz nicht auf das Verbot der Tötung auf Verlangen übertragen werden können, da es zwischen den beiden lebensbeendenden Interventionen wesentliche Unterschiede gibt. Beim assistierten Suizid ist es immer die sterbewillige Person, die den letzten Schritt zur Herbeiführung des Todes setzt. Bei der Tötung auf Verlangen hingegen wird dieser letzte Schritt von der helfenden Person vollzogen (Khakzadeh, 2022).

Allerdings stellten Proponenten der Österreichischen Gesellschaft für ein humanes Lebensende (ÖGHL) im Juni 2023, wieder mit Unterstützung durch den Schweizer Verein Dignitas, einen zweiten Individualantrag an den Verfassungsgerichtshof, um das Sterbeverfügungsgesetz durch das Höchstgericht erneut überprüfen zu lassen. Ziel dieses weiteren Antrages ist, die Hürden zur Errichtung einer Sterbeverfügung zu senken und letztlich auch die Legalisierung der Tötung auf Verlangen zu erreichen.

Rechtlich, medizinisch und ethisch besteht ein gravierender Unterschied zwischen der Tötung einer anderen Person auf deren Verlangen und ihrer Unterstützung bei der freiverantwortlichen Selbsttötung. Bei der Tötung auf Verlangen stirbt eine sterbewillige Person durch die Tat einer anderen Person, während bei der Beihilfe zum Suizid die Tatherrschaft (Handlungskontrolle) bei der sterbewilligen Person bleibt.

Die Hilfeleistung beschränkt sich auf die physische Unterstützung der sterbewilligen Person bei der Durchführung lebensbeendender Maßnahmen, z. B. bei der Beschaffung des Suizidmittels. Die ärztliche Aufklärung oder die Mitwirkung an der Errichtung einer Sterbeverfügung stellt jedoch keine Hilfeleistung zum assistierten Suizid dar.

Der VfGH betont in seinen Erläuterungen mehrfach den Aspekt der freien Selbstbestimmung. Der Entscheidung zum assistierten Suizid müsse ein „aufgeklärter und informierter Willensentschluss" zugrunde liegen. Da die freie Selbstbestimmung jedoch durch soziale und ökonomische Umstände beeinflusst wird, habe „der Gesetzgeber Maßnahmen zur Verhinderung von Missbrauch vorzusehen, damit die betroffene Person ihre Entscheidung zur Selbsttötung nicht unter dem Einfluss Dritter fasst" (Parlament Österreich, 2021).

Es kann jedoch keine Verpflichtung zur Hilfeleistung beim Suizid geben, hält der VfGH fest. Die Beihilfe zum Suizid kann nur durch eine Person erfolgen, die dazu bereit ist. Da also keine Verpflichtung zur Hilfeleistung zum Suizid besteht, kann es auch keinen Anspruch auf Beihilfe zum Suizid geben. Laut § 2 des StVfG darf keine natürliche oder juristische Person wegen einer Hilfeleistung (§ 3 Z 4), einer ärztlichen Aufklärung, wegen der Mitwirkung an der Errichtung einer Sterbeverfügung oder wegen der Weigerung, eine Hilfeleistung zu erbringen, eine ärztliche Aufklärung durchzuführen oder an der Errichtung einer Sterbeverfügung mitzuwirken, in welcher Art auch immer benachteiligt werden.

Die verpflichtende Anwesenheit professioneller Betreuungspersonen wie Pflegepersonen und/oder Ärzt*innen ist nicht vorgesehen. Assistierende Personen sind durch das StVfG geschützt, da es Freiwilligkeit und Schutz vor Benachteiligung für diese Personengruppe vorsieht.

Von Seiten des Bundesministeriums besteht die Vorgabe, dass alle errichteten Sterbeverfügungen im Sterbeverfügungsregister erfasst werden sollen. Zweck dieser elektronischen Datenerfassung ist die Verhinderung von Missbrauch bei der Abgabe des Präparats, die Schaffung von Nachforschungsmöglichkeiten für die Strafverfolgungsbehörden und die Erfassung der Sterbeverfügungen für wissenschaftliche Analysen über die Inanspruchnahme von Suizidassistenz (Friesenecker et al., 2023, S. 144). (Näheres zur Sterbeverfügung siehe Kapitel „Die Sterbeverfügung", S. 69)

1.3.1 ASCIRS

Das österreichische Sterbeverfügungsgesetz ist 2022 in Kraft getreten, ohne Vorbereitung der betreffenden Berufsgruppen und ohne begleitendes Monitoring der praktischen Erfahrungen mit dem assistierten Suizid. Daher wurde von der Österreichischen Palliativgesellschaft (OPG) die Online-Plattform ASCIRS[1] errichtet: **www.ascirs.at**

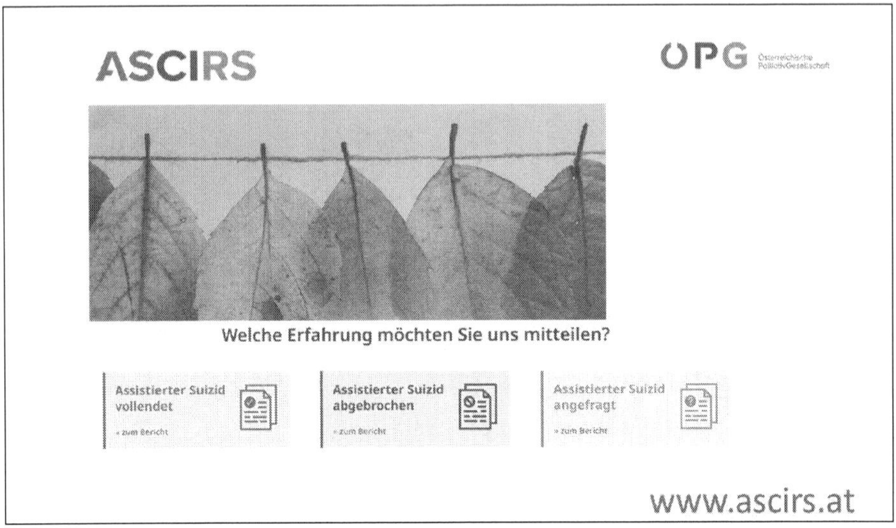

Abb. 1: ASCIRS-Plattform

Dieses Berichts- und Lernsystem trägt dazu bei, mehr über die Praxis der Suizidbeihilfe in Österreich zu erfahren und aus den Beobachtungen und Erfahrungen der Beteiligten zu lernen. Die mitgeteilten Erfahrungen können zur Entwicklung unterstützender Leitlinien und damit auch zur Verbesserung der Situation beitragen.

Auf ASCIRS können alle assistierten Suizide berichtet werden, nicht nur jene, bei denen es zu Komplikationen gekommen ist. Alle Berichte sind wertvoll und wichtig.

Die Berichte erfolgen anonym. Nur, wenn der Wunsch nach einer Rückmeldung von einer Fachperson aus dem ASCIRS-Team besteht, wird um Angabe einer E-Mail-Adresse ersucht – die natürlich strikt vertraulich behandelt wird.

Die bisher eingereichten Berichte betreffen überwiegend Patient*innen mit Tumorerkrankungen, mit neurologischen oder pulmonalen Erkrankungen im Alter von 30 bis 97 Jahren. Besonders aufschlussreich sind die in den Berichten angegebenen Hintergründe der Wünsche nach Suizidassistenz. Nach den bisherigen Erkenntnissen sind es vor allem unzureichend gelinderte Symptome

1 **A**ssisted **S**uicide **C**ritical **I**ncident **R**eporting **S**ystem – es sind jedoch alle Berichte über assistierte Suizide wertvoll, nicht nur diejenigen, bei denen Komplikationen aufgetreten sind.

und existenzielle Leiderfahrungen, die dazu führen, dass Patient*innen sich für einen assistierten Suizid entscheiden.

1.4 Prinzipielle Überlegungen

In den Diskussionen rund um den assistierten Suizid geht es immer auch um das Recht auf Selbstbestimmung, um Willensfreiheit und Würde. Und mitunter entsteht der Eindruck, dass diese Schlagworte wenig reflektiert eingesetzt werden, um für das „Recht" auf Suizidassistenz zu argumentieren. Abgesehen davon, dass kein rechtlicher Anspruch auf Beihilfe zum Suizid besteht, da niemand zur Hilfeleistung verpflichtet werden kann, ist die Definition von Begriffen wie „Selbstbestimmung", „Willensfreiheit" und „Würde" eine Voraussetzung für eine konstruktive Diskussion.

1.4.1 Selbstbestimmung und Autonomie

Das Recht der Patient*innen auf Selbstbestimmung hat einen hohen Stellenwert in Medizin und Pflege, insbesondere in der Palliative Care. Dabei stehen Fürsorge und Selbstbestimmung keineswegs im Widerspruch, vielmehr dreht sich das Bemühen der Betreuenden oft um eine fürsorgliche Ermöglichung der Selbstbestimmung.

Im täglichen Sprachgebrauch vermischen sich Begriffe wie Autonomie und Selbstbestimmung, deshalb erscheint zunächst eine Begriffsklärung wichtig. Die beiden Begriffe „Selbstbestimmung" und „Autonomie" werden oft synonym verwendet, bedeuten letztlich aber Unterschiedliches. Während im Englischen „autonomy" so viel wie Selbstbestimmung meint, bedeutet „Autonomie" im deutschen Sprachraum eher Unabhängigkeit oder Selbstgesetzlichkeit. Wörtlich übersetzt bedeutet der Begriff demnach, eigene Gesetze zu haben und nach ihnen zu leben, was auch eine gewisse Unabhängigkeit von anderen beinhaltet. Dabei ist jedoch zu bedenken, dass eine uneingeschränkte Autonomie eine Utopie darstellt, denn Menschen leben immer in sozialen Bezügen.

Die Diskussion über die Beihilfe zum Suizid wird im Wesentlichen von zwei gegensätzlichen Positionen bestimmt, die von jeweils unterschiedlichen Haltungen zur Selbstbestimmung geprägt sind. In einer der Argumentationslinien gilt das Recht auf Selbstbestimmung als das entscheidende Kriterium für die moralische Akzeptanz der Selbsttötung und der Hilfe beim assistierten Suizid. In der anderen Position wird argumentiert, dass die Fähigkeit zur Selbstbestimmung durch intensives Leiderleben beeinträchtigt sein kann und dass die

Patient*innen daher zuerst in einen Zustand versetzt werden müssen, der es ihnen ermöglicht, selbstbestimmt zu entscheiden.

Bei der Überbetonung der Selbstbestimmung und der Logik der Wahl (Mol, 2008) in den Diskussionen um den assistierten Suizid, wird nicht bedacht, dass leidende Menschen oft gar nicht in der Lage sind, prospektiv selbstbestimmte Entscheidungen zu treffen. Dazu braucht es vor allem Fürsorge, Unterstützung und Beziehungen.

> „Die Entfaltung der Autonomiekompetenz ist auf Fürsorge angewiesen, ist – so gesehen – abhängig von ihr. Fürsorge wiederum zielt auf die Unterstützung von Selbstbestimmung im Hinblick auf Leben, das bis zuletzt Momente des Glücks kennen kann" (Walser, 2010, S. 41).

Aber zweifellos ist die Selbstbestimmung in unserer zunehmend individualisierten Gesellschaft zu einem zentralen Wert geworden. Und nach verbreiteter Ansicht ist der Anspruch auf Selbstbestimmung mit einer bestehenden Hilfe- und Pflegebedürftigkeit nicht vereinbar. Selbstbestimmung scheint an Unabhängigkeit gebunden zu sein, wobei außer Acht gelassen wird, dass wir Menschen immer mehr oder weniger auf andere angewiesen sind.

Die Forderung nach Autonomie im Sinne persönlicher, individueller Selbstbestimmung über das eigene Leben kann als Ausdruck einer verzweifelten Angst angesichts der Realität einer ganz anderen, genau gegenteiligen Erfahrung interpretiert werden: der Erfahrung von Schwäche, Verletzlichkeit und einer daraus resultierenden Angewiesenheit auf andere, die in unserer westlichen Gesellschaft mit Abhängigkeit und negativ konnotiert ist. Das Autonomie-Argument dient rhetorisch dazu, dieses Schreckgespenst der Abhängigkeit zu vertreiben (Walser in: Reitinger et al., 2010). Es scheint darum zu gehen, möglichst lange von der Unterstützung und Fürsorge anderer unabhängig zu sein. Ist diese Unabhängigkeit real bedroht, kann für manche Menschen auch die Beendigung des Lebens als einziger Ausweg erscheinen.

Die utopische Vorstellung uneingeschränkter Selbstbestimmung und Unabhängigkeit erweist sich aber nicht erst bei einer Erkrankung und am Ende des Lebens als brüchig. Eine absolute Selbstbestimmung gibt es grundsätzlich nicht. Selbstbestimmung ist vielmehr als ein relationales Konzept zu betrachten, in dem die Abhängigkeit des Menschen von seiner Natur, von seiner gesellschaftlichen Einbindung und seinen sozialen Bezügen Berücksichtigung findet. Selbstbestimmung steht daher immer auch in einem Beziehungskontext. Die Verbindung individueller Selbstbestimmung mit gleichzeitiger Angewiesenheit auf andere drückt sich im Begriff der „relationalen Autonomie" aus.

Bei der aktuellen Überbetonung der Autonomie bzw. Selbstbestimmung im Zusammenhang mit dem assistierten Suizid ist bemerkenswert, dass zwar der Wunsch nach Selbstbestimmung die Grundlage für einen assistierten Suizid ist, für die Umsetzung jedoch die Unterstützung anderer in Anspruch genommen wird. Noch deutlicher als beim assistierten Suizid wird dies bei der Tötung auf Verlangen, wo die Durchführung gänzlich an andere delegiert wird.

Eine weitere bemerkenswerte Tatsache ist, dass bestehende Möglichkeiten zur Ausübung des Rechts auf Selbstbestimmung, wie etwa das Erstellen einer Patientenverfügung oder einer Vorsorgevollmacht, die Therapiebegrenzung oder auch der Freiwillige Verzicht auf Nahrung und Flüssigkeit nur relativ wenig genutzt werden.

Unbestritten sind Selbstbestimmung und Autonomie wichtige Werte in unserer Gesellschaft. In der Zeit des Sterbens sind diesen Werten aber naturgemäß Grenzen gesetzt. Bei Pflegebedürftigkeit und Angewiesenheit beziehen sich diese Werte auf andere Inhalte. Im Vordergrund stehen dann die an den individuellen Bedürfnissen und Wünschen der Patient*innen ausgerichtete Betreuung und eine achtsame, fachgerechte, würdebewahrende und menschlich liebevolle Pflege.

Wird das Argument der Selbstbestimmung im Zusammenhang mit dem assistierten Suizid zum Postulat, wird die Tragik übersehen, die jeder Selbsttötung zugrunde liegt. Der assistierte Suizid wäre damit nicht mehr die Folge unerträglichen Leidens, sondern Ausdruck persönlicher Autonomie, oder gar eine „emanzipatorische Selbsttechnik" (Macho, 2018, S. 8) und eine „Option im Repertoire der Sterbeoptionen", wie Wils (2021) schreibt.

Verfechter*innen des Rechts auf Suizidassistenz argumentieren oft, dass Menschen generell das Recht haben sollten, nicht nur über ihr eigenes Leben, sondern auch über den Zeitpunkt ihres Todes zu entscheiden, insbesondere dann, wenn sie Leiderfahrungen ausgesetzt sind. Vertreter*innen einer kritischen Haltung zum assistierten Suizid weisen darauf hin, dass die Entscheidung, das Leben zu beenden, unter dem Einfluss von großen körperlichen und psychischen Belastungen, sozialem Druck oder anderen beeinträchtigenden Faktoren getroffen werden könnte. Damit wäre eine solche Entscheidung nicht wirklich frei getroffen.

Letztendlich ist die Beurteilung der „Freiheit" einer Entscheidung zum assistierten Suizid eine komplexe Angelegenheit, die von vielen Faktoren abhängt.

Die bisherigen Erkenntnisse aus den ASCIRS-Berichten widerlegen den Mythos vom „selbstbestimmten" frei gewählten Sterben. Die Berichte zeugen von psycho-existenziellem Leid, von unzureichend gelinderten körperlichen Symptomen und von tiefer Verzweiflung. Unter diesen Voraussetzungen von einer selbststimmten und „freien" Entscheidung zu sprechen, muss als metaphorische Leistung betrachtet werden.

1.4.2 Die Frage der Würde

„Sterben in Würde" gilt inzwischen geradezu als Chiffre, in der Palliative Care ebenso wie auch im Zusammenhang mit dem assistierten Suizid. Je nach Kontext wird dieser Ausdruck unterschiedlich verstanden, er steht jedoch immer in enger Verbindung mit Selbstbestimmung, Selbstwert und Selbstachtung (Street & Kissane, 2001, S. 94). In Palliative Care und Hospizarbeit stehen eine würdebewahrende Pflege und Betreuung und die bestmögliche Erhaltung der individuellen Lebensqualität der Patient*innen im Zentrum des Bemühens. Verfechter*innen des Rechts auf assistierten Suizid verhandeln die Thematik der Lebensqualität unter dem Begriff der Würde (Streeck, 2020, S. 263). Das Lebensende, so die Darstellung sämtlicher internationaler „Right-to-die"-Organisationen, gefährdet die Würde einer Person. Nach diesem Denkmodell können Menschen durch den Verlust der Selbstständigkeit, durch Einschränkungen körperlicher und geistiger Art, durch Angewiesenheit und Pflegebedürftigkeit in eine als unwürdig empfundene Situation geraten. Aber wie Martha Nussbaum (2010, S. 224) schreibt, sind wir Menschen zeitgebundene Wesen mit Bedürfnissen, die ihr Leben als Säuglinge beginnen und bis zu ihrem Lebensende häufig noch andere Formen der Angewiesenheit erleben. Und wer würde die Angewiesenheit eines Neugeborenen als unwürdig bezeichnen?

Die Selbstverständlichkeit, mit der wir der Abhängigkeit eines Säuglings begegnen und ihm jede erdenkliche Fürsorge und Pflege bieten, steht allen Kranken und Pflegebedürftigen zu. Für Menschen am Lebensende gilt dies in besonderer Weise. Sie sind ähnlich verletzlich und schutzbedürftig wie Neugeborene und es besteht eine gesellschaftliche Verpflichtung, ihnen die Fürsorge zu bieten, die sie brauchen.

Walser schreibt über die Abhängigkeit kurz vor dem Tod, dass alle Menschen am Ende ihres Lebens von anderen Menschen abhängig sind und nicht über das eigene Sterben verfügen können. Auch im Laufe des Lebens bestehen über lange Strecken Abhängigkeiten von anderen Menschen oder Netzwerken. Sie erläutert, dass der Ruf nach Autonomie im Sinne persönlicher und individueller Selbstbestimmung über das eigene Leben (Walser, 2010, S. 33) eigentlich eine Angst vor der Erfahrung von Schwäche, Verletzlichkeit und mit einer damit verbundenen Angewiesenheit auf andere darstelle. Diese Angewiesenheit, mit der naturgegebenen Abhängigkeit von anderen, ist in der westlichen Gesellschaft negativ behaftet. Angewiesen-Sein auf andere gehört zweifellos zum Menschsein, hilfsbedürftig zu sein steht also keineswegs im Widerspruch zur Würde des Menschen. Zeitweise der Zuwendung und Fürsorge anderer zu bedürfen gehört vielmehr untrennbar zum Wesen des Menschseins.

Nicht selten ist es aber die Angst vor einem (vermeintlichen) künftigen Verlust der Würde, die dazu führt, dass sich Patient*innen für einen assistierten Suizid entscheiden. Patient*innen, die sich in ihrer Würde verletzt wahrnehmen, äußern nicht nur deutlich häufiger einen Sterbewunsch, es besteht auch ein erkennbarer Zusammenhang zwischen verletzter Würde, Depression und Hoffnungslosigkeit (Chochinov et al., 2002). Würde, Selbstbestimmung und Autonomie können jedoch nur in Beziehungen zu anderen Menschen erfahren werden und letztlich sind es diese Beziehungen, die Würde erhalten, stärken und stützen.

> „Ich denke ein wichtiger Teil meiner Würde ist, dass ihr mir vermittelt, dass ich immer noch einen Wert als Mensch habe" (Aussage eines Patienten).

Studien belegen, dass die Wahrnehmung, eine Last für andere zu sein, ein häufiger Grund für den Wunsch nach einer vorzeitigen Beendigung des Lebens ist (Wiebe et al., 2018). Sich als Belastung für das soziale Umfeld wahrzunehmen, wird oft als beschämend und würdeverletzend empfunden. Zugleich ist dieses Phänomen mit dem allgemeinen gesellschaftlichen Würdeverständnis verbunden. Und vielfach herrscht die Fehlannahme, dass Würde durch Leistung zu erlangen ist. Ein eindrückliches Beispiel dafür belegen Interviews (Pleschberger, 2005), in denen alte Menschen die Ansicht vertreten, dass man Würde durch das erfahre, was man im Leben geleistet habe, bzw. durch das, was die alten Menschen noch immer leisten – so etwa noch immer rüstig und vital zu sein. Und vor allem, das sei besonders wichtig, den Jungen, der Gesellschaft, dem Staat, den Kindern auf keinen Fall zur Last zu fallen. In Wahrheit steht die Würde eines Menschen jedoch für die Forderung nach Achtung und Anerkennung, unabhängig von Gesundheit und Krankheit und selbstverständlich auch unabhängig von persönlichen Leistungen oder gesellschaftlichem „Nutzen" eines Menschen.

Zunehmend gilt aber nicht nur, dass Pflegebedürftigkeit und Angewiesenheit als Würdeverlust wahrgenommen werden, sondern auch, dass zu einem selbstbestimmten Leben auch ein selbstbestimmtes Sterben zu einem selbstgewählten Zeitpunkt gehört.

So wirbt zum Beispiel eine Schweizer Suizidhilfeorganisation in ihrer Informationsbroschüre dafür, dem Verein rechtzeitig beizutreten, da sonst ein „Schicksal" drohe, wie es einem 75-jährigen schwerkranken Patienten widerfuhr. Er habe „zu spät an EXIT gedacht", weshalb er starb, bevor ein/e Sterbebegleiter*in eintraf (Exit, 2022, 25).

Ausgehend davon, dass in der gegenwärtigen pluralistischen Gesellschaft nicht *eine* gemeinsame Moral, sondern verschiedene Moralen bestehen, ist anzuerkennen, dass Menschen unterschiedliche Vorstellungen von einem gelingenden Leben und einem erstrebenswerten Sterben haben. Die jedoch meist unreflektierte Verwendung von Begriffen wie „menschenwürdiges" oder „unwürdiges" Sterben ist äußerst kritisch zu betrachten und es stellt sich die Frage, was als „unwürdiges" Sterben gilt. Kann Angewiesenheit, Pflegebedürftigkeit oder Kranksein tatsächlich als unwürdig bewertet werden?

Die Forderung nach einem würdigen Sterben kann aber auch als gesellschaftlicher Auftrag an Pflege und Medizin und als Plädoyer für die Verfügbarkeit von Palliative Care und Hospizbetreuung verstanden werden. Ein menschenwürdiges, der Würde eines Menschen entsprechendes Sterben ist ein Sterben, das frei von vermeidbaren Ängsten und Leiden für die Patient*innen und ihre Angehörigen ist, das den Wünschen der Patient*innen und Angehörigen entspricht und in angemessener Weise mit klinischen, kulturellen und ethischen Standards übereinstimmt (Institute of Medicine, Committee on Care at the End of Life, 1997).

Dem Prozess des Sterbens wird vielfach keine besondere Bedeutung mehr beigemessen, es gilt vielmehr, dieses Geschehen möglichst abzukürzen oder es zumindest nicht bewusst erleben zu müssen. Das unbewusste Sterben, bevorzugt im Schlaf, gilt heute als erstrebenswertes Lebensende. Aber auch ein abruptes Ende durch Selbsttötung bzw. durch Beihilfe zur Selbsttötung ist nur scheinbar Ausdruck radikaler Selbstbestimmtheit, es geht dabei vor allem darum, dem Prozess des Sterbens mit seinen Begleiterscheinungen zuvorzukommen. Beim assistierten Suizid ist es vorrangig das Ziel, den Prozess des Sterbens nicht bewusst zu erleben. Die Vorstellung eines plötzlich eintretenden Todes scheint erträglicher, als sich diesem Geschehen zu stellen.

Im Zusammenhang mit dem assistierten Suizid werden die Schlagworte „Selbstbestimmung" und „Autonomie" oft auch mit dem Begriff der Würde verknüpft. Abgesehen davon, dass Würde keineswegs vom Ausmaß der Fähigkeit zur Selbstbestimmung abhängt, würde die Gleichsetzung von Selbstbestimmung, Autonomie und Würde jenen Menschen ihre Würde absprechen, die krankheitsbedingt auf die Fürsorge anderer angewiesen sind. Ein abstrakter Autonomiebegriff nimmt die besondere Hilfs- und Schutzbedürftigkeit von Schwerkranken und Sterbenden nicht wahr. Es ist philosophisch wie auch theologisch betrachtet problematisch, die Würde des Menschen an ein abstraktes Autonomiekonzept zu binden, das Individualität mit Autarkie und völliger Unabhängigkeit verwechselt und umgekehrt jede Form der Abhängigkeit, der Hilfsbedürftigkeit und Angewiesenheit auf andere als narzisstische Kränkung erlebt. Ein solches Autonomieverständnis aber führt dazu, Leiden und Schwäche als menschenunwürdig zu betrachten und nur ein abstrakt selbstbestimmtes Sterben als menschenwürdig zu akzeptieren (Körtner, 2021).

Empathische Pflegefachpersonen würden es wohl niemals als „entwürdigend" wahrnehmen, wenn schwer kranke Menschen auf Pflege und Hilfe angewiesen sind. Mit ihrer fachlichen Kompetenz und meist auch mit viel Einfühlungsvermögen bemühen sie sich in ihrer täglichen Arbeit darum, das Selbstwertgefühl und die Selbstachtung der ihnen anvertrauten Patient*innen zu wahren und zu stärken. Das geschieht unter anderem dadurch, dass sie stellvertretend für ihre Patient*innen Tätigkeiten übernehmen und Fähigkeiten kompensieren, die den Kranken derzeit nicht mehr zur Verfügung stehen. Es besteht eine humane Verpflichtung, die Würde hilfsbedürftiger Menschen zu schützen und ihnen Wertschätzung entgegenzubringen. Würde ergibt sich nicht durch Leistung. Das Angewiesensein auf die Fürsorge anderer verletzt die Würde eines Menschen nicht, vorausgesetzt, diese Fürsorge erfolgt mit Respekt und Achtung. Menschliche Würde besteht unabhängig von Autonomie und der Fähigkeit, sich selbst zu versorgen.

1.4.3 Freier Wille und Entscheidungsfähigkeit

Eine wesentliche Voraussetzung für die Errichtung einer Sterbeverfügung sind die nachweisliche freie Entscheidung zum assistierten Suizid und die Entscheidungsfähigkeit der suizidwilligen Person.

Laut Definition in § 24 des Allgemeinen Bürgerlichen Gesetzbuches gilt als entscheidungsfähig „wer die Bedeutung und die Folgen seines Handelns im jeweiligen Zusammenhang verstehen, seinen Willen danach bestimmen und sich entsprechend verhalten kann. Dies wird im Zweifel bei Volljährigen vermutet" (ABGB, 2021).

Gesunden und volljährigen Personen werden diese Kompetenzen also grundsätzlich zugesprochen. Liegt jedoch eine psychische oder geistige Beeinträchtigung, vorübergehend oder dauerhaft vor, kann der freie Wille wie auch die Entscheidungsfähigkeit beeinträchtigt sein. Daher ist zur Errichtung einer Sterbeverfügung eine Bestätigung der Entscheidungsfähigkeit der sterbewilligen Person eine der wichtigsten Voraussetzungen. Für einen freien und selbstbestimmt gefassten Entschluss ist aber auch die umfassende Information über den Verlauf der Erkrankung erforderlich, wie auch über Behandlungsoptionen, Konsequenzen und mögliche Alternativen. Im Sterbeverfügungsgesetz wird daher eine Aufklärung und Beratung durch zwei voneinander unabhängigen Ärzt*innen gefordert.

Unter Berücksichtigung der Tatsache, dass sich Sterbe- und Suizidwünsche weniger aufgrund von körperlichen Leiden, sondern viel häufiger aufgrund von psychosozialen Belastungen entwickeln, könnte die freie Willensbildung beeinflusst sein. Menschliche Entscheidungen werden im Allgemeinen von einer Vielzahl externer Faktoren beeinflusst. So können zum Beispiel Meinungen und Werthaltungen von Angehörigen, der behandelnden Ärzt*innen und Pflegepersonen, aber auch Medien, sozioökonomische Faktoren und der Zeitgeist wesentliche Einflussfaktoren darstellen. Auch kann bei alten Patient*innen, bei Pflegebedürftigen und bei psychisch Kranken die existenzielle Abhängigkeit von der Umgebung in einem solchen Ausmaß bestehen, dass sich hinter einem geäußerten Suizidwunsch ein fremdbestimmtes Verlangen verbergen kann (Vollmann, 2008).

Es ist auch zu bedenken, dass eine schwere Erkrankung und die damit verbundenen Leiderfahrungen zu einer wesentlichen Veränderung eines Menschen führen können. Das gängige Modell der Autonomie und Selbstbestimmung berücksichtigt nicht den massiven physiologischen Einfluss des Leiderlebens auf die Motivation und auf die kognitiven Fähigkeiten der Patient*innen. Häufig sind schwer erkrankte Menschen kaum in der Lage, autonom zu entscheiden, denn die Hirnregionen für kognitive Entscheidungen sind durch signifikant erhöhte Mengen von Stresshormonen (Cortisol) blockiert. Ältere, instinktiv gesteuerte Hirnbereiche übernehmen die Führung. Gehirngebiete, die für Planung und Motivation zuständig sind, werden nicht mehr aktiviert. Zugleich ist das Gehirngebiet für angstbezogene Emotionen (Amygdala) hochgradig erregt. Aufgrund der starken Emotionen und Ängste können Entscheidungen oft nicht rational durchdacht werden, sie sind vielmehr angstgeprägt, inflexibel und auf das bedrohlich Negative fixiert (Reed et al., 2013).

Nicht zu unterschätzen ist auch die Tatsache, dass sich schwerkranke Patient*innen häufig als Belastung für ihre Angehörigen wahrnehmen. So gaben z. B. in Oregon laut Jahresbericht 2020 mehr als 53 % der Personen, die Suizidbeihilfe in Anspruch nahmen, als Grund für den Suizidwunsch an, sich als Belastung für andere wahrzunehmen (Public Health Division, Center for Health Statistics, 2021).

Das Empfinden, eine Last für andere, für die Angehörigen oder auch für die professionell Betreuenden darzustellen, ist nicht nur mit einem beträchtlich reduzierten Selbstwertgefühl, sondern oft auch mit Schuldgefühlen, depressiven Symptomen und Ängsten verbunden. Ob in diesem Fall tatsächlich von einem völlig „freien" Willen zum assistierten Suizid ausgegangen werden kann, ist fraglich. Zumindest ist die Willensbildung durch altruistische Motive beeinflusst, denn die Entscheidung zum assistierten Suizid erfolgt nicht unabhängig von zwischenmenschlichen Bezügen. Der Wunsch, sich zu töten, entspringt nicht einfach der inneren Persönlichkeit, er muss auch als Reaktion, als Widerspiegelung jener Signale gesehen werden, die der Mensch von der Gesellschaft erhält (Maio, 2016, S. 56).

Eine Beihilfe zum Suizid setzt voraus, dass die helfende Person sich in gewisser Weise mit der sterbewilligen Person identifiziert, dass sie die Unerträglichkeit des Leidens nachvollziehen kann und auch das Leben so als nicht mehr lebenswert erachtet. Eine Suizidbeihilfe könnte nicht ohne diese Wertung aufseiten der Helfer*innen ausgeübt werden (Küchenhoff & Teising, 2022).

Unweigerlich stellen sich bei einer schweren, unheilbaren Erkrankung mit belastenden Symptomen Sinnfragen und Überlegungen zum Wert des eigenen Lebens. Das erlebte Leid kann so überwältigend sein, dass die Beendigung des Lebens zumindest phasenweise als einzig möglicher Ausweg erscheint. Ob dann ein assistierter Suizid angestrebt wird, hängt entscheidend davon ab, wie das Umfeld der Kranken auf den Sterbewunsch reagiert. Zeigen Angehörige und die professionell Betreuenden nicht nur Verständnis für diesen Wunsch, sondern auch die Bereitschaft zur Unterstützung des Suizides, kann das als eine Bestätigung für die Ausweglosigkeit verstanden werden. Da beobachtetes Leid gleichsam ansteckend ist, können Übertragung und Gegenübertragung dabei wesentliche Faktoren sein. So ergab etwa eine Umfrage unter niederländischen Psychiater*innen, dass Übertragung und Gegenübertragung die Entscheidungsfindung bei 25 % der Gesuche um Suizidbeihilfe beeinflussten (Hicks, 2006).

1.4.3.1 Unbewusste Motive für die Entscheidung zum assistierten Suizid

Der Wunsch nach assistiertem Suizid ist immer auch als Ausdruck einer tiefen seelischen Krise zu verstehen. Im Laufe des Lebens entwickeln Menschen verschiedene Strategien zur Bewältigung von Krisen. Handelt es sich dabei aber um eine existenzielle Krise, wie z. B. bei einer schweren lebensbedrohenden Erkrankung, können sich die bisherigen Bewältigungsstrategien als unzureichend erweisen. Die Konfrontation mit dem eigenen, absehbar gewordenen Lebensende kann eine traumatische Erkenntnis sein, Hüther (2010) schreibt von sequentieller Traumatisierung.

Die damit verbundenen Ohnmachtsgefühle, der erlebte Kontrollverlust, die existenzielle Angst und nicht zuletzt das befürchtete Leid im Sterben versetzen die Betroffenen in eine extreme Ausnahmesituation. Unter solchen Ausnahmebedingungen werden Wahrnehmungen im Gehirn anders verarbeitet und anders abgespeichert, als das normalerweise der Fall ist. Dabei werden die Wahrnehmung, die räumlich-zeitliche Einordnung (Hippocampus) und die assoziativen und ordnenden Fähigkeiten des Bewusstseins (Frontalhirnfunktionen), die normalerweise den sensorischen Input zu einem zusammenhängenden Erlebnis und einer später abrufbaren Erinnerung verknüpfen, außer Kraft gesetzt. Versprachlichung (Broca-Sprachzentrum), und Kontextualisierung des Erlebten (Hippocampus und Frontalhirn) gelingen nur unzureichend. Der Volksmund drückt es mit den Formulierungen „... mir fehlen die Worte, es macht mich sprachlos" und „... ich kann es nicht fassen" aus (Hüther et al., 2010).

Deshalb fällt es vielen Patient*innen auch schwer, ihr Leid in Worten auszudrücken, sie scheinen vielmehr von einer diffusen Angst, vor dem was möglicherweise auf sie zukommt, erfasst zu sein. Die Entscheidung zum assistierten Suizid resultiert also in den meisten Fällen aus einer tiefgreifenden Angst, aus Hoffnungslosigkeit und Verzweiflung.

Suizidale Menschen sind zutiefst verzweifelt, wodurch sich ihr Spielraum erheblich einengt. Der Suizid stellt für sie eine Möglichkeit dar, in diesem Augenblick sogar die einzige Möglichkeit, ihre eingeschränkten Handlungsmöglichkeiten wieder zu erweitern. Wo quälende Ausweglosigkeit das Denken und Fühlen beherrscht, stellt der Suizid als Notausgang die einzige verfügbare Bewältigungsmöglichkeit dar (Wentseis in: Feichtner et al., 2022). Der Suizidwunsch ist in jedem Fall ernst zu nehmen, zunächst müssen die Patient*innen jedoch in die Lage versetzt werden, eine derart schwerwiegende Entscheidung zu treffen. Psychologische Unterstützung sowie palliativmedizinische Symptomlinderung und Beratung sind daher zwingend erforderliche Voraussetzungen.

1.4.4 Der Einfluss des Bindungsverhaltens

Bei der Bindung handelt es sich um ein biologisch determiniertes Grundbedürfnis, das über die gesamte Lebenszeit hinweg von zentraler Bedeutung für die Bewältigung von Herausforderungen und Krisen ist. Das jeweilige Bindungsmuster hat aber auch einen wesentlichen Einfluss auf die Fähigkeit, bei Bedarf Hilfe und Unterstützung anzunehmen. Im Zusammenhang mit einem Wunsch nach assistiertem Suizid zeigt sich oft eine auffallend große Angst der suizidwilligen Personen vor Angewiesenheit, davor, die Hilfe anderer Menschen zu benötigen und von dieser Unterstützung in gewisser Weise abhängig zu sein. Diese fast übergroße Angst lässt ein unsicher-vermeidendes, zumindest aber ein unsicher-distanziertes Bindungsverhalten vermuten. Bei Patient*innen mit Sterbe- und Suizidwünschen ist häufig ein vermeidender Bindungsstil zu erkennen (Smith et al., 2015). Personen mit unsicher-distanziertem oder vermeidendem Bindungsverhalten erleben Beziehungen, in denen sie von anderen abhängig sind, mit großer Unsicherheit oder sehr angstvoll, weshalb sie alle Situationen, in denen sie auf fremde Hilfe angewiesen sind, zu vermeiden suchen (Müller et al., 2018).

Bei der Befragung von Angehörigen nach einem assistierten Suizid wurden die meisten der verstorbenen Patient*innen mit ähnlichen Persönlichkeitsmerkmalen beschrieben. Wichtig war diesen Patient*innen, sehr unabhängig zu sein, sich nicht auf andere verlassen zu wollen (müssen) und nicht die Kontrolle zu verlieren (Gamondi et al., 2013a). Eigene Schwäche und Hilfsbedürftigkeit zu zeigen, kann für Menschen mit unsicheren Bindungserfahrungen äußerst angsterregend sein und auch als entwürdigend erlebt werden. Sich anderen anzuvertrauen oder sich gar fallen zu lassen, würde damit gleichgesetzt werden, andere zu belasten. Auf andere angewiesen zu sein, erleben vermeidend gebundene Menschen als unerträglich und entwürdigend, was stärkste Vernichtungsängste bei ihnen auslösen kann. Um die eigene Würde zu bewahren, bleibt im äußersten Fall nur noch eine Möglichkeit – die Situation der Schwäche und Angewiesenheit mit dem Tod durch eigene Hand zu beenden (Levi et al., 2008).

Für Personen mit unsicherem, vermeidendem Bindungsverhalten geht es darum, keinesfalls auf Hilfe angewiesen zu sein und jede Form von Bedürftigkeit zu vermeiden. Ein unsicherer, vermeidender Bindungsstil ist daher ein wesentlicher Faktor bei der Entstehung eines Wunsches nach Suizidassistenz.

Zugleich wäre ein sicheres Bindungsmuster, also wenn auf andere vertraut werden kann, ein protektiver Faktor, der es Menschen ermöglicht, Pflege- und Betreuungsbedürftigkeit zu akzeptieren.

In der Palliativbetreuung zeigt sich aber immer wieder, dass unsicher oder vermeidend gebundene Personen auch neue Bindungserfahrungen machen können. Wenn feinfühlige, empathische Pflegepersonen ihre Bedürfnisse wahrnehmen und auf sie eingehen, wenn ihnen auch in Situationen äußerster Verletzlichkeit und Angewiesenheit mit Respekt und Achtung begegnet wird, kann das eine korrigierende Gegenerfahrung zu ihren bisherigen Annahmen darstellen.

Eine schwere Erkrankung und das absehbar gewordene Sterben sind unbestritten bindungsrelevante Situationen, nicht nur, was die Fähigkeit zur Annahme der Unterstützung betrifft, sondern auch, weil eine Trennung der Patient*innen von ihren Angehörigen bevorsteht. Es müssen bestehende Bindungen gelöst werden. Eines der unbewussten Motive in der Entscheidung zum assistierten Suizid könnte auch sein, den schmerzhaften Prozess des allmählichen Lösens von Bindungen zu vermeiden, indem die Bindungen (durch die Selbsttötung) abrupt gekappt werden.

1.5 Phänomenologie der Sterbe- und Suizidwünsche

Sterbewünsche aufgrund von krankheitsbedingten Leiderfahrungen sind natürlich kein neues Phänomen, bereits antike und alttestamentarische Überlieferungen berichten von Wünschen nach einem baldigen Tod und von Selbsttötungsabsichten (Karenberg & Leitz, 2020).

In der modernen Medizin galten Äußerungen eines Sterbewunsches aber lange geradezu als Kränkung für die professionell Betreuenden. Meist wurden Sterbewünsche ignoriert oder mit lapidaren Antworten abgetan, wie etwa „So schnell stirbt man nicht".

Schwerkranke Patient*innen, die einen Sterbe- oder Suizidwunsch mitteilten, galten als akut suizidal und sie wurden meist unverzüglich auf eine geschlossene psychiatrische Einrichtung transferiert. Das führte mitunter dazu, dass schwerkranke Patient*innen in fortgeschrittenen palliativen Situationen die letzten Tage ihres Lebens in einer dieser Einrichtungen verbracht haben.

Inzwischen ist bekannt, dass Sterbewünsche bei schwerer Erkrankung, bei Pflegebedürftigkeit und intensiven Leiderfahrungen keineswegs selten auftreten, selbst bei bester Palliativversorgung. Auch Suizidgedanken sind in palliativen Situationen nicht ungewöhnlich und vor allem für Patient*innen in terminalen Erkrankungsstadien können sie eine Form der Entlastung oder eine Art Ventil darstellen. Der Wunsch zu sterben ist eine Reaktion auf das erlebte Leid im Zusammenhang mit einer lebensbegrenzenden Erkrankung. Die Beschleunigung des Sterbeprozesses kann als einziger Ausweg erscheinen (Balaguer et al., 2016).

Wie häufig Sterbewünsche auftreten, lässt sich aus den bisher publizierten Studien nicht genau festlegen. Der Grund dafür liegt zum Teil auch an den oft unterschiedlichen Definitionen und den verwendeten, mitunter unscharfen Begriffen, wie „Wish to Die", „Wish to hasten Death", „Desire to Die" und „Sterbe-" oder „Todeswunsch". Die Angaben in der internationalen Fachliteratur variieren zwischen 8 und 22 % (Wilson et al., 2016) bis hin zu 44,5 % (Chochinov et al., 1995). Die Praxis lässt jedoch ein deutlich häufigeres Auftreten von Sterbewünschen vermuten, da die Konfrontation mit Sterbewünschen der Patient*innen beinahe zu den Alltagserfahrungen in der Pflege zählt.

Obwohl Mitarbeiter*innen in der Betreuung von terminal kranken Patient*innen in der Praxis häufig mit Sterbe- und Suizidwünschen konfrontiert werden, besteht oft noch Unsicherheit, wie diesen Wünschen begegnet werden soll. Es besteht die Sorge, dass ein Gespräch über den Sterbe- oder Suizidwunsch zu aufbrechenden Emotionen vonseiten der Patient*innen führen könnte oder dass die Gespräche zu viel Zeit in Anspruch nehmen würden. Dabei wird aber außer Acht gelassen, dass diese Gespräche nicht nur die Chance bieten, mehr über die Hintergründe des Sterbewunsches zu erfahren, sondern auch, dass bereits das Sprechen über den Wunsch für die Patient*innen eine gewisse Entlastung bietet.

Der Sterbewunsch ist ein komplexes, subjektives und soziales Phänomen, das sich in der Zeit der Interaktion ändern kann und selten anhaltend ist (Ohnsorge et al., 2014b). Der Wunsch zu sterben kann durchaus gleichzeitig mit einem intensiven Wunsch zu leben bestehen und das weist auch darauf hin, dass sich die meisten der Patient*innen weniger einen baldigen Tod wünschen, sondern vielmehr eine Reduktion der als untragbar erlebten Belastungen.

Das zeigt auch die Erfahrung, dass die meisten Sterbewünsche unbeständig und fluktuierend sind, abhängig von der Intensität der Leiderfahrung. Sterbewünsche können mit unterschiedlicher Dringlichkeit geäußert werden, es kann ein eher allgemein formulierter Wunsch zu sterben sein, wie z. B. „Hoffentlich hat das bald ein Ende". Der Sterbewunsch kann aber auch bereits mit konkreten Vorstellungen verbunden sein, das eigene Sterben zu beschleunigen, etwa durch einen Therapieverzicht, dadurch, dass Essen und Trinken eingestellt werden oder auch durch Bestrebungen, einen assistierten Suizid durchzuführen.

> „Neben der Akzeptanz des baldigen Todes im Sinne einer *Lebenssattheit* ohne suizidalen Handlungsdruck kann ein Todeswunsch das Hoffen auf einen baldigen Sterbeprozess bis hin zu einem Auswegplan und akuter Suizidalität umfassen" (Kremeike et al., 2019).

Damit können sich Sterbewünsche allgemein und vage auf ein baldiges Sterben beziehen oder auf eine konkrete Beschleunigung des Sterbeprozesses. Sie reichen von der Annahme des bevorstehenden Todes im Sinne von Lebenssattheit über das Hoffen auf einen baldigen Tod bis hin zum Wunsch nach aktiver Initiierung des Sterbeprozesses. Damit wird deutlich, dass auch jeder assistierte Suizid seinen Anfang in einem Sterbewunsch nimmt (Streeck in: Hilpert et al., 2015).

Ein zunächst allgemeiner Sterbewunsch kann sich allmählich hin zum Wunsch nach Suizidassistenz entwickeln, wobei es sich dabei nicht zwingend um eine lineare Entwicklung handelt.

Konkrete Anfrage um Suizidbeihilfe

1. Suizid erscheint als einzige Lösung, aber noch keine konkreten Pläne dazu
2. Konkrete Vorstellungen, Umsetzung geplant, erste Schritte dazu sind erfolgt
3. Sterbeverfügung wurde errichtet

Überlegungen, das Sterben zu beschleunigen

1. Bereit zu sterben und das Sterben zu forcieren
2. Überlegungen und Pläne dazu
3. Therapiebegrenzung oder FVNF

Allgemeiner Wunsch zu sterben

1. Sporadisch & situativ getriggerter Wunsch, der nicht anhaltend ist
2. Anhaltender Wunsch zu sterben
3. Bereit zu sterben, aber keine Bestrebungen, das Sterben zu beschleunigen

Abb. 2: Vom Sterbewunsch zum assistierten Suizid. Eigene Darstellung (modifiziert nach Montforte-Royo et al., 2011 und Schroepfer, 2006).

Es besteht eine enge Verbindung zwischen den Phänomenen des assistierten Suizids und des Sterbewunsches, sie sind nicht gänzlich unterschiedlich. Das obige Modell ist jedoch nur bedingt im Sinne einer linearen Steigerung zu verstehen, es soll vielmehr das Kontinuum vom spontan auftretenden Sterbewunsch bis hin zum assistierten Suizid aufzeigen (Kremeike et al., 2021).

Sterbe- und Suizidwünsche werden von den Patient*innen oft nur zögerlich mitgeteilt. Häufig vermeiden sie es, mit ihren Angehörigen und Bezugspersonen darüber zu sprechen und auch ihren behandelnden Ärzt*innen gegenüber äußern Patient*innen diese Wünsche eher selten. In den meisten Fällen sind Pflegepersonen die ersten Adressat*innen von Sterbe- und Suizidwünschen. Daher ist es wichtig, dass Pflegende auf diesen Vertrauensbeweis angemessen reagieren können.

Häufig entsteht der Wunsch zu sterben aus einer bestimmten Situation heraus, etwa dann, wenn die krankheitsbedingten Verluste und Einschränkungen von den Patient*innen besonders bewusst und schmerzlich wahrgenommen werden. Oder auch, wenn sich, wie bei pflegerischen Maßnahmen, eine besondere Nähe ergibt.

Wenn Patient*innen einen Sterbewunsch mitteilen, kann das von den Betreuenden mitunter als Aufforderung zur Beihilfe zum Suizid fehlinterpretiert werden. Wird von einer/einem Patient*in ein Sterbe- oder Suizidwunsch anvertraut, ist das jedoch vor allem als Ausdruck einer dramatischen Überforderung der Person zu betrachten. Der Sterbewunsch macht deutlich, dass die derzeitige Situation die Bewältigungsstrategien des/der Patient*in übersteigt und er/sie zeigt die Not, die Angst und die Verzweiflung, in der er/sie sich befindet. Damit kann die Mitteilung eines Sterbewunsches auch als ein Appell an das betreuende Team zur Linderung des Leidens zu verstehen sein (Feichtner et al., 2022).

Die Äußerung eines Sterbe- oder Suizidwunsches kann aber auch ein Signal dafür sein, dass der/die Patient*in über das Sterben sprechen möchte. Wird diesen Gesprächen Raum gegeben, besteht die Chance, mehr über die Ängste und Befürchtungen der Patient*innen zu erfahren und die Ursachen des momentanen Leidens zu erfassen.

Immer ist die Mitteilung eines Sterbe- oder auch eines Suizidwunsches aber auch als Ausdruck des Vertrauens zu verstehen. Wenn Patient*innen ihren Wunsch zu sterben, ihren Wunsch, den Sterbeprozess zu forcieren oder auch den Wunsch nach Suizidassistenz anvertrauen, so geschieht das im Vertrauen auf eine tragfähige Basis. Gespräche über diese Wünsche sind oft einmalige Chancen. Werden sie genützt, bieten sie die Möglichkeit, nicht nur mehr über die Hintergründe des Sterbewunsches zu erfahren, sondern auch das Vertrauen der Patient*innen zu stärken.

Leidende Patient*innen befinden sich in einer äußerst verletzlichen Situation, sie brauchen die Sicherheit einer verlässlichen, kompetenten und auch mitfühlenden Pflege und Betreuung. Sie brauchen professionellen und vor allem auch mitmenschlichen Beistand durch Personen, denen sie vertrauen können und die dazu in der Lage sind, ihrem Leid, ihrem Klagen und auch ihrer Verzweiflung standzuhalten.

Wie eingangs erwähnt, lässt sich das Auftreten von Sterbewünschen auch durch eine optimale palliative Versorgung nicht immer verhindern. Es ist daher wichtig, dass die Mitteilung eines Sterbe- oder Suizidwunsches von den professionell Betreuenden nicht als Kritik an der Betreuungsqualität oder gar als Kränkung aufgefasst wird, sondern als Chance.

Sind Pflegepersonen aufgrund von Unsicherheit oder mangelnder kommunikativer Kompetenz nicht bereit, mit den Patient*innen über einen mitgeteilten Sterbewunsch zu sprechen, befinden sich die Patient*innen in einer sehr einsamen Situation, was zu einer Intensivierung des Sterbewunsches beitragen kann. In der Praxis zeigt sich, dass bereits die Gespräche über einen mitgeteilten Sterbewunsch eine Entlastung der Patient*innen bewirken können. Das erlebte Leiden mit einer empathisch zugewandten Person teilen zu können, einer Person, die nicht bewertet, sondern vor allem zuhört, wird von den Patient*innen oft als Entlastung wahrgenommen.

- Die Mitteilung eines Sterbewunsches ist nicht mit einem Wunsch nach assistiertem Suizid gleichzusetzen.
- Sterbewünsche sind nicht primär als Suizidwünsche, sondern vor allem als Ausdruck existenzieller Not zu verstehen.
- Sterbewünsche können einen Hilferuf darstellen.
- Es ist entscheidend, wie die ersten Adressat*innen darauf reagieren.

1.5.1 Hintergründe des Wunsches nach assistiertem Suizid

Es sind unterschiedliche Gründe, die dazu führen, dass Menschen einen assistierten Suizid erwägen. Neben den individuellen Motiven könnte auch die Tatsache, dass Erfahrungen mit dem Sterben nicht mehr Teil der Lebenswirklichkeit sind, von Bedeutung sein. Angstvolle Vorstellungen von dem, was in der Zeit des Sterbens geschieht, führen zur Forderung nach einem „selbstbestimmten" Sterben in „Würde". Die Option, über den Zeitpunkt und die Art des eigenen Sterbens verfügen zu können, scheint für viele Menschen entlastend und angstreduzierend zu wirken.

Dabei ist bemerkenswert, dass die seit langem erlaubten und auch verfügbaren Möglichkeiten der Selbstbestimmung, wie z. B. eine Patientenverfügung, eine Therapiebegrenzung oder der Freiwillige Verzicht auf Nahrung und Flüssigkeit (FVNF), bislang nur sehr begrenzt genutzt werden.

Beim Wunsch nach „selbstbestimmtem" Sterben scheint es aber nicht nur darum zu gehen, das Leben zu einem selbstgewählten Zeitpunkt zu beenden, sondern auch darum, dem Sterben zuvorzukommen und damit den eigenen Sterbeprozess nicht erleben zu müssen. Die Zeit des Sterbens, diese allerletzte Lebensphase, scheint keinen Wert zu haben. Das Leben zu Ende zu leben ist zunehmend weniger erstrebenswert.

Und wie die internationale Praxis zeigt, werden, mit Ausnahme von Oregon (USA), jene Formen lebensbeendender Maßnahmen bevorzugt, bei denen die Durchführung an andere Personen delegiert werden kann. So wird etwa in den Benelux-Staaten die Tötung auf Verlangen deutlich häufiger durchgeführt als ein assistierter Suizid.

Es ist bemerkenswert, dass die Forderungen nach assistiertem Suizid oder auch nach Tötung auf Verlangen meist mit dem Recht auf Selbstbestimmung begründet werden. Bei allem Respekt vor dem Leid, das zum Wunsch nach vorzeitiger Beendigung des Lebens führt, ist es dennoch eine Tatsache, dass das Herbeiführen des eigenen Todes durch die Hilfe anderer zugleich das Ende jeglicher Selbstbestimmung bedeutet.

Ebenso wie es höchst unterschiedliche, individuelle und kulturell geprägte Vorstellungen von einem erstrebenswerten Leben gibt, bestehen auch verschiedene Vorstellungen von einem „guten" Sterben, die selbstverständlich zu achten sind. Mit den Möglichkeiten von Palliative Care und Hospizarbeit und damit einer konsequent patient*innen- und bedürfnisorientierten Betreuung hat sich ein neues „Sterbe-Ideal" entwickelt. Dazu gehören, zumindest im westlichen Kulturkreis, weitgehende Schmerzfreiheit, das offene Anerkennen der Todesnähe, das Sterben zu Hause in Anwesenheit von Familie und Freund*innen, inklusive der Lösung persönlicher Konflikte und unerledigter Angelegenheiten, persönliches Wachstum sowie die Berücksichtigung der persönlichen Vorlieben (Streeck, 2016). Diesem hehren Ideal zu entsprechen, wird nur wenigen Menschen gelingen und die Anforderung, das eigene Lebensende selbstbestimmt zu planen, zu gestalten, d. h. umfassend vorzusorgen, wie Schneider es beschreibt (Schneider in: Schnell et al., 2014, S. 130), gerät leicht zur Überforderung der Patient*innen.

Der hohe Anspruch von Palliative Care und an eine vielleicht idealisierte Vorstellung von einem erstrebenswerten Sterben muss sich daher stets an der Lebenswirklichkeit und an den individuellen Bedürfnissen der Patient*innen orientieren und jede Vorgabe vermeiden. Palliative Care ist immer nur als Angebot zu verstehen und es ist selbstverständlich zu respektieren, wenn ein/e Patient*in dieses Angebot oder Teile davon ablehnt.

Zudem ist es eine Tatsache, dass diese Form der Betreuung am Lebensende noch längst nicht allen, die es wünschen und auch brauchen, zur Verfügung steht. Und noch immer berichten Angehörige von traumatischen Erfahrungen im Zusammenhang mit dem Sterben eines nahestehenden Menschen. Die angstvollen Bilder vor einem „fabrikmäßigen" Sterben, wie es Rainer Maria Rilke vor hundert Jahren beschrieben hat, sind daher noch immer wirkmächtig. Es ist noch immer die Angst vor Abhängigkeit, Bevormundung, unerträglichen Leiderfahrungen und Isolation, die ein selbstinitiiertes Sterben durch assistierten Suizid als die bessere Alternative erscheinen lassen. Das Empfinden eines globalen Kontrollverlustes oder die Wahrnehmung, für andere eine Last oder ihnen ausgeliefert zu sein, sind häufige Motive für den Wunsch nach einem vorzeitigen Tod. Die Erfahrung, die Kontrolle verloren zu haben oder nicht in der Lage zu sein, die eigenen Körperfunktionen zu beherrschen, kann grundlegend von der Anwesenheit und der Einstellung der Menschen geprägt sein, die einem am nächsten stehen (Chochinov et al., 2009). Für die Entscheidung eines/einer Patient*in zum assistierten Suizid ist daher auch die Haltung der Angehörigen und Bezugspersonen entscheidend. Reagieren sie auf einen Suizidwunsch eher verständnisvoll und zustimmend, wird das von den Patient*innen meist auch so gedeutet, dass sie zu einer Belastung für ihre An- und Zugehörigen geworden sind.

Sich als Belastung für das Umfeld wahrzunehmen, kann dazu führen, dass das Leben scheinbar keinen Wert mehr hat. Und wenn die individuelle Autonomie eine besonders wichtige Rolle spielt, kann der Verlust der Unabhängigkeit als unvereinbar mit dem Leben selbst angesehen werden (Chochinov et al., 2007).

Wie viel Würdigung, Achtung und Wertschätzung kranke und pflegebedürftige Menschen erfahren, hängt nicht zuletzt von der Qualität der Pflege ab. Eine achtsame, würdebewahrende Pflege kann ganz entscheidend dazu beitragen, dass Patient*innen, die sich in ihrer Würde verletzt fühlen, wieder Selbstachtung und Selbstwert erfahren.

Wir alle werden sterben, wir werden auch mit hoher Wahrscheinlichkeit der Pflege und Unterstützung anderer bedürfen. Dann werden wir auf gesellschaftliche Solidarität angewiesen sein und darauf, dass Pflegebedürftigkeit und Angewiesenheit nicht als „unwürdig" betrachtet werden. Solidarität als gesellschaftliche Praxis, die Art der intersubjektiven Beziehungen, die erforderlich sind, um die Struktur der modernen Gesellschaft intakt zu halten, ist unverzichtbar (Houtepen et al., 2000). Schwerkranke, pflegebedürftige und sterbende Menschen müssen darauf vertrauen können, dass die Gesellschaft der derzeit Gesunden, Starken und Selbstständigen ihnen diese Solidarität nicht verweigert.

Die Bestrebungen, den Zugang zum assistierten Suizid zu erleichtern, erscheinen zynisch, solange nicht gewährleistet ist, dass schwerkranke Menschen in allen Kontexten die palliative Pflege und Betreuung erhalten, die sie brauchen. Nach bisherigen Erkenntnissen aus den ASCIRS-Berichten wurde die Entscheidung zum assistierten Suizid in nahezu 80 % der Fälle aufgrund unzureichend behandelter Symptome getroffen. Das ist ein deutlicher Hinweis auf einen eklatanten Mangel an palliativer Betreuung in Österreich.

> Ein Patient mit einer Tumorerkrankung litt unter massiven Schmerzen. Weil er zu Hause bei seiner Familie bleiben wollte, bemühte er sich um Unterstützung durch ein mobiles Palliativteam. Ihm wurde vermittelt, dass über Wochen keine Aussicht auf einen Betreuungsbeginn bestand, weil alle Teams überlastet wären und aufgrund der Urlaubszeit auch keine privaten Palliativmediziner*innen erreicht werden könnten. Der Patient entschied sich dazu, eine Sterbeverfügung zu errichten, um so seinem Leiden ein Ende setzen zu können. Der assistierte Suizid wurde als letzter Ausweg in Betracht gezogen, weil keine mobile palliativmedizinische Versorgung verfügbar war.

Exkurs
Hospiz- und Palliativfondsgesetz

Trotz wiederholter Zusagen, den Ausbau der Palliativversorgung voranzutreiben, besteht noch immer ein akuter Mangel an Palliative-Care-Angeboten in Österreich. So gibt es auch im Jahr 2023 noch immer Bundesländer ohne stationäre Hospize, ohne Palliativ-Konsiliardienste und noch immer viel zu wenige Palliativstationen und mobile Palliative-Care Teams. Die unzureichende Palliativversorgung führt dazu, dass Patient*innen unterversorgt sind und auch Ängste vor möglichem zukünftigem Leid entwickeln. Bei den auf ASCIRS dokumentierten Anfragen um Beihilfe zum Suizid wurden in mehr als 50 % der Berichte unzureichend gelinderte Symptome als Motiv für die Entscheidung zum AS genannt (OPG, 2024). Die Angst vor möglichem künftigem Leid wurde bei 13 % der Anfragen als Grund für den Wunsch nach assistiertem Suizid angegeben. Mit einer niederschwelligen und bedarfsdeckenden Verfügbarkeit von Palliative-Care-Diensten könnte diesen Ängsten und dem Leid der Patient*innen wirksam begegnet werden.

Wenn wie derzeit nur relativ wenige der schwerkranken Patient*innen Zugang zu Palliative Care haben, sind die Ängste der Menschen vor dem Leid am Lebensende und der Wunsch nach einem Ausweg nachvollziehbar. Es ist also naheliegend, dass ein großer Teil der Bevölkerung die Legalisierung der Suizidassistenz als positiv beurteilt.

Es genügt daher nicht – besonders nicht für Angehörige der Gesundheitsberufe –, sich zum assistierten Suizid in einer pro- oder contra-Haltung zu positionieren. Es erfordert eine vertiefte Auseinandersetzung, die über plakative Schlagworte hinausgeht, sowie eine nähere Betrachtung und ein differenziertes Verständnis der Hintergründe und Motive von Sterbe- und Suizidwünschen.

1.5.1.1 Depression und Demoralisation

Während noch vor einigen Jahrzehnten davon ausgegangen wurde, dass ein geäußerter Sterbewunsch mit akuter Suizidalität gleichzusetzen ist, werden Sterbewünsche heute differenzierter betrachtet. Auch ist inzwischen widerlegt, dass jedem Sterbewunsch eine manifeste und behandlungsbedürftige Depression zugrunde liegt. Allerdings darf nicht außer Acht gelassen werden, dass depressive Syndrome bei Patient*innen mit terminalen Erkrankungen relativ häufig auftreten. Die Prävalenz wird mit 24 % bis 70 % angegeben (Perusinghe et al., 2021, S. 767). Eine manifeste Depression und auch depressive Episoden bedeuten nicht nur eine schwerwiegende Beeinträchtigung der Lebensqualität der Patient*innen, sie können auch zu einem Sterbe- oder Suizidwunsch führen.

Bei Patient*innen in palliativen Situationen einer Erkrankung ist häufig auch ein Demoralisationssyndrom zu beobachten. Phasen von Demoralisierung sind Ausdruck des momentanen Zusammenbruchs der Fähigkeit zur Bewältigung. Demoralisation unterscheidet sich von einer Depression, sie kennzeichnet sich aber auch durch eine Reihe ähnlicher Symptome, wie z. B. existenzielle Ängste, Hoffnungslosigkeit oder Verlust von Sinn und Zweck im Leben (Clarke & Kissane, 2002).

Hoffnung kann auch ohne Aussicht auf Heilung bestehen, sie ist trotz größter Einschränkungen möglich und sie wirkt, ohne sich erfüllen zu müssen. Hoffnung ist die positive Schwester der Angst, schreibt Nussbaum (2019). Beide, die Angst und die Hoffnung, sind auf eine ungewisse Zukunft gerichtet, auf das mögliche Eintreten eines Ereignisses. Und beide sind in der Hinsicht irrational, dass sie die Wahrscheinlichkeit dieses Eintretens nicht zum Kriterium machen. Sterbewünsche entwickeln sich nahezu immer aufgrund des Verlustes jeglicher Hoffnung.

Hoffnungslosigkeit ist auch ein wesentliches Merkmal von Depression und Demoralisation. Mit zunehmender Gebrechlichkeit und der Nähe des Todes nimmt die Demoralisation tendenziell zu (Garcia et al., 2023) und die Triade aus Hoffnungslosigkeit, Sinnverlust und existenziellem Distress kann zu einem Sterbe- oder Suizidwunsch führen (Kissane et al., 2001; Kissane, 2014).

Die Zusammenhänge von Sterbewunsch, Hoffnungslosigkeit sowie Depression und Demoralisation sind gut untersucht und das Vorhandensein einer Depression gilt als wesentlicher Einflussfaktor für die Entstehung eines Sterbewunsches. Darüber hinaus erweisen sich Depressionen auch als stärkster Risikofaktor für eine hohe körperliche Symptomlast. Im Umkehrschluss zeigt sich aber auch, dass eine Verringerung der körperlichen Symptomlast, beispielsweise durch eine adäquate Schmerztherapie, die Lebensqualität der Patient*innen verbessern kann und so möglicherweise auch eine Depression verringert (Kremeike et al., 2019). Es ist wichtig, zwischen Traurigkeit und Depression zu unterscheiden und eine eventuell vorliegende Depression frühzeitig zu erkennen. Die Behandlung einer Depression gilt, speziell in der Palliativmedizin, als Priorität (Parpa et al., 2019), denn es geht um die bestmögliche Erhaltung der Lebensqualität in der ohnehin begrenzten verbleibenden Lebenszeit.

1.5.1.2 Psychosoziale, existenzielle und spirituelle Faktoren

Obwohl Belastungen durch körperliche Symptome häufig zu einem Sterbe- oder Suizidwunsch führen, sind es vor allem psychosoziale, existenzielle und spirituelle Faktoren, die zur Entwicklung dieser Wünsche beitragen. Auch die bisherigen Erfahrungen aus den ASCIRS-Berichten belegen, dass existenzielle Leiderfahrungen das häufigste Motiv für eine Entscheidung zum assistierten Suizid darstellen. Existenzielles Leiden beschreibt eine Notlage, die aus der inneren Erkenntnis entsteht, dass das Leben seinen Sinn verloren hat (Grech & Marks, 2017).

Nach Frankl geht es aber immer auch darum, „dass wir nicht mehr einfach nach dem Sinn des Lebens fragen, sondern dass wir uns selbst als die Befragten erleben, als diejenigen, an die das Leben täglich und stündlich Fragen stellt" (Frankl, 2008, S. 125). Dieser andere Blick auf den Sinn des Lebens, auch bei schwerer Erkrankung und am Ende des Lebens, kann den Patient*innen ein gewisses Maß an Selbstwirksamkeit ermöglichen.

Im Verlauf einer schweren, lebensbedrohenden Erkrankung kann es wiederholt zu Phasen von existenziellem Leid oder existenzieller Verzweiflung kommen. Es ist davon ausgehen, dass durchschnittlich 30 % der Palliativpatient*innen unter existenzieller Verzweiflung leiden (Gabl, 2020). Bei einem derart häufig auftretenden Phänomen ist es bemerkenswert, dass es darüber bislang nur relativ geringes Wissen unter den Gesundheitsberufen gibt.

David Kissane, der seit mehr als 20 Jahren zu psycho-existenziellem Leid und Demoralisation forscht, stellt fest, dass psycho-existenzielle Symptome zwar häufig sind, aber in der Palliativmedizin oft übersehen oder vernachlässigt werden (Kissane et al., 2022). Nicht erkannte und nicht gelinderte psycho-existenzielle Symptome erhöhen die Verletzlichkeit der Patient*innen, sie können zu intensiven Leiderfahrungen führen und auch zu Sterbe- und Suizidwünschen. Es ist daher wichtig, diese Symptome möglichst rasch zu erfassen. Dafür stehen Assessment-Instrumente, wie etwa die Psycho-Existential Symptom Assessment Scale (PeSAS) zur Verfügung (Kissane et al., 2022).

Existenziell leidende Menschen verlieren jeglichen Halt, sie machen die Erfahrung eines Sturzes ins Bodenlose, in abgrundtiefe Trauer und Hoffnungslosigkeit. Sämtliche bisher tragende Strukturen können zusammenbrechen, bisherige Bewältigungsmechanismen und Sinnkonzepte können versagen und es kommt zu einem emotionalen Zusammenbruch.

Es ist eine Erfahrung von tiefer Einsamkeit, Verzweiflung und Machtlosigkeit. Hinzu kommt, dass diese Leidenssituationen häufig auch zu einer Verstärkung bestehender Symptome führen. Damit kann ein unheilvoller Kreislauf in Gang gesetzt werden: Das Leid verstärkt die bestehende Symptombelastung und die Symptome ihrerseits verstärken wiederum das Leid-Erleben. In der Folge kann sich eine tiefgreifende physisch-psychisch-emotionale Erschöpfung als existenzielle Krise manifestieren. Dabei kann „Krise" aber durchaus als ein oft passageres Leiden verstanden werden und wie die Praxis zeigt, gelingt es den meisten Menschen, diese Krise auch wieder zu überwinden (Feichtner et al., 2022).

Ein Sterbe- oder Suizidwunsch repräsentiert daher stets auch den Zusammenbruch der Fähigkeit der Patient*innen, mit den Herausforderungen durch die Erkrankung umzugehen. Der Wunsch, das Leben möge ein Ende finden, ist eine Reaktion auf die Gesamtheit des erlebten physischen, psychischen und spirituellen Leidens der Patient*innen.

Die Mitteilung eines Sterbe- oder Suizidwunsches kann als ein Signal verstanden werden, dass der/die Patient*in *so* nicht mehr leben will oder auch nicht mehr weiterleben kann. Diese Wünsche beruhen also weniger auf einer bilanzierenden Entscheidung, sie sind vielmehr Ausdruck höchster Not und eine geradezu gesunde Reaktion auf das erlebte Leid.

Die existenzielle Verzweiflung am Lebensende kann aber auch zu einem Prozess des Verarbeitens des bisherigen Lebens und des Sterben-Müssens führen, wie Patzlsperger (2011) es beschreibt. Verzweifelt sein, über die Einsamkeit, über den Schmerz des Abschiedes, über den Verfall des eigenen Körpers, Verzweifeln an den Umständen, an Umständen, unter denen es fast pathologisch wäre, würde die Person nicht trauern, nicht verzweifeln, nicht leiden. Das führt dazu, dass ein Sterbewunsch weniger als Pathologie betrachtet werden muss, sondern vielmehr als gesunde Reaktion auf eine extreme Belastung.

Im Zusammenhang mit einer schweren Erkrankung hinterfragen die meisten Menschen ihre bisherigen Lebensziele und sie setzen sich auch mit Sinnfragen auseinander. Bisherige spirituelle und religiöse Überzeugungen werden auf ihre Gültigkeit hin überprüft. Die Zweifel und vielleicht auch die Erkenntnis, dass bisher Tragendes nun nicht mehr den nötigen Halt bietet, können zu spiritueller Not führen. Spirituelle Not ist eine Krise im Sinne einer plötzlichen Veränderung, die unter anderem durch den Zusammenbruch der spirituellen Identität charakterisiert ist. Sie stellt die Werte und die Transzendenz, wie sie bis dahin erfahren wurden, in Frage und unterbricht jegliche Suche nach einem Lebenssinn. Sie stellt auch den Wert in Frage, den die Patient*innen ihrer eigenen Würde zuschreiben (Odier et al., 2008).

Spirituelle Leiderfahrungen und existenzielles Leid sind zwar unterschiedliche Phänomene, sie überschneiden sich aber oft und sie sind im wahrsten Sinne Grenzerfahrungen, die uns an die Grenzen unserer Existenz stoßen, wie Karl Jaspers schreibt (Jaspers, 1973). Existenzielles Leiden ist eng verbunden mit spiritueller Not, mit absoluter Hoffnungslosigkeit, mit tiefer Resignation und Traurigkeit, mit Verzweiflung, meist auch mit abgrundtiefer Angst und oft auch mit einem zumindest zeitweise auftretenden Sterbewunsch.

1.5.1.3 Sich als Belastung wahrnehmen

Einer der von den Patient*innen vor allem in westlichen Kulturen häufig genannten Gründe für die Entstehung eines Sterbe- oder Suizidwunsches ist die Tatsache, dass sie sich als Belastung, vor allem für ihre Angehörigen, wahrnehmen. Für viele Patient*innen ist es schwer zu ertragen, wenn sie erleben, wie sehr ihre Angehörigen durch die Betreuung belastet sind.

Der Wunsch, das eigene Sterben zu beschleunigen, kann damit unter Umständen auch aus altruistischen Motiven entstehen. Angewiesenheit, Pflegebedürftigkeit und von der Fürsorge anderer abhängig zu sein, sie möglicherweise auch zu belasten und sich nicht mehr als „nützlich" zu erweisen, können das Selbstwertgefühl nachhaltig beeinträchtigen. Und abhängig von den jeweiligen Bindungserfahrungen kann diese Abhängigkeit für manche Patient*innen so schwer zu ertragen sein, dass sie den Tod vorziehen.

> „Man wird so ängstlich und schüchtern, man schämt sich fast, wenn man krank ist. Vielleicht weil man an dieser rasenden Gesellschaft nicht mehr teilnehmen kann." (Schlingensief, 2010)

Exkurs
„Plan 75"

Wenn sich Patient*innen als Last für ihre Angehörigen wahrnehmen, insbesondere dann, wenn beträchtliche Betreuungskosten anfallen, kann das zu einer Verstärkung des Sterbewunsches beitragen. Auch die in den Medien häufig erwähnte „Überalterung" der Gesellschaft und die oft kolportierte, immer weniger leistbare Versorgung alter Mitbürger*innen tragen dazu bei, dass sich alte, pflegebedürftige Menschen als Belastung für die Gesellschaft wahrnehmen.

Während die Wahrnehmung, eine vor allem ökonomische Belastung für die Gesellschaft darzustellen, diffus und abstrakt empfunden wird, wird die Belastung der betreuenden Angehörigen ganz unmittelbar erlebt. Die Patient*innen nehmen Überforderung und Erschöpfung der Angehörigen deutlich wahr und die damit verbundenen Schuldgefühle können zu einem Sterbewunsch führen.

1.5.1.4 Angst vor künftigem Leiden

Sterbe- und Suizidwünsche können aber nicht nur aus aktuellem Leid-Erleben entstehen, sondern auch aufgrund der Angst vor möglichem zukünftigem Leid. Je weniger Vertrauen die Patient*innen in ihre Betreuenden haben und je weniger sie über die Möglichkeiten palliativer Betreuung wissen, umso größer sind die Befürchtungen vor dem, was sie künftig möglicherweise erwartet. Es kann bereits Trost spenden, das Ende eines Leidensweges zu imaginieren und sich als innere Hintertür die Möglichkeit offenzuhalten, sein Sterben zu beschleunigen. Denn der Tod verspricht, einen Mangelzustand zu beenden und das beängstigende Fortschreiten einer Krankheit vorzeitig zu unterbinden (Streeck in: Hilpert et al., 2015). Dies bestätigen auch die Erkenntnisse aus den ASCIRS-Berichten, in denen weniger gegenwärtiges Leid, sondern die Angst vor möglichem zukünftigem Leid als Motiv für den assistierten Suizid genannt wird (siehe auch Kapitel „Präventiver Suizid", S. 61)

Für Patient*innen, die starken Schmerzen ausgesetzt waren und keine rasche Linderung dieser Schmerzen erfahren haben, bedeutet dies eine prägende und anhaltend ängstigende Erfahrung. Auch wenn die Schmerzen aktuell zufriedenstellend gelindert wurden, bleibt die Angst davor, diesem Schmerz erneut hilflos ausgeliefert zu sein.

> „Obwohl es mir derzeit einigermaßen gut geht und ich endlich keine Schmerzen mehr habe, ist es beruhigend, eine Sterbeverfügung zu haben. Ich will nicht sterben, aber es ist gut zu wissen, dass ich jederzeit Schluss machen kann, wenn diese grauenhaften Schmerzen wiederkommen." (Aussage einer Patientin)

Daher wäre eine kompetente Palliativbetreuung für Schwerkranke die beste Suizidprävention. Die Patient*innen müssen darauf vertrauen können, dass künftig auftretende Symptome der Erkrankung rasch und zuverlässig gelindert werden können und auch, dass sie in psychosozialen Krisen Beistand und Hilfe erfahren.

Ein weiteres Motiv für die Entscheidung zum assistierten Suizid kann aber auch der Wunsch sein, das eigene Sterben nicht bewusst erleben zu müssen. Die Vorstellungen von dem, was im Sterben geschieht, sind angstbesetzt und oft weit schlimmer als die Realität. Das Sterben fürchten viele Menschen mehr als den Tod, denn in der Vorstellung vieler Menschen ist das Ende des Lebens untrennbar mit Schmerz, mit Kampf und intensiven Leiderfahrungen verbunden.

Dass das Sterben in der Realität meist ein allmähliches Versagen der Organfunktionen bedeutet und in den meisten Fällen ruhig und ohne dramatische Ereignisse, abläuft, ist wenig bekannt. Die angstvollen Bilder von dem, was im Sterben geschieht, können sehr wirkmächtig sein und der assistierte Suizid kann dann als Möglichkeit erscheinen, dem zu entgehen. Dem Leben vorzeitig und abrupt ein Ende zu setzen, um möglichem Leid im Sterben gleichsam zuvorzukommen, mag als eine eigenwillige Strategie erscheinen, zeugt aber auch von dem geringen Vertrauen der Menschen in die Verfügbarkeit palliativmedizinischer Versorgung.

Ein Wunsch nach Suizidbeihilfe resultiert nahezu immer aus Angst und er kann Ausdruck sehr persönlicher Befürchtungen hinsichtlich der Konfrontation mit dem eigenen Tod sein. Zugleich kann die Auseinandersetzung mit dem Wunsch nach assistiertem Suizid aber auch bereits ein Teil der Bewältigung sein.

1.5.1.5 Würdeverlust, Scham und Ohnmacht

Hinter einem Sterbe- oder Suizidwunsch kann auch die Angst vor Würdeverlust und die Erfahrung von Scham, Ohnmacht und Entwürdigung stehen. In nahezu allen Diskussionen um den assistierten Suizid wird mit „Würde" argumentiert (siehe Kapitel „Die Frage der Würde", S. 22). In unserer gegenwärtigen Gesellschaft scheint die Wahrnehmung von Würde an Selbständigkeit und Leistungsfähigkeit geknüpft zu sein. Im Verlauf einer schweren Erkrankung und bei Pflegebedürftigkeit erleben viele Patient*innen aber Situationen, die sie als entwürdigend wahrnehmen. Sie schämen sich für ihre Bedürftigkeit und zugleich sind sie dieser Scham ohnmächtig ausgeliefert.

Das Erleben von intensiven Schamgefühlen kann gleichsam zu einem Bruch in der Beziehung zwischen den Patient*innen und ihren Betreuenden führen. Sie ziehen sich in sich zurück, um sich nicht weiterer Scham und Beschämung aussetzen zu müssen. Damit verstärkt sich die Einsamkeit der Patient*innen und sie erleben ein schwer aushaltbares Gefühl der Isolation. Sich in leidvollen Situationen alleine und einsam zu fühlen, kann das Leid verstärken und die Beendigung des Lebens kann dann mitunter als einziger Ausweg erscheinen.

Gerade die Pflege ist vielfach gefährdet, unbeabsichtigt die Würde der Kranken zu verletzen, sie zu demütigen oder sie zu beschämen. In dem Moment, wo starke Gesunde den Schwachen und Kranken gegenüberstehen, entsteht nicht nur ein ungewolltes Machtgefälle, es kann auch leicht zur Verletzung der Würde der Kranken kommen. Was in Pflege und Medizin alltäglich und „normal" erscheint, kann von Patient*innen als zutiefst beschämend und entwürdigend erlebt werden. Hilfebedürftig zu sein widerspricht jedoch keineswegs der Würde des Menschen. Der Zuwendung und Fürsorge anderer zu bedürfen, gehört untrennbar zum Wesen des Menschseins, zugleich macht dieses Angewiesen-Sein Menschen aber auch schutzlos und verletzbar in ihrer Würde.

Würde als relationales Konzept (Street et al., 2001), ist die Erkenntnis, dass Würde nur in Beziehungen hergestellt werden kann, dass sie stets auch sozial konstruiert ist und nur individuell wahrgenommen werden kann. Es sind also die zwischenmenschlichen Beziehungen, die Würde erhalten, stärken und schützen. Professionelle Pflege stellt ein würdebewahrendes Element für kranke und pflegebedürftige Menschen dar. Pflege kann die Würde eines Kranken verletzen, sie kann aber auch in einer Weise geschehen, die verletzte Würde wiederherstellt.

1.5.1.6 Angst vor Kontrollverlust

Nicht alle Sterbewünsche sind mit der Intention eines vorzeitigen Todes verbunden. Die Auseinandersetzung mit dem Wunsch zu sterben oder auch mit einer möglichen Beschleunigung des Sterbens kann bei einigen Patient*innen auch als ein Bemühen um die Aufrechterhaltung der Kontrolle verstanden werden.

Die Wahrnehmung, zunehmend die Kontrolle zu verlieren, nicht nur durch die krankheitsbedingten körperlichen Einschränkungen, sondern auch über Entscheidungen hinsichtlich Betreuung und Behandlung, kann zum Wunsch nach Suizidassistenz führen.

Für die Patient*innen kann die Selbsttötung dann bedeuten, die verlorene Kontrolle wiederzuerlangen. Der Tod kann dann weniger eine Lösung, sondern vielmehr den einzigen Fluchtweg aus dem Leiden darstellen (Monforte-Royo et al., 2012).

Der Sterbewunsch kann daher auch der verzweifelte Versuch sein, dem erlebten Kontrollverlust entgegenzuwirken. Bei schwerer Erkrankung, bei Pflegebedürftigkeit und ganz besonders im Sterben versagen sämtliche erlernten Kontrollstrategien, es ist eine Erfahrung von zunehmendem Kontrollverlust. Und mitunter scheint es auch die Intention eines Sterbewunsches zu sein, diesem Kontrollverlust zuvorzukommen. Den Tod herbeizusehnen, oder auch dem Leben – zumindest gedanklich – ein Ende zu setzen, um die Kontrolle zu behalten, kann eine entlastende Funktion haben. Die gedankliche Auseinandersetzung mit einem möglichen assistierten Suizid kann daher ein Element der Kontrolle bieten, das im Zusammenhang mit dem natürlichen Tod möglicherweise nicht gegeben ist: die Kontrolle über Symptome, Zeitpunkt und Ort des Todes (Martin et al., 2022). Besteht ein hohes Bedürfnis nach Kontrolle, ist der unbedingte Respekt vor dem Recht der Patient*innen auf Selbstbestimmung daher besonders bedeutsam.

1.5.1.7 Lebensmüdigkeit und Lebenssattheit

Sterbewünsche können aber auch Ausdruck einer tief empfundenen Lebensmüdigkeit sein. Vor allem bei alten und hochaltrigen Menschen, die oft schon fast alle Freund*innen und Bekannten verloren haben, manchmal auch schon ihre Kinder, kann der Wunsch nach einem baldigen Tod nachvollziehbar erscheinen. Auch wenn diese Patient*innen nicht primär an einer lebenslimitierenden Erkrankung leiden, so führt die Perspektive auf weitere Verluste, zunehmende Gebrechlichkeit und Pflegebedürftigkeit in Verbindung mit einem erlebten Sinnverlust oft zu einer umfassenden Lebensmüdigkeit.

Dabei gilt es zu unterscheiden, ob es für den alten Menschen darum geht, nicht mehr leben zu wollen, oder vielmehr *so* nicht mehr leben zu wollen. Denn sehr oft liegt dem Sterbewunsch alter Menschen eine tiefempfundene Einsamkeit zugrunde oder es sind die Bedingungen der Betreuung, z. B. in einem Pflegeheim, die dazu führen, so nicht mehr leben zu wollen.

Aber nicht immer ist der Sterbewunsch eines alten Menschen Ausdruck von Leiden, er kann auch signalisieren, dass ein Mensch im positiven Wortsinn lebenssatt ist und seinen Lebenskreis glücklich geschlossen hat (Jox, 2013). Zu allen Zeiten galt, dass der Tod für manche hochaltrige Menschen zur Erlösung wird und herbeigesehnt wird.

Die Mitteilung eines Sterbewunsches kann daher auch als Manifestation dessen betrachtet werden, dass der/die Patient*in nun bereit zum Sterben ist. Er kann dann Ausdruck des Rückzuges aus dem Leben und der allmählichen Ausrichtung auf den Tod sein, eine im Grunde psycho-biologische Reaktion in der Auseinandersetzung mit dem unvermeidlich gewordenen Lebensende.

1.5.1.8 Sterbewunsch als Ausdruck der Bewältigung

Der Wunsch zu sterben und auch Suizidgedanken sind in palliativen Situationen nichts Ungewöhnliches und sie können vor allem in terminalen Erkrankungsstadien auch eine Form der Entlastung darstellen. Ein Sterbewunsch kann also eine normale Reaktion auf die erlebte, existenzielle Not sein und er könnte auch bereits einen Teil der Bewältigung dieser Not darstellen.

> „Der Gedanke an den Selbstmord [sic] ist ein starkes Trostmittel; mit ihm kommt man gut über manche böse Nacht hinweg" (Nietzsche, 1984).

Sterbewünsche sind dynamisch, ihre Bedeutung und Gewichtung kann sich immer wieder verändern (Ohnsorge et al., 2014a) und diese Dynamik kann den inneren Prozess der Patient*innen widerspiegeln. In einem sich immer wieder verändernden Sterbe- oder Suizidwunsch kann sich daher auch die allmähliche Bewältigung der Situation ausdrücken. Dabei ist zu bedenken, dass Sterbewunsch und Lebenswillen nicht die beiden Enden eines Kontinuums darstellen, sondern vielmehr unabhängig voneinander bestehende Phänomene. Es ist daher nicht überraschend, wenn Patient*innen einen dringenden Sterbewunsch äußern, zugleich aber auch einen intensiven Wunsch zu leben signalisieren, je nach Situation der eine oder der andere Wunsch im Vordergrund stehend.

Sterbe- oder Suizidwünsche werden oft durch bestimmte Situationen getriggert, wie etwa bei pflegerischer Unterstützung, wenn die Patient*innen in besonderer Weise mit ihrer Hilfebedürftigkeit konfrontiert werden.

Während gelegentliche, situativ getriggerte Wünsche, der Tod möge schneller kommen, recht häufig sind, sind anhaltende Sterbewünsche deutlich seltener. Je nach Studie entwickeln zwischen 8,5 % und 17,2 % der Patient*innen in palliativen Betreuungssituationen einen anhaltenden Sterbewunsch (Wilson et al., 2016).

Besonders anhaltende, wiederholt und sehr appellhaft geäußerte Wünsche zu sterben, sind für Angehörige und Bezugspersonen der Patient*innen oft schwer zu ertragen. Aber auch bei den professionell Betreuenden, insbesondere bei den Pflegepersonen, können diese persistierenden Sterbewünsche zu einem hohen Handlungsdruck führen. Wenn Pflegepersonen nicht entsprechend geschult darin sind, mit Leid, Verzweiflung und Sterbewünschen umzugehen, besteht die Gefahr, dass unangemessene Interventionen gesetzt werden (z. B. Sedierung), oder dass es zu einer Distanzierung von der leidenden Person kommt. Damit würde der/die Patient*in allein gelassen werden, was das Leiden zusätzlich verstärken würde.

Nur selten sind Sterbewünsche von Beginn an intensiv und drängend, meist entwickeln sie sich allmählich, wie in Stufen. Das kann zunächst die fast beiläufige Aussage sein, dass der/die Patient*in hofft, „einfach einzuschlafen und nicht mehr aufzuwachen". Es kann aber auch eine metaphorische Äußerung sein, wie etwa: „Einen Hund würde man nicht so leiden lassen", oder „Ich glaube, der Herrgott hat mich vergessen" (Feichtner et al., 2022).

Leider werden solche wie nebenbei erwähnten Äußerungen von den Betreuenden oft nicht als erster Ausdruck eines Sterbe- oder Suizidwunsches erkannt und es wird nicht entsprechend darauf eingegangen. Es ist jedoch entscheidend, wie die ersten Empfänger*innen einer solchen fast impliziten Botschaft reagieren. Wird der gleichsam verpackte Sterbewunsch als solcher erkannt und Interesse gezeigt, mehr über diesen Wunsch zu erfahren, können sich die Patient*innen wahrgenommen und auch ernst genommen fühlen. Auch besteht dann die Möglichkeit, Näheres über die Auslöser und Hintergründe des Sterbe- oder Suizidwunsches zu erfahren und mit dem/der Patient*in über mögliche Entlastungen zu sprechen.

Wird ein vage und allgemein formulierter Sterbewunsch nicht erkannt, wird nicht näher darauf eingegangen oder beschwichtigt, kann die Dringlichkeit des Wunsches weiter zunehmen, bis hin zur konkreten Bitte um Beihilfe zum Suizid.

Die Mitteilung eines Sterbewunsches stellt daher immer eine besondere Situation dar, eine Situation, die höchste Aufmerksamkeit, Zuwendung und kommunikative Kompetenz erfordert. Wird die Chance, die sich in diesen Gesprächssituationen bietet, genutzt, kann das Vertrauen der Patient*innen gestärkt werden und es kann gemeinsam nach Lösungen gesucht werden. Daher ist hier die Verantwortung der Betreuenden nicht zu unterschätzen, denn wie sich ein erster Sterbe- oder Suizidwunsch weiterentwickelt, hängt nicht zuletzt davon ab, wie ihm begegnet wird.

1.5.1.9 Vorübergehender oder anhaltender Sterbewunsch

In der Analyse eines Sterbewunsches ist es wichtig, zwischen einem vorübergehenden und situativ ausgelösten Wunsch zu sterben und einem dauerhaften, anhaltenden Sterbewunsch zu unterscheiden. Auch ist zu unterscheiden, ob der Sterbewunsch eher allgemein formuliert, oder bereits mit Überlegungen verbunden ist, das Sterben zu beschleunigen.

In Anlehnung an die „Mind Frames" von Tracy Schroepfer (2006, S. 131), können die Haltungen dem Sterben gegenüber sehr variieren. Sie reichen von weder bereit dazu zu sein, noch das Sterben zu akzeptieren, bis hin zu konkreten Bestrebungen, das Sterben zu beschleunigen. Es ist daher zwischen einem allgemeinen Sterbewunsch, der verschiedene Grade der Intentionalität haben kann, einem allgemeinen Wunsch, der nicht notwendigerweise Schritte zur Beendigung des Lebens impliziert, und einem formellen Antrag auf Suizidassistenz (siehe Abb. 2, S. 32) zu unterscheiden (Montforte Royo et al., 2011).

Im Wesentlichen bedeutet ein Wunsch nach assistiertem Suizid: „Ich komme mit meiner aktuellen oder erwarteten Lebens- und Leidenssituation nicht zurecht und habe keine Perspektive, wie mein Leben weiterhin lebenswert verlaufen kann." Die Patient*innen erwarten sich dann eine menschliche Stellungnahme des Gegenübers und sie registrieren meist sehr genau, wie dieses reagiert. Die Behauptung, dass assistierte Suizide einen gewaltsam durchgeführten Suizid verhinderten, lässt sich nicht belegen (Schneider et al., 2021).

In der Palliative Care geht es bei Patient*innen mit Suizidwunsch immer auch um Suizid-Prävention. Die Grundhaltung der Suizidprävention ist heute von einer wissenschaftlich fundierten, menschlichen Haltung geprägt (Lindner et al., 2020), im Vordergrund stehen das Verständnis und das Interesse für die Hintergründe dieses Wunsches und das Angebot zur Hilfe.

Diese Hilfe erfolgt in einer respektvollen Beziehung, die den anderen achtet und die hinter dem Suizid- oder Todeswunsch stehende individuelle Konfliktsituation auf der Basis von Vertrauen zu verstehen sucht. Die Möglichkeit des Suizids wird dabei weder verboten, noch „weggeredet", vielmehr kann der Spielraum innerer und äußerer Entscheidungs- und Handlungsmöglichkeiten erkundet werden (Lindner & Schneider, 2021).

Sterbe- und Suizidwünsche können in der empfundenen Ausweglosigkeit eine momentane Entlastung darstellen und den Patient*innen ein Gefühl der Selbstwirksamkeit zurückgeben. Unabhängig davon, ob die Mitteilung eines Sterbewunsches bereits mit konkreten Überlegungen zu einer Beschleunigung des Sterbeprozesses verbunden ist oder mit der Intention eines assistierten Suizides, ist es bedeutsam, wie diesem Wunsch begegnet wird. Mitunter erschließt sich erst durch genaues Hinhören und Nachfragen, welche individuellen Nöte und Ängste dem Sterbewunsch zugrunde liegen und welche Form der Entlastung angeboten werden kann.

Wichtig ist echtes, tiefes Zuhören. Das erfordert zunächst, eigene Annahmen, Urteile und Vorurteile hintanzustellen und die Bereitschaft, sich dem/der Patient*in intensiv zuzuwenden. Echtes Zuhören schafft Vertrauen, es fördert eine authentische Verbindung und es kann einen Raum eröffnen, der es den Patient*innen ermöglicht, über die Hintergründe ihres Sterbewunsches zu sprechen. Findet ein zunächst spontan geäußerter Sterbewunsch jedoch nicht entsprechend Gehör, oder wird er als Aufforderung zur Beihilfe beim Suizid fehlinterpretiert und reflexartig abgelehnt, kann die Intensität dieses Wunsches zunehmen. Der ursprünglich situativ ausgelöste Sterbewunsch kann sich dann weiterentwickeln, nicht nur hin zu einem anhaltenden und zunehmend appellhaft geäußerten Wunsch zu sterben, sondern auch zu konkreten Bestrebungen, das Sterben zu beschleunigen.

1.5.2 Die Mitteilung von Sterbe- und Suizidwünschen

Obwohl die Sensibilität der Pflegepersonen und das Wissen um die Bedeutung von Sterbe- und Suizidwünschen deutlich zugenommen haben, besteht mitunter noch immer Unsicherheit, wie diesen Wünschen begegnet werden soll. Mehrere Untersuchungen zeigen, dass professionell Betreuende oft nicht dazu bereit sind, sich auf diese Gespräche einzulassen und sie nach Möglichkeit vermeiden (Adams et al., 2022; Galushko, 2016).

Die Gespräche über die Sterbe- und Suizidwünsche der Patient*innen sind als Schlüsselsituationen zu betrachten, in denen das Vertrauen der Patient*innen gestärkt werden kann. Es ist daher entscheidend, dass Pflegepersonen die erforderliche Sicherheit und die nötige kommunikative Kompetenz erlangen. Wenn Patient*innen einen Sterbe- oder Suizidwunsch anvertrauen, muss dies als eine Situation verstanden werden, die höchste Aufmerksamkeit und kommunikative Kompetenz erfordert. Keinesfalls darf bagatellisiert werden, auch darf nicht vorschnell und ausschließlich nach Lösungen gesucht werden (Feichtner et al., 2022).

Sterbewünsche sind oft vielschichtig und sie werden nicht immer eindeutig formuliert, daher sollte zunächst geklärt werden, ob der Wunsch des/der Patient*in korrekt verstanden wurde.

- „Das Bewusstsein darüber, dass ein Sterbewunsch auch einen anderen Sinngehalt haben kann als die wörtliche Bedeutung der Äußerung, ist eine wichtige Voraussetzung für eine adäquate Behandlung" (Kremeike et al., 2020).

Dann ist es wichtig, sehr aufmerksam und möglichst ohne zu unterbrechen zuzuhören. Auch wenn die Patient*innen um Worte ringen, kann es für sie bedeutsam sein, die Gefühle in eigene Worte zu fassen. Das gelingt oft nicht gleich und die Patient*innen benötigen vielleicht etwas mehr Zeit, um ihren Sterbewunsch zu formulieren. Dabei eintretende Pausen und Schweigen können den Patient*innen helfen, ihre Gedanken zu sortieren, deshalb ist es wichtig, sie nicht zu unterbrechen. Aufmerksames Zuhören bietet die Chance, Näheres über die Hintergründe des Sterbe- oder Suizidwunsches zu erfahren.

Der Mitteilung eines Sterbe- oder Suizidwunsches ist grundsätzlich respektvoll und wertfrei zu begegnen. Im Vordergrund stehen die Nöte und Ängste des/der Patient*in, eigene Moralvorstellungen der Zuhörenden sind hintanzustellen. Es ist aber auch eine Tatsache, dass Gespräche über Sterbe- und Suizidwünsche herausfordernd sein können und oft auch bei den Betreuenden eigene starke Emotionen auslösen. Um nicht durch die Konfrontation mit den eigenen Ängsten bei derartigen emotionalen Gesprächen blockiert zu werden, müssen Betreuungspersonen ihre eigenen Ängste erkennen und verstehen lernen. Möglichkeiten zur Selbstreflektion sind Intervision, Supervision und ein informelles Debriefing innerhalb des Teams nach solchen Gesprächen (Bates, 2016).

1.5.2.1 Fünf Schritte bei der Mitteilung eines Sterbe- oder Suizidwunsches

Sterbe- und Suizidwünsche entwickeln sich meist allmählich und phasenhaft und nur selten in relativ kurzer Zeit. Wenn Patient*innen einen derartigen Wunsch äußern, kann davon ausgegangen werden, dass ihre innere, gedankliche Auseinandersetzung damit möglicherweise bereits seit einer gewissen Zeit erfolgt. Es besteht eine Ambivalenz zwischen dem Wunsch, weiterzuleben, und dem Wunsch, dem Leben ein Ende zu setzen.

Wenn Patient*innen ihren Sterbe- oder Suizidwunsch einer Pflegeperson anvertrauen, kann das ein Versuch sein, die Spannung durch diese Ambivalenz aufzulösen, die Mitteilung kann aber auch eine Art Hilferuf darstellen.

Sterbe- und Suizidwünsche sind selten stabil, ihre Intensität ist meist fluktuierend und es ist oft entscheidend, wie die Pflegeperson auf die Mitteilung eines solchen Wunsches reagiert. Im besten Fall sind Pflegende auf diese Gespräche gut vorbereitet, wissen um ihre Bedeutung und reagieren nicht mit Erschrecken oder Überraschung.

Hilfreich ist auch eine kurze Besinnung darauf, was das Ziel dieses Gespräches sein soll. Geht es darum, den Sterbe- oder Suizidwunsch einordnen zu können und mehr über die Hintergründe zu erfahren? Oder geht es neben dem aufmerksamen Zuhören auch darum, mit den Patient*innen gemeinsam Handlungsoptionen auszuloten?

Eigene Emotionen flach halten
Die Mitteilung eines Sterbe- oder Suizidwunsches wird von noch wenig erfahrenen Pflegepersonen möglicherweise als belastende und stressige Situation mit eigenen intensiven Emotionen erlebt. Der eigene emotionale Stress kann dann verhindern, dass die Pflegeperson angemessen reagiert, weil die erste Reaktion von der Amygdala gesteuert ist. Kurz formuliert: Emotion überschreibt Wissen. Goleman (1996) prägte dafür den Begriff des Amygdala-Hijacking. Demnach zeichnet sich ein Amygdala-Hijack durch drei Anzeichen aus: starke emotionale Reaktion, plötzlicher Ausbruch und die nachträgliche Erkenntnis, dass die Reaktion unangemessen war. Wenn ein/e Patient*in einen Sterbe- oder Suizidwunsch anvertraut, gilt es, unbedingt Ruhe zu bewahren und die eigenen Emotionen flach zu halten. Die Mitteilung eines Sterbewunsches ist kein Handlungsauftrag, es besteht aber die Verpflichtung, auf den Wunsch unmittelbar zu reagieren, ihn ernst zu nehmen und Interesse für die Hintergründe dieses Wunsches zu zeigen.

Mitgefühl und Empathie
Eine wesentliche Voraussetzung für diese Gespräche sind Mitgefühl und Empathie, die Fähigkeit, sich in die Situation der Patient*innen hineinzuversetzen. Das erfordert von den Betreuenden ein gänzliches Zurücknehmen der eigenen Person, der eigenen Ansichten und Wertvorstellungen. Auch eventuelle eigene Ängste und Befürchtungen sind in dieser Situation nicht von Bedeutung. Die Sorge, etwas Falsches zu sagen oder das Gefühl, eine Lösung bieten zu müssen, behindern das Gespräch.

Gespräche über Sterbe- und Suizidwünsche können sehr emotional und tränenreich verlaufen. Selbst wenn aufbrechende Emotionen der Patient*innen bei den Betreuenden Unbehagen auslösen, diese Gefühle sind wichtig und sie dürfen keinesfalls weggetröstet werden. Mitgefühl und Mit-Aushalten kann für die Patient*innen eine wichtige Form der Unterstützung sein.

Wahrnehmen und Würdigen der Wünsche
Äußern Patient*innen einen Sterbe- oder Suizidwunsch, so muss den Adressat*innen dieses Wunsches bewusst sein, dass die weitere Entwicklung dieser

Wünsche maßgeblich davon beeinflusst wird, wie sie auf diese Mitteilung reagieren. Die vertrauensvolle Beziehung zwischen Patient*in und Betreuenden kann dadurch gestärkt oder auch nachhaltig gestört werden. Es ist daher unabdingbar, dass Pflegepersonen im Umgang mit Sterbewünschen der Patient*innen entsprechend geschult sind. Die Pflegenden, als meist erste Adressat*innen dieser Wünsche, haben damit eine besondere Verantwortung. Ein Ignorieren, Bagatellisieren oder auch ein reflexartiges Ablehnen dieser Wünsche würde nicht nur die Einsamkeit der meist sehr verzweifelten Patient*innen verstärken, sondern sie auch in ihrem Wunsch zu sterben, bestärken.

Verstehen des Sterbe- oder Suizidwunsches
Es ist wichtig, zu verstehen, welche Belastungen des/der Patient*in zum Entstehen des Sterbe- oder Suizidwunsches beigetragen haben. Damit verbunden ist das Verständnis für die individuelle medizinische und psycho-soziale Situation der Patient*innen, ihrer Persönlichkeit und Lebenserfahrung. In der Praxis ergeben sich immer wieder Situationen, in denen Pflegepersonen den Sterbe- oder Suizidwunsch eines/einer Patient*in nachvollziehen und empathisch verstehen können. Leiderfahrungen sind jedoch stets höchst individuell und eine Bewertung von außen verbietet sich, denn nur die unmittelbar Betroffenen sind in der Lage, die Intensität des Leidens und dessen Aushaltbarkeit zu beurteilen. Es bedarf eines empathischen, bedeutungsfindenden Prozesses vonseiten der professionell Betreuenden im Gespräch mit den Patient*innen, evtl. auch unter Einbeziehung der Angehörigen (Leitlinienprogramm Onkologie, 2020), um den Sterbe- oder Suizidwunsch verstehen zu können.

Der Wunsch nach Suizidbeihilfe entsteht oft aus Angst vor künftigem Leiden, vor Abhängigkeit oder auch aus der Angst, zur Belastung für andere zu werden. Häufig liegen diesen Ängsten frühere negative Erfahrungen beim Sterben von Familienmitgliedern zugrunde, die zum Bestreben führen, ein derartiges Sterben für sich selbst zu vermeiden.

Da die Äußerung eines Sterbewunsches meist mehrdeutig ist, gilt es, Näheres über das momentane Leid zu erfahren, um zu erkennen, welche Form der Unterstützung erforderlich ist. Weiters ist es wichtig, zu verstehen, ob es bei einem geäußerten Sterbewunsch vor allem darum geht, die aktuelle Not sichtbar zu machen, oder ob dieser Wunsch bereits in Verbindung mit konkreten Überlegungen steht, das Sterben zu beschleunigen. Unabhängig davon, was dem Sterbewunsch zugrunde liegt und wie konkret die Vorstellungen von einer Beendigung des Lebens sind, ist die bedingungslose Grundhaltung der empathischen Akzeptanz der professionell Betreuenden von Bedeutung.

Angebot der palliativen Begleitung und Beratung
Äußert ein/e Patient*in einen Sterbe- oder Suizidwunsch, braucht es die multiprofessionelle Kompetenz des Teams. Gemeinsam ist zu überprüfen, ob tatsächlich alle Möglichkeiten zur Linderung des Leidens ausgeschöpft wurden. Dabei ist jedoch zu bedenken, dass sich Sterbewünsche mit guter Palliation nicht einfach auflösen (Streeck in: Hilpert et al., 2015).

Neben einer optimalen Behandlung der körperlichen Symptome, psychosozialer Unterstützung und spirituellem Beistand, bedürfen die Patient*innen vor allem intensiver Zuwendung durch Gespräche mit erfahrenen professionellen Betreuungspersonen. Diese müssen umfassend geschult sein, um die Hintergründe von existenzieller Not und Sterbe- oder Suizidwünschen zu verstehen. Um nicht durch die Konfrontation mit den eigenen Ängsten bei derartigen emotionalen Gesprächen blockiert zu werden, müssen die Betreuungspersonen ihre eigenen Ängste erkennen und verstehen lernen. Daher empfehlen sich eine supervisorisch begleitete Reflexion der eigenen Haltung und eine Auseinandersetzung mit den eigenen Ängsten in Bezug auf das Sterben.

1.5.3 Praktische Empfehlungen für Gespräche über Sterbe- und Suizidwünsche

- Hören Sie sehr genau zu, was gesagt wird (und was nicht gesagt wird), und überprüfen Sie, ob Sie den/die Patient*in korrekt verstanden haben.
- Patient*innen äußern ihren Sterbewunsch manchmal „verdeckt" oder in Metaphern und es kann wichtig sein, nachzufragen, was damit genau gemeint ist.
- Geben Sie empathisch und direkt Rückmeldung, was Sie gehört haben, indem Sie das Gesagte in eigenen Worten wiedergeben. Damit wird den Patient*innen die Möglichkeit geboten, das Gesagte zu reflektieren.
- Verzichten Sie auf Interpretationen oder Empfehlungen aus Ihrem persönlichen Blickwinkel.
- Ihr Tonfall und Ihre Mimik sind wichtig, weil sie Wertschätzung, Mitgefühl und Fürsorge vermitteln können. Die Patient*innen sollen sich wahrgenommen, gehört und verstanden fühlen.
- Der Respekt vor der Freiheit des Einzelnen, sich das Leben zu nehmen und dazu Hilfe zu suchen und anzunehmen, ist wichtig. Wie Ihre persönliche Haltung dazu auch sein mag, für die Betreuung ist sie nicht maßgeblich und es wäre unangemessen, die Patient*innen damit zu konfrontieren.

- Bei der Erklärung der Patient*innen, nicht zur Last fallen zu wollen, ist abzuschätzen, wie weit diese Haltung als Teil des eigenen Selbstverständnisses verinnerlicht ist oder ob sich der/die Patient*in gedrängt sieht, einer gefühlten gesellschaftlichen Moral gerecht zu werden.
- Fragen Patient*innen konkret um Hilfe bei einem Suizid, ist es wichtig, dass Sie diese Anfrage zur Kenntnis nehmen und der Neigung widerstehen, sie zu „ignorieren" oder sie kategorisch zurückzuweisen.
- Nehmen Sie die Anfrage ernst und signalisieren Sie, dass Sie erfahren möchten, was zu diesem Wunsch geführt hat. Damit können sich die Patient*innen auch verstanden fühlen.
- Bestätigen und kommunizieren Sie Ihre Besorgnis um das Wohlergehen und die Sicherheit des/der Patient*in. Erklären Sie aber auch, dass es nicht möglich ist, Anfragen wie diese absolut vertraulich zu behandeln und dass es wichtig ist, mit den anderen Mitgliedern des betreuenden Teams darüber zu beraten, wie für Entlastung gesorgt werden kann.
- Versuchen Sie, Schweigen und Stille im Gespräch auszuhalten und geben Sie aufbrechenden Emotionen des/der Patient*in den nötigen Raum, ohne sie vorschnell durch tröstende Worte oder Gesten zu beenden.
- Geben Sie dem/der Patient*in eine Rückmeldung bezüglich seiner/ihrer Gefühle und Bedenken in Bezug auf die Erkrankung und erfragen Sie behutsam Details über sein/ihr Wissen über die Krankheit, Prognose, Tod und Sterben. Patient*innen können eigene Vorstellungen zu zukünftigen physischen und psychischen Belastungen, kognitiven und funktionellen Einbußen sowie zu drohender Abhängigkeit entwickeln. Um angemessen reagieren zu können, ist es hilfreich, dies zu wissen.
- Fragen Patient*innen konkret nach Kontaktinformationen oder Internetadressen von Organisationen, die Suizidwillige unterstützen, ist zu bedenken, dass eine derartige Information möglicherweise im Widerspruch zur Haltung Ihrer Institution steht. Laut § 12, Abs. 2 StVfG ist es jedoch zulässig, eine sterbewillige Person über die Möglichkeit der Errichtung einer Sterbeverfügung zu informieren.
- Falls noch keine schriftlichen Vorgaben Ihrer Institution dazu vorliegen, nehmen Sie Kontakt zu Ihren Vorgesetzten auf, um den formellen Umgang mit Anfragen um Beihilfe zum Suizid zu klären.
- Versuchen Sie zu erfahren, ob dem/der Patient*in alternative Möglichkeiten, wie das Absetzen bisheriger Medikamente und Therapien oder der Verzicht auf Nahrung und Flüssigkeit, bekannt sind.

- Versichern Sie dem/der Patient*in sowie den An- und Zugehörigen, dass Sie Ihr Bemühen und die Betreuung aufrechterhalten werden, unabhängig davon, wie er/sie sich entscheidet.
- Für den Fall, dass ein assistierter Suizid geplant ist, bleibt die Betreuung bis zur Umsetzung aufrecht.
- Dokumentieren Sie alle Gespräche und den Austausch aller Erkenntnisse mit den anderen Mitgliedern des multidisziplinären Teams.
- Ergeben sich Spannungsfelder oder moralische Bedenken innerhalb des Teams, ist eine ethische Fallbesprechung sehr zu empfehlen (Royal College of Nursing, 2021).

Die Mitteilung eines Sterbe- oder Suizidwunsches ist …

- kein Handlungsauftrag!
- Ausdruck von Vertrauen.
- sehr ernst zu nehmen. Sie erfordert Achtung, Mitgefühl und professionelle Kompetenz.
- nicht zu bagatellisieren! „Trösten" und vorschnelle Lösungen sind zu vermeiden.

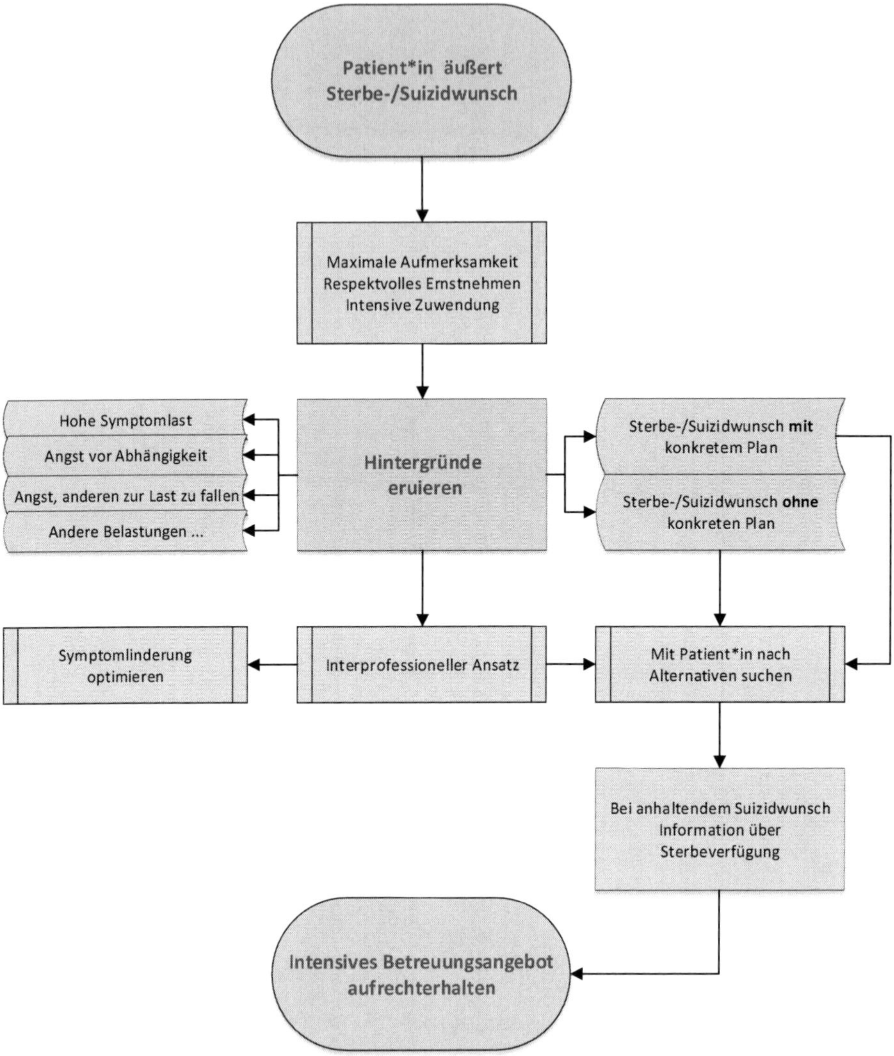

Abb. 3: Flussdiagramm Sterbe-/Suizidwunsch

1.6 Suizidalität

Der Europäische Gerichtshof für Menschenrechte in Straßburg hat am 20.1.2011 im Fall Haas gegen die Schweiz (EGMR, 2011), das Recht einer Person, selbst zu entscheiden, wann und wie ihr Leben zu Ende gehen soll, als Aspekt der Rechte aus Artikel 8 der Europäischen Menschenrechtskonvention und damit als Menschenrecht anerkannt. Damit wurden die Grundlagen dafür gelegt, dass Suizid kein Tabu mehr ist, sondern vielmehr als ein Menschenrecht gilt.

In der Auseinandersetzung mit dem assistierten Suizid kann das Phänomen der Suizidalität nicht unberücksichtigt bleiben, denn auch beim assistierten Suizid geht es um einen Suizid. Es handelt sich um eine Selbsttötung, nur unter etwas anderen Voraussetzungen.

Unter dem Begriff Suizidalität werden Gedanken, Gefühle und Handlungen, die auf Selbstzerstörung durch selbst herbeigeführte Beendigung des Lebens ausgerichtet sind, zusammengefasst (Lindner, 2006). Es handelt sich dabei um die Wahrnehmung von Nichtaushalten-Können, von Ausweglosigkeit, Ohnmacht und Hilflosigkeit in Lebenskrisen oder im Rahmen einer psychischen Erkrankung.

Der Wunsch, das Leben zu beenden bzw. nicht weiterleben zu wollen, bedeutet zunächst, dass die Person so (wie es gegenwärtig ist) nicht weiterleben will oder auch nicht mehr weiterleben kann. Eine Verbesserung des aktuellen Zustandes und eine zufriedenstellende Lebenssituation scheinen nicht möglich zu sein. Um dieser Qual nicht hilflos ausgeliefert zu sein, wird als letzter Ausweg der Suizid überlegt. Primär besteht also der Wunsch nach einer Veränderung. Der Gedanke an einen Suizid kann im Moment der empfundenen Ausweglosigkeit zunächst etwas Entlastendes an sich haben und der Person ein Gefühl der Selbstmächtigkeit zurückgeben (Kapitany, 2022).

> „Wenn wir also bei schwer kranken Menschen – nicht zuletzt in der letzten Lebensphase – Suizidgedanken finden, ist dies in keiner Weise erstaunlich. […] Sie gehören gerade in der letzten Lebensphase dazu" (Klie et al., 2007, S. 108).

Suizidalität ist, wie auch der der Sterbewunsch, in ihrem Ausdruck individuell und in ihrer Intensität meist fluktuierend. Ob ein Suizidwunsch anhaltend ist, hängt von verschiedenen Faktoren ab. Dabei sind die aktuellen Bindungs- und Beziehungserfahrungen bedeutsam, wie auch das erlebte Ausmaß von Hoffnungslosigkeit. Sterbewünsche können, müssen aber nicht Ausdruck von Suizidalität sein. Die Entwicklung hin zu einem Suizid erfolgt phasenhaft. Pöldinger beschreibt drei Stadien der suizidalen Entwicklung, welche einen langen Zeitraum in Anspruch nehmen können oder auch sehr schnell durchgemacht werden (Pöldinger, 1982).

Im ersten Stadium entsteht die Erwägung eines Suizids als eine mögliche Form der Problemlösung. Während zu Beginn der Gedanke an den Suizid noch sehr vage, eher im Sinne eines Lebensüberdrusses erlebt wird, beschrieb Erwin Ringel im präsuizidalen Syndrom eine zunehmende situative und dynamische

Einengung als wesentlichen Faktor in der weiteren Entwicklung von Suizidalität (Ringel, 1997). Betroffene erleben dann nur noch negativ gefärbte Emotionen und Gedanken, auch das Wertesystem engt sich ein, im Beziehungsleben erfolgt ein starker Rückzug. Die freie Willensbildung ist, beeinflusst von diesen psychopathologischen Beeinträchtigungen, stark eingeschränkt (Kapitany, 2022).

Im zweiten Stadium, welches mit „Ambivalenz" bezeichnet wird, erfolgt die Abwägung zwischen Suizid und Weiterleben. Dabei können Suiziddrohungen oder Hinweise auf eine geplante Selbsttötung als Hilferufe vorkommen.

Im dritten Stadium wird der konkrete Entschluss getroffen. Es kehrt eine gewisse Ruhe ein, was fälschlicherweise als Ende einer Krise fehlgedeutet werden könnte und eigentlich die Lösung der Ambivalenz darstellt, die sogenannte „Ruhe vor dem Sturm". Es finden indirekte Suizidankündigungen statt, die Gedanken befassen sich mit der Vorbereitung des Suizids (Pöldinger, 1982). Erschwerend für diese Festlegung zwischen den Phänomenen kommt hinzu, dass weder der Todeswunsch als Hauptkategorie noch die Suizidalität als Teilkategorie des Todeswunsches stabile Phänomene sind. Ihr Vorhandensein kann sehr schwanken und unterschiedliche Ausprägungen annehmen. So kann der Todeswunsch mit einer (sub-)akuten Absicht, das Leben enden zu lassen, verbunden sein, oder aber eher hypothetischer Natur im Sinne des „Vorsorgens" für eine antizipierte, zukünftige Situation sein (Ohnsorge et al., 2014b).

Bei Suizidgedanken geht es also nicht immer ausschließlich darum, nicht mehr leben zu wollen. Suizidalität kann auch ein Ausdruck dessen sein, dass die aktuelle Situation nicht ertragbar ist und kein anderer Ausweg gesehen wird. Es wird auch als das Besondere am Phänomen Todeswunsch beschrieben, dass dieser ebenso ohne den Wunsch, das Leben schneller beenden oder das Lebensende herbeiführen zu wollen, auftreten kann (Ohnsorge et al., 2014b).

Für die Betreuung von suizidgefährdeten Personen stellt die Beziehungskomponente einen wesentlichen Faktor dar. Es kommt zunächst darauf an, dass die Person erfahren kann, dass ihr Suizidwunsch bzw. die Überlegungen in diese Richtung respektiert und ernst genommen werden. So kann Vertrauen entstehen als Basis dafür, dass sie oder er sich mit den schwierigen Gefühlen angenommen fühlen kann. Gleichzeitig wird in dem Beziehungsangebot auch die wichtige Aufgabe wahrgenommen, das Leid der in der Krise und seelischen Einengung gefangenen Person anzuhören und auszuhalten, ihr verlässlich Unterstützung anzubieten sowie für sie stellvertretend Hoffnung und Zuversicht zu übernehmen (Kriseninterventionszentrum Wien & Kapitany, 2019).

1.6.1 Daran denken, danach fragen, darüber sprechen

Personen, die aufgrund ihrer beruflichen Situation in Schlüsselpositionen sind, um mit suizidgefährdeten Menschen als Ansprechperson in Kontakt zu kommen, worunter die Sozial- und Gesundheitsberufe fallen, werden oft als Gatekeeper der Suizidprävention bezeichnet. Diese Gatekeeper werden auf „die 3 Ds“ der Suizidprävention geschult: **daran denken, danach fragen, darüber sprechen** (Österreichische Gesellschaft für Suizidprävention – ÖGS, o. J.).

Dabei ist es auch wichtig, hinter die Bedeutung der einzelnen Worte zu blicken und zu versuchen, die Komplexität der Äußerung nachzuvollziehen. Gespräche, in denen ein Sterbewunsch geäußert wird, gehören für Pflegepersonen, die in der Palliative Care tätig sind, zu ihren Kernaufgaben, auf die sie auch entsprechend vorbereitet werden. Bei Pflegepersonen, die diesbezüglich jedoch weniger qualifiziert sind oder die weniger darauf vorbereitet sind, kann die Mitteilung eines Sterbe- oder Suizidwunsches Verunsicherung und spontane Abwehrreaktionen auslösen. Es besteht daher eine Verpflichtung zu entsprechender Schulung und Weiterbildung.

Ein allgemeiner Sterbewunsch ist nicht gleichzusetzen mit Suizidalität, zumindest nicht mit ihren akuten, von zunehmendem Handlungsdruck geleiteten Formen, auch wenn der Todeswunsch (ohne Handlungsdruck, ihm nachzukommen) ein erstes Anzeichen der Suizidalität sein kann. Ob, wann, weshalb und bei welchen Patient*innen mit einer terminalen Erkrankung es zu einem „Übergang“ von einem Todeswunsch zu suizidalen Gedanken, Absichten oder Handlungen kommt, bedarf noch weiterer Erforschung (Sperling, 2009).

In der psychiatrischen Praxis ist es üblich, eine mögliche Suizidalität direkt anzusprechen. Auch in der Palliative Care und in der Hospizarbeit sollte nach möglicherweise bestehenden Sterbe- oder Suizidwünschen gefragt werden. Denn gerade ein Vermeiden des Ansprechens kann die Patient*innen in ihrer erlebten Ausweglosigkeit bestärken, wenn sie sich nicht gehört und verstanden fühlen. Auf Basis des Expertenkonsenses und der vorliegenden Studien ist davon auszugehen, dass das proaktive Ansprechen von Suizidalität diese nicht erhöht, sondern im Gegenteil eher entlastend wirkt. Dasselbe gilt für allgemeine Sterbewünsche. Meist empfinden die Patient*innen dieses direkte Ansprechen als entlastend.

Mögliche eröffnende Fragen:

- Wie sehen Sie die kommenden Wochen?
- Haben Sie schon daran gedacht, einfach alles hinzuschmeißen?

- Wie belastet sind Sie durch die Krankheitssituation?
- Haben Sie Angst vor dem Sterbeprozess?
- Haben Sie Gedanken, sich etwas antun zu wollen?
- Haben Sie Gedanken, das Leben vorzeitig beenden zu wollen?
- Haben Sie Sorge, mit mir über den Gedanken, Ihr Leben vorzeitig zu beenden, zu sprechen?

(Leitlinienprogramm Onkologie, 2020)

Die Gespräche über mögliche bestehende Sterbe- oder Suizidwünsche und auch über konkrete Suizidabsichten erfordern Behutsamkeit und Einfühlungsvermögen, aber auch eine gewisse Klarheit. Pflegepersonen sollten ihre eigene Haltung zum Suizid reflektiert und sich mit den ethischen Fragen zur Suizidassistenz auseinandergesetzt haben. Sie sollten in der Lage sein, ungeachtet ihrer persönlichen Einstellung darüber wertfrei zu kommunizieren. Nur so wird es möglich sein, einen kommunikativen Raum zu schaffen, in dem sich die Patient*innen anvertrauen können.

1.6.2 Weniger Suizide durch Legalisierung des assistierten Suizids?

Häufig wird damit argumentiert, dass die Legalisierung der Suizidbeihilfe dazu führt, dass sich dadurch die Anzahl gewaltsamer Suizide reduziert. Nach der These von Posner (1994) würden assistierte Suizide künftig wahrscheinlich an die Stelle von nicht-assistierten (unregulierten) Suiziden treten. Er argumentiert, dass die Möglichkeit des assistierten Suizids Menschen, die einen Suizid in Erwägung ziehen, dazu veranlassen würde, ihre Entscheidung nach hinten zu verschieben. Infolgedessen prognostizierte er nicht nur, dass die Legalisierung des assistierten Suizids zu einem Rückgang der nicht-assistierten Suizide führen würde, sondern dass möglicherweise auch die Gesamtzahl der Suizide (assistierte und nicht-assistierte) zurückgehen könnte (Posner, 1994, S. 21).

Die legale Möglichkeit des assistierten Suizids wird oft geradezu als Maßnahme zur Suizidprävention dargestellt. Bei genauerer Betrachtung ist diese These jedoch nicht haltbar, wie internationale Studien belegen (Jones, 2022; Doherty et al., 2022; Girma & Paton, 2022) .

Die Legalisierung des assistierten Suizids stellt keineswegs ein Substitut für nicht-assistierte Suizide dar, wie die statistischen Daten belegen. Im Vergleich zu Nachbarländern mit restriktiver Gesetzgebung ist die gesamte Suizidrate in Ländern mit Legalisierung des assistierten Suizids und der Tötung auf Verlangen angestiegen. Die Legalisierung der Suizidbeihilfe führt nicht zu einem Rückgang der nicht-assistierten Suizide. Jones & Paton (2015) zufolge deutet das entweder darauf hin, dass Straffreiheit der Suizidassistenz die nicht-assistierte Selbsttötung nicht verhindert, bzw. nicht als Alternative wirkt, oder dass die Legalisierung suizidale Tendenzen bei einigen Personen verstärken kann.

Canetto und McIntosh untersuchten das Verhältnis von assistierten und nicht-assistierten Suiziden im US-Bundesstaat Oregon über einen Zeitraum von 20 Jahren (1998–2018) seit der Legalisierung des assistierten Suizides. Im untersuchten Zeitraum stieg die Rate an assistierten Suiziden bei älteren Frauen um 496,4 %, und bei älteren Männern um 563,6 %, wobei zu bedenken ist, dass der Ausgangswert vor der Legalisierung mit 0 % zu beziffern ist.

Im Untersuchungszeitraum stieg aber auch die Zahl der nicht-assistierten Suizide bei älteren Frauen um 56,4 %, während sie bei älteren Männern um 10,9 % zurückging (Canetto & McIntosh, 2022, S. 5). Bislang gibt es keine, in einem Peer-Review-Journal publizierte Studie, die belegt, dass die Legalisierung des assistierten Suizids mit niedrigeren, nicht-assistierten Selbsttötungsraten verbunden ist. Vielmehr gibt es Hinweise auf ein erhöhtes Suizidrisiko, insbesondere bei Frauen (Hurley, 2022).

Es mag durchaus sein, dass die Option eines assistierten Suizides für einzelne Patient*innen eine Alternative, im Sinne eines „Ausweges" sein kann. Die nahezu überall gestiegenen Raten an nicht-assistierten Suiziden, in jenen Ländern, die Suizidbeihilfe außer Strafe stellen, zeigen aber deutlich, dass die Legalisierung keineswegs zu einer Reduktion nicht-assistierter Suizide führt.

1.7 Präventiver Suizid

Bei den auf ASCIRS dokumentierten Anfragen um assistierten Suizid fällt auf, dass es manchmal weniger aktuelle Belastungen und Beschwerden sind, die zum Entschluss zum Suizid führen, sondern vielmehr befürchtetes künftiges Leid. Das Motiv für den Wunsch nach assistiertem Suizid ist demnach, möglicherweise eintretendes Leid abzuwehren. Für diese Patient*innen ist die Vorstellung dessen, was sie vielleicht erwartet, offenbar weitaus beängstigender als der Tod.

Ähnliches lassen auch die in den Niederlanden im Jahr 2022 dokumentierten 282 Fälle von Euthanasie bei Personen im Frühstadium einer demenziellen Erkrankung vermuten. Im Vergleich zum Vorjahr bedeutet das eine Zunahme um 34 % bei Menschen mit Demenz. Laut RTE-Jahresbericht waren diese Patient*innen zum Zeitpunkt der Lebensbeendigung noch entscheidungsfähig und sie hatten Einsicht in ihren Zustand und die (zu erwartenden) Symptome, wie räumliche und zeitliche Desorientierung und Persönlichkeitsveränderungen.

Hinzu kommen noch weitere sechs Berichte über Tötung auf Verlangen bei Personen mit fortgeschrittener Demenz. Diese Patient*innen waren hinsichtlich ihres Wunsches nach Beendigung des Lebens nicht mehr entscheidungsfähig, auch waren sie nicht mehr in Lage, einen dementsprechenden Wunsch zu kommunizieren. In diesen Fällen wurde eine vorab verfasste Verfügung als Antrag auf assistierten Suizid oder auf Tötung auf Verlangen gewertet (RTE, 2023, S. 11).

> Wenn Menschen im Frühstadium einer demenziellen Erkrankung präventive Suizidwünsche entwickeln, muss dem durch Aufklärung über palliativmedizinische Möglichkeiten und vor allem auch durch sichere Angebote mit guten Rahmenbedingungen für die Betreuung begegnet werden.

Auch manche Patient*innen mit Tumorerkrankungen oder mit neurologischen Erkrankungen geben als Grund für ihre Anfrage um Beihilfe zum Suizid an, dass sie das Fortschreiten ihrer Erkrankung nicht mehr erleben wollen, oder dass sie Angst haben, zu einem späteren Zeitpunkt an unstillbaren Schmerzen zu leiden und dauerhaft abhängig zu sein (Colburn, 2020).

Bei neurologischen Erkrankungen, wie etwa bei ALS, begründen manche Patient*innen ihre Entscheidung zum (vorzeitigen) assistierten Suizid trotz noch akzeptabler Lebensqualität auch mit der Befürchtung, dass sie zu einem späteren Zeitpunkt möglicherweise nicht mehr dazu in der Lage sein könnten, den assistierten Suizid durchzuführen. Andere schwer kranke Patient*innen geben an, dass sie sich für einen assistierten Suizid entscheiden, weil sie fürchten, ihren Angehörigen dereinst zur Last zu fallen (Rodriguez-Prat et al., 2019).

Die Entscheidung zum assistierten Suizid wird also keineswegs immer aus aktuellen Belastungen oder aus momentanem Leiderleben heraus getroffen, oft sind es die Ängste vor möglichen, künftigen Entwicklungen. Der assistierte Suizid ist damit eine präventive Maßnahme, indem die Patient*innen den Zeitpunkt ihres Todes selbst und vorzeitig festlegen, um nichts dem Zufall zu überlassen (Wills, 2021, S.137).

> „Nach und nach habe ich begriffen, dass ich nie mehr dieselbe sein würde, dass ich durch Tage unermesslichen Elends gehen würde, während mein Körper verfallen und immer schwächer werden würde" (Yalom et al., 2022, S. 113).

Ängste, besonders die Angst vor Leiderfahrungen, beziehen sich oft auf die mögliche Zukunft, ohne zu wissen, ob die gefürchteten Ereignisse eintreten werden. Wenn das Motiv zum assistierten Suizid weniger aus der aktuellen Situation resultiert, sondern aus der Erwartung künftigen Leidens, dann belegt das auch ein geringes Vertrauen in die Verfügbarkeit einer bedarfsgerechten palliativen Betreuung. Die Menschen haben Angst vor möglichen zukünftigen Leiderfahrungen, vor Pflegebedürftigkeit oder auch davor, zur Belastung für ihre Angehörigen zu werden.

Überlegungen zum assistierten Suizid können dann wie ein Ausweg erscheinen, als eine Möglichkeit, dem Bedrohlichen zu entgehen. Und der Wunsch, lieber tot zu sein, als anderen zur Last zu fallen, kann Ausdruck eines verzweifelten Bemühens um Wahrung der Unabhängigkeit sein. Das Thema der Angewiesenheit und Pflegebedürftigkeit ist angstbesetzt. Schon im Jahr 2012 hat eine repräsentative Umfrage der deutschen Stiftung Patientenschutz ergeben, dass 50 % der Befragten lieber tot als pflegebedürftig wären. Jede zweite der befragten Personen würde sich im Falle einer Pflegebedürftigkeit für einen assistierten Suizid entscheiden (Patientenschutzorganisation Deutsche Hospiz Stiftung, 2012).

Es ist anzunehmen, dass die Anzahl der Menschen, die bei Aussicht auf Pflegebedürftigkeit eine Selbsttötung in Betracht ziehen würden, keineswegs gesunken ist.

Zweifellos würde die Sicherheit einer bedarfsgerechten Unterstützung und umfassender Betreuung im Fall einer schweren Erkrankung wesentlich dazu beitragen, Ängste zu reduzieren. Offenbar ist das Vertrauen vieler Menschen in die Verfügbarkeit einer adäquaten Versorgung derzeit aber eher gering. Die Antwort darauf kann nicht die weitere Liberalisierung des assistierten Suizids sein, sondern der Ausbau und eine bessere Verfügbarkeit palliativer Versorgungsstrukturen.

Zu bedenken ist aber auch, dass wir Menschen eine enorme Fähigkeit haben, uns an neue Situationen mit veränderten Lebensbedingungen anzupassen. Diese Resilienz ist nicht zu unterschätzen. Die Patient*innen selbst sind oft überrascht davon, zu welchen Belastungen und Kompromissen sie bereit sind, um noch mehr Lebenszeit zu gewinnen.

> Mehrfach hat Herr B. seinen Angehörigen gesagt: „Wenn ich einmal auf den Rollstuhl angewiesen sein sollte, dann legt mir bitte den Revolver auf den Tisch. Dann mache ich Schluss, denn so will ich auf keinen Fall leben." Kurz danach führte eine Gehirnblutung zu einer lebensbedrohlichen Situation und es war klar, dass Herr B., wenn er überlebt, mit bleibenden Beeinträchtigungen zurechtkommen wird müssen. Er erklärte unmissverständlich, dass er um sein Leben kämpfen wolle. Trotz fast vollständiger Bewegungsunfähigkeit, Bettlägerigkeit und ausgeprägten Sprachstörungen wollte er nicht sterben. Als er zum ersten Mal im Rollstuhl in den Garten gebracht werden konnte, brachte er seine Freude zum Ausdruck: „Das ist so schön, ich bin nicht nur zufrieden, ich bin glücklich."

Die Entscheidung zu einem Suizid ist meist das Ergebnis eines unterschiedlich langen Prozesses, von Pöldinger (1986) als „Suizidale Entwicklung" beschrieben. Die gedankliche Auseinandersetzung mit einem möglichen Suizid kann zunächst eine gewisse Entlastung bieten. Aber nur selten besteht die klare Absicht, tot zu sein. Es ist mehr die Wahrnehmung, so nicht weiterleben zu wollen oder auch nicht weiterleben zu können.

Nach dieser ersten gedanklichen Auseinandersetzung mit der Möglichkeit, dem Leben durch assistierten Suizid selbst ein Ende zu setzen, folgt eine Phase der Ambivalenz, geprägt von Orientierungslosigkeit und dem Wunsch nach einer raschen Lösung. Und je nachdem, wie die Bezugspersonen der Patient*innen und auch ihre professionell Betreuenden diesem Suizidwunsch begegnen, kann es zu einer Abschwächung oder zu einer Verstärkung dieses Wunsches kommen.

Neben den Reaktionen aus dem unmittelbaren Umfeld der Patient*innen haben oft auch mediale Berichte über Suizide einen Einfluss auf die Entscheidung zu einem assistierten Suizid. Insbesondere Berichte mit einer heroisierenden Darstellung des Suizids führen zu weiteren Folgesuiziden.

1.7.1 Die Angst vor einem „beschämenden" Tod

Werden Menschen gefragt, wie sie sich ihr Sterben vorstellen, dann wünschen sich viele, in ihrem eigenen Bett im Schlaf zu sterben, ohne den Sterbeprozess bewusst zu erleben. Oder es werden Wünsche nach einem plötzlichen und unerwarteten Tod, mitten aus dem aktiven Leben heraus, geäußert. Und wie Studien immer wieder zeigen, wünscht sich die überwiegende Mehrheit auch, zu Hause zu sterben. In der Realität sterben die meisten Menschen hierzulande aber in Institutionen, oft nach einer längeren Phase der Pflegebedürftigkeit.

Die Vorstellung, die letzten Wochen und Monate des Lebens in einem Pflegeheim zu verbringen, ist für viele beängstigend. Berichte über unhaltbare Zustände in einzelnen Institutionen und die öffentlichen Diskussionen über den Mangel an Pflegepersonen, über die knappen finanziellen Ressourcen für die Betreuung alter und kranker Menschen, haben das Image der Pflegeheime nicht verbessert.

Die Aussicht auf ein verlängertes Sterben, versorgt von überforderten Pflegepersonen in einem Pflegeheim, in einem Krankenhaus oder zu Hause von überlasteten Angehörigen, ängstigt viele Menschen. So zu sterben, galt nicht nur in früheren Generationen als „beschämender" Tod. Kellehear (2007) vertritt die Auffassung, dass wir Zeug*innen einer Zunahme beschämender Formen des Sterbens sind. Für ihn ist es daher nicht überraschend, dass manche Menschen die einzige Komponente ihres Sterbens selbst in die Hand nehmen, über die sie ein gewisses

Maß an Kontrolle haben – den Zeitpunkt ihres Todes. Um einem solchen „beschämenden" Tod zuvorzukommen, entscheiden sich manche Patient*innen für ein vorzeitiges Sterben durch assistierten Suizid. Besonders deutlich wird das an den niederländischen Daten zu assistierten Suiziden und Tötungen auf Verlangen bei Demenz. Allein im Jahr 2022 wählten in den Niederlanden 282 Patient*innen mit einer beginnenden Demenzerkrankung diesen Weg (RTE, 2023). Hinzu kommen weitere sechs Patient*innen in einem fortgeschrittenen oder sehr fortgeschrittenen Stadium der Demenz, die nicht mehr entscheidungsfähig waren. In diesen Fällen galt die Patientenverfügung als Antrag auf Tötung auf Verlangen.

Der Begriff der persönlichen Würde ist stark von den vorherrschenden kulturellen Werten geprägt. Und wenn in einer Gesellschaft die persönliche Autonomie und Unabhängigkeit als Prämisse für ein würdiges Leben gilt, wird der Gedanke, von anderen Menschen abhängig zu sein, leicht existenzielle Ängste auslösen. Palliative Care kann als Antwort auf diese Sorge betrachtet werden. Aber offenbar ist das Vertrauen in die Verfügbarkeit einer fachlich kompetenten und respektvollen palliativen Betreuung derzeit nicht besonders groß. Die bedarfsdeckende Hospiz- und Palliativversorgung ist in Österreich noch immer erst zu 50 % real umgesetzt. Und angesichts der Diskrepanz zwischen dem aktuellen Bedarf an Palliative Care und den dafür zur Verfügung stehenden Betreuungsstrukturen, ist keineswegs gewährleistet, dass derzeit alle Patient*innen, die es brauchen, auch Zugang zu dieser Betreuungsform haben.

Entscheiden sich verzweifelte Menschen dann zum assistierten Suizid, wird dies in den Medien häufig als „letzter Ausweg" dargestellt. Damit erscheint die Selbsttötung als einzige Möglichkeit, einem beschämenden Tod zuvorzukommen.

1.8 Die Verantwortung der Medien

Die ersten bekannt gewordenen assistierten Suizide wurden mit großer medialer Aufmerksamkeit registriert. Die Medien berichteten oft mit reißerischen Schlagzeilen, meist mit einer bemerkenswerten Heroisierung der beteiligten Personen. In den Online-Postings zu einschlägigen Berichten in den Printmedien wurden die Patient*innen, die sich für einen AS entschieden hatten, als Held*innen gefeiert, den Angehörigen, die sie dabei unterstützt haben, wurde viel Anerkennung gezollt. Vielfach wurde und wird noch immer beklagt, dass Tötung auf Verlangen nicht legalisiert wurde und dass die Hürden zur Errichtung einer Sterbeverfügung zu hoch sind. Zugleich wird Ärzt*innen, die eine Beteiligung am assistierten Suizid ablehnen, der Vorwurf gemacht, sie würden Patient*innen „unnötig" leiden lassen.

In den Medienberichten wird generell viel Kritik an der Umsetzung des Sterbeverfügungsgesetzes geübt. Dabei wird völlig außer Acht gelassen, dass die Hürden zur Errichtung einer Sterbeverfügung vor allem dem Schutz besonders vulnerablen Patient*innen dienen sollen.

Der assistierte Suizid wird als Ausweg aus leidvollen Situationen dargestellt. Die vielfältigen medikamentösen und nichtmedikamentösen Möglichkeiten von Palliative Care zur Linderung des Leids werden in den medialen Berichten kaum erwähnt.

Die Form der aktuellen Berichterstattung muss zum größten Teil als tendenziös eingestuft werden und sie kann Personen, die einen assistierten Suizid gedanklich erwägen, darin bestärken. Die mitunter geradezu heroisierende Darstellung des assistierten Suizids ist durchaus problematisch, denn sie kann zu Suizidnachahmungseffekten führen, die besonders ausgeprägt sind, wenn es zwischen der im Bericht beschriebenen Person und den Rezipient*innen/Patient*innen soziale und biografische Ähnlichkeiten gibt. Insbesondere scheint sich die Berichterstattung über Suizide oder assistierte Suizide von Prominenten auf die Suizidrate auszuwirken (Niederkrotenthaler et al., 2012).

Daher gibt die Weltgesundheitsorganisation (WHO, 2017) in ihrem Leitfaden für Medienfachleute Hinweise zur Suizidberichterstattung und auch das österreichische Kriseninterventionszentrum hat einen derartigen Leitfaden zur Berichterstattung über Suizid veröffentlicht.

Der Österreichische Presserat empfiehlt generell größte Zurückhaltung bei der Berichterstattung über Suizide. Dieser journalistische Ehrenkodex sollte auch für die Berichterstattung über assistierte Suizide gelten.

Die Art der medialen Berichte hat einen wesentlichen Einfluss auf die gesellschaftliche Einstellung zum assistierten Suizid. Es erscheint daher zumindest fragwürdig, wenn der assistierte Suizid als (einziger) Ausweg aus leidvollen Situationen bei schwerer Erkrankung dargestellt wird, denn das ist nicht nur unrichtig, es können damit auch weitere assistierte Suizide provoziert werden.

Während bekannt gewordene assistierte Suizide in den Medien gerne im Detail dargestellt werden, erhalten Suizidprävention und Palliative Care deutlich weniger Aufmerksamkeit.

Im Sinne einer ausgewogenen Berichterstattung wäre es zu wünschen, dass medial auch über die Möglichkeiten der Palliative Care zur Symptom- und Leidlinderung – als Alternative zum assistierten Suizid – informiert wird, denn das Wissen der Bevölkerung darüber ist noch immer äußerst gering.

2 Praxis des assistierten Suizids

Bei der Frage nach dem „guten" Sterben ist nicht nur der traditionelle und kulturelle Hintergrund von Bedeutung, auch die veränderten gesellschaftlichen Werthaltungen, vor allem bezüglich des Rechts auf Selbstbestimmung, beeinflussen medizinische Handlungsoptionen und ethische Entscheidungen am Lebensende. So wie es höchst unterschiedliche Vorstellungen von einem guten Leben gibt, haben Menschen auch individuelle Vorstellungen von einem guten Sterben. Während es manchen Menschen gelingt, sich dem Prozess des Sterbens zu stellen, haben andere den Wunsch, diesen Prozess selbstbestimmt abzukürzen. Auch wenn nur wenige Sterbewünsche in letzter Konsequenz zu einem assistierten Suizid führen, so ist doch zu bedenken, dass vor jedem assistierten Suizid die Mitteilung eines Sterbewunsches steht. Daher soll an dieser Stelle noch einmal betont werden, wie entscheidend die Reaktion der ersten Adressat*innen auf die Mitteilung eines Sterbewunsches ist.

Der österreichische Verfassungsgerichtshof (VfGH) hat am 11.12.2020 die bis dahin geltende Regelung gekippt, wonach Beihilfe zum Suizid strafbar ist. Der Straftatbestand der „Hilfeleistung zum Selbstmord" verstoße gegen das Recht auf Selbstbestimmung, argumentierten die Richter*innen bei der mündlichen Urteilsverkündung. Es sei verfassungswidrig, jede Art der Hilfe zur Selbsttötung ausnahmslos zu verbieten.

Tötung auf Verlangen bleibt dagegen weiterhin strafbar, ebenso wie die Verleitung zum Suizid. Bei der Verleitung zum Suizid nach § 78 StGB leistet der/die Täter*in eine Beteiligung (§ 12 StGB) an der Tötungshandlung eines anderen, die dieser jedoch selbst vornimmt. Es handelt sich um ein Beteiligungsdelikt, bei dem der/die Getötete die finale Tötungshandlung vorgenommen hat. Wer aber eine unmündige Person (unter 14 Jahren) zum Selbstmord durch Beihilfe oder Bestimmung veranlasst, der leistet einen Beitrag (§ 12) zum Mord (§ 75 StGB) an dieser Person, da es einer solchen Person grundsätzlich an der Fähigkeit mangelt, die Tragweite ihrer Entscheidung selbst zu erfassen.

Strafbar bleiben also Fremdtötungshandlungen wie die Tötung auf Verlangen (§ 77 StGB) oder auch eine fahrlässige Tötung. Wie eingangs erwähnt, gibt es Bestrebungen vonseiten der Österreichischen Gesellschaft für ein humanes Lebensende (ÖGHL), den „nächsten Schritt" zur Legalisierung von Tötung auf Verlangen in Österreich zu erreichen. Im Unterschied zum assistierten Suizid wird bei der Tötung auf Verlangen die letzte zum Tod führende Maßnahme/Handlung nicht durch die sterbewillige Person selbst, sondern durch eine andere Person gesetzt.

Assistenz bzw. Beihilfe zum Suizid leistet, wer ein tödliches Medikament für eine suizidwillige Person erwirbt oder bereitstellt. Die Person, die sterben möchte, nimmt das tödliche Mittel selbst ein. Mit der gesetzlichen Änderung, nach der die Beihilfe zum Suizid unter bestimmten Voraussetzungen nicht mehr strafbar ist, besteht ein Recht, aber kein Anspruch auf Hilfe zum Suizid. Niemand kann zur Beihilfe zum Suizid verpflichtet werden, auch nicht Angehörige von medizinischen und pflegerischen Berufen.

> § 2. (1) Keine natürliche oder juristische Person ist verpflichtet, eine Hilfeleistung (§ 3 Z 4) zu erbringen, eine ärztliche Aufklärung (§ 7) durchzuführen oder an der Errichtung einer Sterbeverfügung mitzuwirken. Ein darauf gerichtetes vertragliches Leistungsversprechen kann nicht gerichtlich geltend gemacht werden.
>
> (2) Keine natürliche oder juristische Person darf wegen einer Hilfeleistung (§ 3 Z 4), einer ärztlichen Aufklärung oder der Mitwirkung an der Errichtung einer Sterbeverfügung oder der Weigerung, eine Hilfeleistung zu erbringen, eine ärztliche Aufklärung durchzuführen oder an der Errichtung einer Sterbeverfügung mitzuwirken, in welcher Art immer benachteiligt werden.

Aktuellen Bestrebungen, die Beihilfe zum Suizid auch für konfessionell geprägte Institutionen verpflichtend zu machen, wird mit diesem § 2 des Sterbeverfügungsgesetzes eine Absage erteilt.

Grundsätzlich ist zwischen einer ärztlichen und nicht-ärztlichen Beihilfe zum Suizid zu unterscheiden. So beschränkt sich z. B. die ärztliche Hilfe zum Suizid in der Schweiz und in Oregon auf die Beratung der Patient*innen und auf die Verordnung des entsprechenden Mittels. In anderen Staaten, wie z. B. in Kanada, übernehmen Ärzt*innen und auch Pflegepersonen eine aktivere Rolle bei der Suizidassistenz (siehe Kapitel „Beispiele internationaler Praxis der Suizidassistenz“, S. 121).

2.1 Was beinhaltet Hilfe beim assistierten Suizid?

Beihilfe zum assistierten Suizid bedeutet jegliche Form der Hilfe in der Vorbereitung auf den assistierten Suizid. Beihilfe zum Suizid leistet, wer ein tödliches Medikament für die Person mit Sterbewunsch erwirbt oder bereitstellt – jemanden also beim Suizid unterstützt. Die Person, die sterben möchte, nimmt jedoch das tödliche Mittel selbst ein. Unter „Hilfeleistung“ (§ 3 Z. 4 StVfG) wird die physische Unterstützung der sterbewilligen Person bei der Durchführung lebensbeendender Maßnahmen verstanden. Dazu zählen:

- das Abholen des Präparates aus der Apotheke,
- das Legen von venösen Zugängen und Magensonden zur Applikation des Suizidmittels, sofern der letzte auslösende Schritt, wie z. B. das

Öffnen der Infusion bzw. der Sonde, von der sterbewilligen Person selbst gesetzt wird,

- das Vorbereiten des Präparates,
- den Kopf des/der Patient*in zum Trinken stützen.

Die ärztliche Aufklärung vor Errichtung einer Sterbeverfügung und die Mitwirkung an der Errichtung dieser Verfügung fallen **nicht** unter den Begriff der Hilfeleistung. Auch psychischer und pflegerischer Beistand oder eine Information über die Möglichkeiten der Errichtung einer Sterbeverfügung stellen keine Hilfeleistung im Sinne des Gesetzes dar. Damit ist die Informierung der Patient*innen über das Prozedere der Selbsttötung keine Hilfeleistung (§ 12 Abs. 2 StVfG). Zu beachten ist jedoch, dass die aufklärenden und dokumentierenden Ärzt*innen nicht zugleich auch hilfeleistende Personen sein dürfen.

2.1.1 Die Sterbeverfügung

Im Dezember 2020 entschied der österreichische Verfassungsgerichtshof das „ausnahmslose Verbot" der Hilfestellung beim Suizid aufzuheben. Das sogenannte Sterbeverfügungsgesetz (StVfG) ist am 1. Jänner 2022 in Kraft getreten. Dieses Gesetz ermöglicht es erwachsenen schwerkranken Personen unter bestimmten Voraussetzungen, ein Mittel zur Selbsttötung über eine Apotheke zu beziehen. Zum Nachweis eines dauerhaften, freien und selbstbestimmten Entschlusses zum assistierten Suizid ist eine Sterbeverfügung zu errichten. Alle errichteten Sterbeverfügungen sind im sogenannten Sterbeverfügungsregister zu melden.

2.1.1.1 Voraussetzungen für die Errichtung einer Sterbeverfügung

Die sterbewillige Person muss volljährig und zweifelsfrei entscheidungsfähig sein und ihren gewöhnlichen Aufenthalt in Österreich haben oder österreichische Staatsangehörige sein. Es muss eine unheilbare, zum Tod führende Krankheit vorliegen oder eine schwere, dauerhafte Krankheit mit anhaltenden Symptomen, deren Folgen die betroffene Person in ihrer gesamten Lebensführung dauerhaft beeinträchtigen (Fasching & Tschiggerl, 2022, S. 4). Die Erkrankung muss einen für die betroffene Person nicht anders abwendbaren Leidenszustand mit sich bringen. Weiters muss der Entschluss der sterbewilligen Person zum assistierten Suizid frei getroffen und selbstbestimmt sein. Die Errichtung einer Sterbeverfügung bis zur Umsetzung des assistierten Suizids erfolgt in vier Schritten:

Ärztliche Aufklärung/ Beratung	Beratung durch 2 voneinander unabhängigen (dazu bereiten) Ärzt*innen, mindestens 1 davon mit palliativmedizinischer Qualifikation; Aufzeigen von Alternativen; Verordnung des Suizidmittels und der Begleitmedikation mit genauer Dosierung und dem für die Verabreichung erforderlichen Zubehör.
Errichtung der Sterbeverfügung	12 bzw. 2 Wochen nach der Beratung bei einem dazu bereiten Notariat oder bei einer Patientenanwaltschaft ▸ Eintragung ins Sterbeverfügungsregister.
Abgabe des Präparates	Durch eine dazu bereite öffentliche Apotheke, frühestens ab Eintragung der Sterbeverfügung im Register und bis zu 1 Jahr nach Eintragung.
Umsetzung des assistierten Suizids	Orale Einnahme des Mittels durch die suizidwillige Person, ggf. per Sonde oder i. v. Infusion.

2.1.1.2 Ärztliche Aufklärung

Vor Errichtung einer Sterbeverfügung muss die sterbewillige Person eine Aufklärung und Beratung durch zwei Ärzt*innen in Anspruch nehmen, wobei zumindest ein/e Ärzt*in über eine palliativmedizinische Qualifikation verfügen muss. Es ist jedoch keine/e Ärzt*in dazu verpflichtet, ärztliche Aufklärungen im Sinne des StVfG durchzuführen.

Information, Aufklärung und Feststellung der Entscheidungsfähigkeit stellen aus rechtlicher Sicht keine Beihilfe zum assistierten Suizid dar. Einige der Ärztekammern in den Bundesländern geben auf Anfrage eine Liste mit Ärzt*innen, die diese Aufklärungsgespräche anbieten, weiter oder sie geben telefonisch Auskunft über dazu bereite Ärzt*innen im jeweiligen Bundesland.

Im Rahmen der Aufklärungsgespräche müssen die Ärzt*innen die sterbewillige Person bestmöglich beraten. Mögliche Behandlungs- oder Handlungsalternativen, wie Hospiz- und Palliative-Care-Betreuung und konkrete palliativmedizinische Maßnahmen, müssen aufgezeigt werden und es müssen auch Hinweise auf die Möglichkeit der Errichtung einer Patientenverfügung oder auf andere Vorsorgeinstrumente wie Vorsorgevollmacht und Vorsorgedialog erfolgen.

Die aufklärenden Ärzt*innen müssen bestätigen, dass bei der suizidwilligen Person eine unheilbare, zum Tod führende Krankheit vorliegt oder dass eine schwere, dauerhafte Krankheit mit anhaltenden Symptomen besteht, deren Folgen die betroffene Person in ihrer gesamten Lebensführung dauerhaft beeinträchtigten und die Krankheit einen für die betroffene Person nicht anders abwendbaren Leidenszustand mit sich bringt.

Beide Ärzt*innen haben weiters unabhängig voneinander zu bestätigen, dass die sterbewillige Person zweifelsfrei entscheidungsfähig ist und einen freien und selbstbestimmten, nicht aufgrund psychischer Beeinträchtigung gefassten, Entschluss zur Selbsttötung gefasst hat. Ergeben sich bei der ärztlichen Aufklärung Hinweise auf eine krankheitswertige psychische Störung, deren Folge der Wunsch zur Beendigung des Lebens sein könnte, muss zusätzlich eine Abklärung durch eine/n Fachärzt*in für Psychiatrie und Psychotherapeutische Medizin oder eine/n klinische/n Psycholog*in erfolgen.

Eine psychiatrische Erkrankung bedeutet jedoch nicht automatisch eine Einschränkung der Entscheidungskompetenz der Patient*innen hinsichtlich einer Beendigung ihres Lebens (Richter, 2021). Es ist aber auch zu bedenken, dass eine hohe Anzahl der Suizident*innen psychisch krank ist bzw. psychiatrische Symptome aufweist (bis zu 90 %). Zudem ist der Suizidwunsch von psychisch/psychiatrisch kranken Menschen vielfach ambivalent und oft nicht stabil (Kapitany, 2021).

Da sich suizidwillige Patient*innen oft in einer Ausnahme- bzw. Krisensituation befinden, kann eine professionelle, wertneutrale, nicht direktive Unterstützung im Sinne einer „Reflexionshilfe" der sterbewilligen Person die Möglichkeit bieten, sich mit dem Suizidwunsch auseinanderzusetzen. Angesichts der Tatsache, dass Sterbe- und Suizidwünsche mitunter nur temporär bzw. krisenbedingt auftreten, erscheint diese zusätzliche Auflage durchaus sinnvoll.

Erst nach erfolgter Abklärung und sofern keine krankheitswertige psychische Störung vorliegt, kann die Entscheidungsfähigkeit bestätigt werden (BMSGPK, 2022).

Auch Ängste und die mögliche Ambivalenz des Suizidwunsches sind zu berücksichtigen.

In bestimmten Fällen wird daher eine Abklärung und Beratung (evtl. auch eine Behandlung) durch eine/n Fachärzt*in für Psychiatrie und Psychotherapeutische Medizin erforderlich sein. Eine derartige psychiatrische Tätigkeit ist keine Kassenleistung und wird der sterbewilligen Person als Privathonorar verrechnet (Fasching & Tschiggerl, 2022, S. 15).

Eine psychische Erkrankung kann die Kriterien einer schweren, dauerhaften Krankheit mit anhaltenden Symptomen, deren Folgen die betroffene Person in ihrer gesamten Lebensführung dauerhaft beeinträchtigen, durchaus erfüllen (Fasching & Tschiggerl, 2022, S. 4). Das österreichische Sterbeverfügungsgesetz schließt die Errichtung einer Sterbeverfügung für entscheidungsfähige Personen, die eine psychische Erkrankung aufweisen, also nicht per se aus.

Der/die Ärzt*in, der oder die über die Behandlungsalternativen aufklärt, muss das Vorliegen einer Krankheit im Sinne des § 6 und einer glaubwürdigen (subjektiven) Erklärung der betroffenen Person über einen für sie nicht anders abwendbaren Leidenszustand bestätigen.

Zu den Aufgaben der aufklärenden Ärzt*innen zählen auch die Verordnung des letalen Präparates und der Begleitmedikation (Antiemetikum) mit Dosierung, Applikationsform sowie das für die Verabreichung erforderliche Zubehör, wie z. B. Venflon® und Infusionsgerät. Die Dosierung des Präparates und die Art der Einnahme des Präparats (Applikationsform) richten sich nach dem Gesundheitszustand der sterbewilligen Person und der fachlichen Einschätzung der aufklärenden Ärzt*innen (BMSGPK, 2022).

Die suizidwillige Person muss auch über Auswirkungen und mögliche Komplikationen bei der Einnahme informiert werden und sie sollte weiters darauf hingewiesen werden, dass mit einer Patientenverfügung eventuelle lebensrettende Behandlungen abgelehnt werden können.

Liegt keine unheilbare, zum Tod führende Erkrankung vor, sondern eine schwere, dauerhafte Krankheit mit anhaltenden belastenden Symptomen, ist unter anderem maßgeblich, dass eine Besserung nicht absehbar und von einem lang andauernden Leidenszustand auszugehen ist. Es muss jedoch im Zeitpunkt der ärztlichen Aufklärung nicht mit an Sicherheit grenzender Wahrscheinlichkeit feststehen, dass die betroffene Person für immer an dieser Krankheit leiden wird. Hat die Erkrankung bereits ein Stadium erreicht, in dem nach medizinischem Ermessen voraussichtlich innerhalb von sechs Monaten der Tod eintreten wird, kann der/die Ärzt*in darauf hinweisen, dass eine terminale Phase vorliegt. In diesem Fall kann die Sterbeverfügung bereits zwei Wochen, nicht wie im Normalfall 12 Wochen, nach der erfolgten ärztlichen Aufklärung errichtet werden (BMSGPK, 2022).

> **Hinweis**: Falls eine (Haus-)Ärztin oder ein (Haus-)Arzt bereit ist, als Hilfe leistende Person zur Verfügung zu stehen, sollte die Aufklärung durch eine andere ärztliche Person erfolgen. Aufklärende ärztliche Personen dürfen nach den gesetzlichen Vorgaben nicht beim Suizid assistieren (Fasching & Tschiggerl, 2022, S. 4).

Die gesetzlichen Vorgaben zum Sterbeverfügungsgesetz machen deutlich, dass die Hürden bis zur Umsetzung eines assistierten Suizids beträchtlich sind und hohe Anforderungen an schwer kranke Patient*innen und ihre Bezugspersonen stellen. Es müssen zunächst zwei voneinander unabhängige Ärzt*innen gefunden werden, die dazu bereit sind, die Entscheidungsfähigkeit sowie die Freiwilligkeit und Selbstbestimmtheit der Entscheidung zum assistierten Suizid der Patient*innen zu bestätigen. Eine/r dieser Ärzt*innen muss über eine palliativmedizinische Kompetenz verfügen und den/die Patient*in über palliativmedizinische Alternativen beraten.

Dafür hätten Palliativmediziner*innen naturgemäß die höchste Kompetenz, allerdings lehnen derzeit viele der palliativmedizinischen Ärzt*innen derartige Beratungen ab, da sie darin einen Widerspruch zu den Prinzipien der Palliative Care sehen. Tatsächlich ergibt sich ein ethisches Dilemma, denn laut der Konsensus-Definition zu Palliative Care soll der Tod nicht beschleunigt werden, zugleich besteht aber der Anspruch, die Autonomie der Betroffenen zu respektieren und Leiden zu lindern. (Radbruch et al., 2020)

> Es wird empfohlen, die erste ärztliche Aufklärung mit einer palliativmedizinisch qualifizierten ärztlichen Person und die zweite Aufklärung knapp vor dem Notartermin zu vereinbaren (Fasching & Tschiggerl, 2022, S. 4).

Die im Sterbeverfügungsgesetz geforderte Wartezeit von 12 Wochen zwischen der ärztlichen Aufklärung und der notariellen Errichtung der Sterbeverfügung wird unterschiedlich beurteilt. Während einige Angehörige diese Zeitspanne als kostbar und wie eine „geschenkte Zeit" wahrnehmen, bedeutet sie für die zum Suizid entschlossenen Patient*innen oft ungeduldiges Warten. Ziel dieser Wartefrist ist die Überwindung einer eventuell vorliegenden akuten Krise. Wenn sich die suizidwillige Person bereits in einer terminalen Phase der Erkrankung befindet, verkürzt sich diese Frist auf zwei Wochen. Definiert wird die terminale Phase hier als ein Krankheitsstadium, das nach medizinischem Ermessen voraussichtlich innerhalb von sechs Monaten zum Tod führen wird (Fasching & Tschiggerl, 2022, S. 4).

Bei der wiederholt geäußerten Kritik, dass die Hürden zur Errichtung einer Sterbeverfügung zu hoch sind, ist zu bedenken, dass es dabei auch immer um den Schutz besonders verletzlicher Gruppen von Patient*innen gehen muss.

> Die Kritik, dass die Wege kaum machbar seien und die Errichtung einer Sterbeverfügung zu bürokratisch sei, teile ich nicht. Es handelt sich hier nicht um eine Situation wie die, kurz und unkompliziert Semmeln einkaufen zu gehen (Masel, 2023, S. 153).

Wird eine Sterbeverfügung nicht innerhalb eines Jahres nach der zweiten ärztlichen Aufklärung errichtet, so muss die sterbewillige Person eine neuerliche Bestätigung einer ärztlichen Person erbringen, die wieder ein Jahr lang gültig ist. Eine Sterbeverfügung verliert ihre Wirksamkeit, wenn die sterbewillige Person sie widerruft oder zu erkennen gibt, dass diese nicht mehr wirksam sein soll.

2.1.1.3 Notarielle Errichtung der Sterbeverfügung

Nach Ablauf der Wartefrist von 12 Wochen kann die Sterbeverfügung bei einem dazu bereiten Notariat bzw. bei einer dazu bereiten Patientenanwaltschaft errichtet werden. Diese Wartefrist kann sich auf 2 Wochen verkürzen, wenn vonseiten der aufklärenden Ärzt*innen bestätigt wird, dass die Erkrankung ein Stadium erreicht hat, in dem sie nach medizinischem Ermessen voraussichtlich innerhalb von sechs Monaten zum Tod führen wird.

Im Rahmen der Errichtung einer Sterbeverfügung wird das Vorliegen der ärztlichen Aufklärung und Beratung überprüft und es erfolgt eine Belehrung über rechtliche Aspekte, inklusive möglicher Alternativen und rechtlicher Grenzen.

> Die suizidwillige Person muss sowohl im Zeitpunkt der ärztlichen Aufklärung als auch im Zeitpunkt der Errichtung der Sterbeverfügung entscheidungsfähig sein. Die Entscheidungsfähigkeit muss zweifelsfrei gegeben sein (Halmich & Klein, 2023).
>
> Laut § 24 Abs. 2 ABGB ist eine Person entscheidungsfähig, wenn sie die Bedeutung und die Folgen ihres Handelns im jeweiligen Zusammenhang verstehen, ihren Willen danach bestimmen und sich entsprechend verhalten kann.

Nach Bestätigung der Identität, der Freiwilligkeit sowie der Entscheidungsfähigkeit erfolgt die Erstellung einer Urkunde, die vom Notariat im Sterbeverfügungsregister eingetragen wird.

Mit einer aufrechten Sterbeverfügung sind sterbewillige Personen, die oben genannte Voraussetzungen erfüllen, berechtigt, ein letales Präparat über eine dazu bereite Apotheke zu beziehen. Grundsätzlich gilt, dass das Suizidmittel nur mit einer aufrechten Sterbeverfügung erhältlich ist.

Da niemand, auch kein*e Apotheker*in, dazu verpflichtet ist, Beihilfe zum Suizid zu leisten, dürfen auch Apotheken nicht zur Abgabe des Präparats verpflichtet werden. Auf Anfrage der dokumentierenden Personen (Ärzt*innen, Notar*innen) nennt die Österreichische Apothekerkammer Apotheken in der Nähe der sterbewilligen Person, bei denen das Präparat bezogen werden kann.

Im Rahmen der Errichtung einer Sterbeverfügung muss das Notariat auch darauf hinweisen, dass der assistierte Suizid einen Grund für die Leistungsverweigerung einer Lebensversicherung darstellt. Laut Versicherungsvertragsgesetz (§ 169 VersVG) bleibt die Verpflichtung des Versicherers bei einem Suizid nur dann bestehen, wenn die Selbsttötung in einem die freie Willensbestimmung ausschließenden Zustand krankhafter Störung der Geistestätigkeit begangen worden ist.

2.1.2 Suizidmittel und Begleitmedikation

Laut den internationalen Berichten werden verschiedene Präparate für den assistierten Suizid eingesetzt. Sie dienen einerseits zur Prämedikation, z. B. Antiemetika gegen Erbrechen, andererseits zum Herbeiführen des Todes durch Atem- und Herzstillstand. Zu den international am häufigsten eingesetzten Wirkstoffen gehören Barbiturate wie Natrium-Pentobarbital und Thiopental oder neuromuskuläre Blocker wie etwa Rocuroniumbromid. Die Mittel werden meist peroral eingenommen, in einigen Staaten werden sie jedoch bevorzugt parenteral verabreicht.

2.1.2.1 Natrium-Pentobarbital

Vom österreichischen Bundesministerium für Soziales, Gesundheit, Pflege und Konsumentenschutz vom 17.1.2022 wurde ausschließlich Natrium-Pentobarbital in tödlicher Dosis als Suizidmittel festgelegt. Um einem möglichen Erbrechen des Mittels vorzubeugen, wurde Metoclopramid als notwendige Begleitmedikation bestimmt. Der für das Gesundheitswesen zuständige Bundesminister kann jedoch mit Verordnung auch andere Präparate dafür bestimmen, wenn solche Präparate nach dem Stand der Medizin belastende Begleiterscheinungen für die Patient*innen minimieren oder wenn die Verfügbarkeit von Natrium-Pentobarbital eingeschränkt oder nicht mehr gegeben ist.

Bei Natrium-Pentobarbital handelt es sich um ein kurz wirksames Barbiturat mit einer dämpfenden Wirkung im gesamten Zentralnervensystem, jedoch nicht in allen Regionen mit derselben Wirksamkeit: das retikulär aktivierende System reagiert besonders empfindlich, was für die sedativ-hypnotische Wirkung bedeutsam ist. Neben einer Bewusstlosigkeit kommt es zu einer Depression des Atemzentrums, zum Aussetzen der Atmung und zum Einstellen der Herztätigkeit (IBM Micromedex, 2021).

Früher wurde Natrium-Pentobarbital unter anderem als Schlafmittel eingesetzt, aufgrund des hohen Suchtpotentials, der möglichen unerwünschten Wirkungen und der Vergiftungsgefahr wird es heute in der Humanmedizin sonst nicht mehr verwendet. In der Veterinärmedizin wird Pentobarbital als intravenöse, intrakardiale oder intraperitoneale Injektion zur Euthanasie (Einschläfern) von Tieren eingesetzt, allerdings meist erst nach vorangehender Narkotisierung, um unnötiges Leiden des Tieres durch Nebenwirkungen des Mittels zu vermeiden (Marchitelli et al., 2020).

Im Zusammenhang mit dem assistierten Suizid durch Natrium-Pentobarbital wird stets vermittelt, dass der Tod komplikationslos und unmittelbar nach der Einnahme eintritt. Dies scheint jedoch keineswegs immer der Fall zu sein. So ist bei Einnahme von 15 g Natrium-Pentobarbital mit der Entstehung eines toxischen Lungenödems zu rechnen (Zivot, 2021) und es kommt auch immer wieder zu einem verzögerten Eintritt des Todes.

In den USA, wo Pentobarbital über viele Jahre hinweg zur Exekution von Strafgefangenen eingesetzt wurde, hat Joel Zivot die Autopsieberichte von mehr als 200 Delinquenten ausgewertet. Bei den meisten dieser Obduktionen wurde ein Lungenödem festgestellt und in vielen Fällen fand sich blutiger Schaum in der Lunge, was darauf hinweist, dass die Betroffenen zu diesem Zeitpunkt noch geatmet hatten. Laut Zivot kommt dies einem Tod durch Ertrinken gleich und er erklärt: „Ich bin mir ziemlich sicher, dass ein assistierter Suizid weder schmerzfrei noch friedlich oder würdevoll ist. In der Tat ist es in den meisten Fällen ein sehr schmerzhafter Tod" (Zivot, 2012).

Auch wenn unklar ist, wie sehr die Betroffenen in ihrem prä-komatösen oder komatösen Zustand unter der Atemnot infolge des Lungenödems leiden – diese Erkenntnisse geben Anlass zur Sorge. Denn auch während einer Sedierung ist es nicht gänzlich ausgeschlossen, dass Patient*innen z. B. Schmerzen oder Atemnot noch wahrnehmen, diese aufgrund der Sedierung aber nicht mehr äußern können.

Die bisher vorliegenden ASCIRS-Berichte geben allerdings keine Hinweise auf Komplikationen durch ein aufgetretenes Lungenödem. In den meisten Fällen ist es innerhalb kurzer Zeit zum Verlust des Bewusstseins gekommen (siehe Kapitel Kritische Ereignisse und Probleme – Erfahrungen aus ASCIRS, S. 89).

Georg Bosshard, wissenschaftlicher Mitarbeiter am Institut für Rechtsmedizin der Universität Zürich, hat bereits 2003 die Zeitspanne zwischen der Einnahme des Barbiturats (Pentobarbital) und dem Eintreten des Todes wissenschaftlich untersucht. Die Studie basiert auf 261 Fällen von Suizidbeihilfe durch Exit, einer Schweizer Sterbehilfe-Organisation, bei denen das Barbiturat oral eingenommen wurde. In 70 Prozent der Fälle trat der Tod innerhalb von 30 Minuten ein. Bei 4 Prozent der Fälle dauerte es allerdings zwischen 1 und 2 Stunden bis zum Eintritt des Todes und in weiteren 8 Prozent sogar bis zu 12 Stunden. In einem Fall konnte das Ableben des Patienten auch nach 12 Stunden nicht festgestellt werden. Laut Bosshard fielen die Suizidwilligen innerhalb weniger Minuten in einen komatösen Zustand. Die Lähmung der Atmung führt dann zum Tod – wobei der genaue Zeitpunkt nicht vorhersehbar ist. Wie der Autor aber betont, kann es sehr lange dauern, bis der Tod eintritt – bis zu fast 18 Stunden (Bosshard et al., 2003).

Über die Gründe für die lange Dauer zwischen der Einnahme des Mittels und dem Eintritt des Todes können bislang nur Hypothesen aufgestellt werden. Es ist jedoch durchaus möglich, dass bei Tumor-Patient*innen nur eine geringe Menge des Barbiturats im Magen-Darm-Trakt absorbiert wird. Auch wenn über eine längere Zeit Opioide eingenommen wurden, kann die Aufnahme von Pentobarbital und damit auch der Eintritt des Todes um mehrere Stunden verzögert sein (KNMG/KNMP, 2012).

Laut den bisherigen Erkenntnissen aus den österreichischen ASCIRS-Daten trat der Tod durch Natrium-Pentobarbital meist innerhalb von Minuten nach der Einnahme ein. Bei Berichten über intravenöse Verabreichung verstarben die Patient*innen auch bereits innerhalb von Sekunden nach Öffnen der Rollklemme der Infusion. In einigen Berichten werden aber auch längere Sterbeprozesse von mehr als 4 Stunden beschrieben (OPG, 2024). Darauf sind insbesondere die Angehörigen oft nicht vorbereitet und die unerwartet lange Zeitspanne bis zum Eintritt des Todes wird als sehr belastend erlebt.

2.1.3 Applikationsformen des Suizidmittels

In der Sterbeverfügungs-Präparate-Verordnung wurde Natrium-Pentobarbital als Suizidmittel in einer tödlichen Dosis festgelegt. Es kann getrunken, als intravenöse Infusion oder über eine PEG-Sonde verabreicht werden. Über die Art der Anwendung und die erforderliche Begleitmedikation entscheidet die aufklärende ärztliche Person in Absprache mit den suizidwilligen Patient*innen.

2.1.3.1 Orale Trinklösung

Derzeit wird das Suizidmittel meist in Form einer oralen Trinklösung verabreicht, es sind aber auch andere Verabreichungsrouten durchaus erlaubt. Die orale Einnahme des Suizidmittels ermöglicht es den Patient*innen, den Zeitpunkt selbst zu bestimmen. Bei einer intravenösen Verabreichung muss zunächst ein Gefäßzugang gelegt werden, dafür ist die Hilfe medizinischen Fachpersonals erforderlich. Vermutlich entscheiden sich deshalb viele der suizidwilligen Personen eher für eine orale Verabreichungsform. Da es dabei jedoch einiges zu beachten gilt, sollten im vorbereitenden Aufklärungsgespräch die relativen und absoluten Kontraindikationen für eine orale Verabreichung und auch der geplante Zeitraum für die Durchführung des assistierten Suizides bedacht und ausführlich besprochen werden.

Relative Kontraindikationen für eine orale Verabreichung:

- Wenn es nicht möglich ist, ca. 120 ml rasch zu trinken;
- bestehende ausgeprägte Übelkeit, Ösophagitis oder Gastritis;
- ausgeprägte Dehydrierung;
- bestehende gastro-intestinale Pathologie, die die Resorption beeinträchtigen könnte, z. B. Morbus Crohn mit früheren Darmresektionen (Harty et al., 2018, S. 6).

Dem Sterbeverfügungsgesetz zufolge werden 15 Gramm Natrium-Pentobarbital von den Apotheken entweder als orale Zubereitung zum Trinken oder zur Applikation über eine PEG-Sonde ausgegeben. Diese Trinklösung ist allerdings nur einen Monat lang haltbar, vorausgesetzt, sie wird ungeöffnet unter 25 °C und nicht im Kühl- oder Gefrierschrank aufbewahrt (Fasching & Tschiggerl, 2022, S. 4). Durch diese relativ kurze Haltbarkeit des Präparates kann sich für die Patient*innen ein zeitlicher Druck zur Umsetzung des assistierten Suizides ergeben.

> Niemals darf sich jemand genötigt fühlen, das Präparat aufgrund des nahenden Verfalldatums anwenden zu müssen (Fasching & Tschiggerl, 2022, S. 17).

Wie die bisherigen Erfahrungen zeigen, haben viele Patient*innen nicht die Absicht, das Suizidmittel gleich einzunehmen, sie möchten es vielmehr als „Notausgang" für einen späteren Zeitpunkt verfügbar haben. In diesem Fall ist die Verordnung als orale Zubereitung ungeeignet, denn das Präparat müsste jeden Monat in die Apotheke zurückgebracht und gegen ein neues Präparat eingetauscht werden. Nach Information der Österreichischen Apothekerkammer kostet Natrium-Pentobarbital € 51,90.

> Ist die Einnahme der oralen Lösung nicht innerhalb eines Monats nach der Abgabe geplant, sollte das bei der Verordnung berücksichtigt und in der Sterbeverfügung als „intravenös" eingetragen werden. Das Präparat in Pulverform kann dann zu einem späteren Zeitpunkt mit Wasser zur oralen Einnahme oder mit physiologischer Kochsalzlösung zur intravenösen Verabreichung aufgelöst werden.

Der von Patient*innen als äußerst bitter und seifig beschriebene Geschmack der Natrium-Pentobarbital-Lösung stellt in der Praxis häufig ein Problem dar, weil es dadurch zum Erbrechen des Suizidmittels kommen kann. Um dem vorzubeugen, wird vorab ein Antiemetikum, z. B. Metoclopramid, verabreicht. Es wird empfohlen, mit der Einnahme des Antiemetikums bereits 12 Stunden vor dem geplanten Suizid zu beginnen (KNMP, 2021, S. 12).

Bei oraler Verabreichung des Suizidmittels kann es mitunter längere Zeit dauern, bis der Tod eintritt. Da ein unerwartet langer Sterbeprozess mit Unsicherheit und einer hohen Belastung für alle Beteiligten verbunden ist, sollten die Patient*innen und auch ihre Angehörigen entsprechend darauf vorbereitet werden, dass der Tod möglicherweise nicht, wie vielleicht erwartet, innerhalb kurzer Zeit nach Einnahme des Mittels eintritt.

Eine der Ursachen für einen verzögerten Eintritt des Todes kann eine verzögerte Resorption des Mittels sein, z. B. wenn eine Gastroparese, eine Obstruktion oder eine gastro-intestinale Malignität vorliegt. Auch bei Kachexie, bei einem ausgeprägten Aszites und bei Adipositas kann sich die Aufnahme des Mittels verzögern und damit zu einem verlängerten Sterbeprozess führen.

Ebenso kann eine anhaltende Übelkeit zu einer verzögerten Aufnahme des Mittels führen. Shavelson (2020) empfiehlt daher, eine bestehende Übelkeit mindestens 48 Stunden vor dem geplanten assistierten Suizid konsequent zu behandeln, wenn erforderlich auch mit Dexamethason (4 bis 8 mg/Tag). Weitere Faktoren, die zu einer langsameren Resorption des Suizidmittels führen können, sind eine bestehende Alkoholabhängigkeit und auch eine gewisse Gewöhnung der Patient*innen an hohe Dosen von Opiaten und Sedativa (Parrot & Wood, 2022).

Es ist sehr wichtig, die Patient*innen und auch ihre Angehörigen entsprechend darauf vorzubereiten, dass der Tod möglicherweise nicht, wie vielleicht erwartet, innerhalb kurzer Zeit nach Einnahme des Mittels eintritt. Die orale Aufnahme des Mittels ist auf nüchternen Magen wahrscheinlich am wirksamsten. Die suizidwilligen Patient*innen sollten mindestens 5 Stunden, laut Shavelson (2020) sogar 8 Stunden, vor der geplanten Einnahme des Suizidmittels keine feste Nahrung und keine Milchprodukte zu sich nehmen. Auch wird empfohlen, auf kohlensäurehaltige Getränke zu verzichten (Parrot & Wood, 2022).

Um zu verhindern, dass der Verlust des Bewusstseins eintritt, bevor die gesamte Menge des Mittels getrunken wurde, wird empfohlen, die gesamte Lösung innerhalb von 2 Minuten zu trinken (EndofLifeWA.org, 2020). Einigen Patient*innen kann es jedoch schwerfallen, die bitter schmeckende Flüssigkeit so rasch zu trinken.

> Ein 80-jähriger Patient verliert das Bewusstsein, bevor er die gesamte Menge des Suizidmittels einnehmen konnte. Die Angehörigen aktivieren das Notarztsystem und der Patient wird in die Notaufnahme des Krankenhauses gebracht. Dort kommt es zu einer lebensbedrohenden Situation und es erfolgt eine Reanimation, weil die behandelnden Ärzt*innen keine Informationen über den versuchten assistierten Suizid haben (Wang, 2018).

Ein Trinkversuch mit der entsprechenden Flüssigkeitsmenge wird vorab empfohlen. Gelingt es den Patient*innen nicht, die gesamte Menge von 100 bis 125 ml rasch zu trinken, sollte eher eine intravenöse Verabreichung empfohlen werden. Bei bestehenden Schluckproblemen kann es hilfreich sein, das Mittel mit ein wenig fettfreiem Pudding, Joghurt oder Apfelmus einzunehmen. Allerdings kann sich dadurch die Zeitspanne bis zum Eintritt des Todes etwas verlängern.

Hinweis: Entgegen anderslautender Empfehlungen ist von einer Verabreichung über einen Trinkhalm abzuraten, da das Risiko besteht, dass das Mittel zu wirken beginnt und ein Bewusstseinsverlust eintritt, bevor die gesamte Dosis eingenommen wurde.

Die Einnahme des oralen Mittels sollte in möglichst aufrechter Sitzposition erfolgen. Von den Patient*innen wird Natrium-Pentobarbital-Lösung als geschmacklich äußerst unangenehm und bitter beschrieben.

Obwohl zur Geschmackskorrektur Süßstoff und Anisöl zugesetzt werden und trotz der Verabreichung eines Antiemetikums, kann es zu Brechreiz und zu Erbrechen kommen. Gegen den bitteren Geschmack des Präparates kann etwas Wasser, klarer Saft, Sorbet (ohne Milchprodukte), Marmelade oder Honig angeboten werden. In den USA wird oft eine Tablette der sogenannten Miracle Berry (Wunderbeere, auch in Europa erhältlich) eingesetzt, um den üblen, bitteren Geschmack des Suizidmittels zu überdecken. Wenn die Patient*innen vor der Einnahme von Natrium-Pentobarbital eine dieser Tabletten aus einer afrikanischen Frucht (Synsepalum dulcificum) lutschen, wird der bittere Geschmack als süß wahrgenommen.

Zum Nachtrinken eignen sich Fruchtsäfte, vor der Einnahme darf das Präparat jedoch nicht mit Fruchtsäften gemischt werden, da es dadurch zu einer Kristallisation kommen kann. Es können aber auch klare alkoholische Getränke wie Schnaps, Wodka oder Whisky nachgetrunken werden, vorausgesetzt es besteht keine Übelkeit. Alkohol beschleunigt zudem die Aufnahme des Mittels. Nach den bisherigen Erfahrungen muss davon abgeraten werden, kohlensäurehaltige Getränke zum Nachtrinken zu verwenden, weil dies das Erbrechen begünstigen kann.

2.1.3.2 Pulver aufgelöst zur oralen Einnahme

Die im Abschnitt über die orale Trinklösung angeführten Hinweise gelten auch für die Einnahme des Mittels, das als Pulver erst kurz vor der Verabreichung in Wasser aufgelöst wird. Anders als die fertige Trinklösung ist das Präparat in Pulverform über lange Zeit haltbar. Bei einer geplanten späteren Einnahme kann die Reinsubstanz in Pulverform verordnet werden.

Dabei wird das Präparat bevorzugt, wie zur intravenösen Verabreichung, in einer 250 ml-Infusionsflasche ausgegeben. Wird das Mittel in dieser Form kühl, trocken und lichtgeschützt gelagert, beträgt die Haltbarkeit mindestens 10 Jahre.

Zur oralen Einnahme wird das Pulver mit 100 bis maximal 125 ml reinem Wasser aufgelöst. Mineralwasser oder Fruchtsäfte dürfen nicht zum Auflösen verwendet werden. Wie bei der Trinklösung ist auch hier zu beachten, dass das Mittel sehr bitter schmeckt und daher zu Brechreiz führen kann. Deshalb ist auch bei dieser Zubereitungsform die prophylaktische Gabe eines Antiemetikums wichtig.

Das Trinken des Präparates ist möglicherweise mit einer gewissen Aufregung verbunden. Dabei könnte es zum Verschütten kommen. Sollte ein Teil des Präparates verschüttet worden sein, so darf der Rest nicht getrunken werden. Für die sterbewilligen Patient*innen kann dies ein akut nicht lösbares Problem darstellen, denn es gibt unmittelbar kein Reservepräparat (Fasching & Tschiggerl, 2022, S. 21). Die suizidwillige Person könnte in einem solchen Fall aber bei der dokumentierenden Person den Verlust (durch Verschütten) des Präparates melden, um nach Eintragung in das Sterbeverfügungsregister ein neues zu erhalten.

2.1.3.3 Antiemetikum

Um einem möglichen Erbrechen des Suizidmittels vorzubeugen, wird in der Sterbeverfügung von dem/der aufklärenden Ärzt*in auch die erforderliche Begleitmedikation dokumentiert. Für die orale Zubereitung, unabhängig davon, ob als Trinklösung oder in Pulverform, wird laut § 5 Abs. 1 StVf-Präp-V Metoclopramid festgelegt.

Metoclopramid blockiert Dopamin- und Serotoninrezeptoren zur Vorbeugung und Behandlung von Übelkeit und Erbrechen und es fördert die Magenentleerung und die gastrointestinale Motilität. Nicht nur das österreichische Gesundheitsministerium, auch das niederländische Protokoll empfiehlt Metoclopramid aufgrund dieser beiden Wirkmechanismen als Mittel der Wahl. Metoclopramid kann Schläfrigkeit, Verwirrung und/oder extrapyramidale Symptome wie Zittern, Unruhe und Dystonie verursachen und es kann bei Parkinson-Krankheit oder bei Patient*innen, die diese Symptome bereits aufweisen, kontraindiziert sein (Harty et al., 2018, S. 12).

> Bei einem Patienten mit einer bestehenden Parkinson-Erkrankung kommt es durch die prophylaktische Gabe von Metoclopramid zu so ausgeprägten Schluckproblemen, dass er das Suizidmittel nicht wie verordnet oral einnehmen kann. Das Procedere für eine neuerliche Verordnung mit intravenöser Verabreichung und die Änderung der Sterbeverfügung dauern mehrere Tage.

Entgegen den Richtlinien der niederländischen Ärztevereinigung KNMG/KNMP 2021, S. 21) muss Metoclopramid für Patient*innen mit Parkinson als ungeeignetes Antiemetikum eingestuft werden. Liegt eine fortgeschrittene Parkinsonerkrankung mit unzuverlässiger Schluckfähigkeit vor, sollte eine intravenöse Verabreichung bevorzugt werden.

Bei einer intravenösen Verabreichung von Natrium-Pentobarbital ist keine antiemetische Begleitmedikation erforderlich.

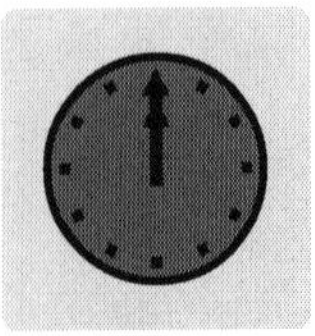

12 Stunden vor dem AS
Patient*in sollte nur mehr unbedingt notwendige Medikamente, wie z. B. Schmerzmittel und das verordnete Antiemetikum einnehmen.

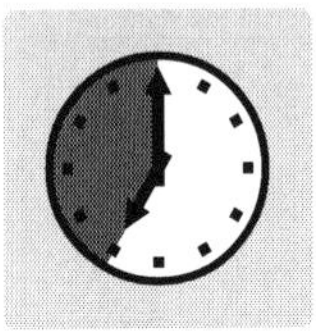

5 Stunden davor
Letzte größere Mahlzeit vor Einnahme des AS-Mittels, danach am besten keine feste Nahrung und keine Milchprodukte mehr.

1 Stunde davor
Antiemetikum nach Verordnung.

Unmittelbar davor
Suizidmittel wird vorbereitet. Sorbet, Marmelade oder Honig gegen den bitteren Geschmack bereithalten. Auf Wunsch ein geeignetes Getränk zum Nachtrinken.

Abb. 4: Exemplarisches Zeitschema bei oraler Verabreichung

Nach der Einnahme des Mittels sollten die nun sterbenden Patient*innen – wenn möglich – mindestens 20 Minuten lang in aufrecht sitzender Position verbleiben, um das Risiko einer Regurgitation nach Verlust des Bewusstseins zu verhindern.

2.1.3.4 Intravenöse Verabreichung

Die Entscheidung zur intravenösen Verabreichung des Suizidmittels wird meist aufgrund bestehender Schluckstörungen oder ausgeprägter Übelkeit getroffen.

Mitunter wird die intravenöse Gabe aber auch mit der besseren Vorhersehbarkeit der Wirkung und mit einer geringeren Komplikationsrate gegenüber einer oralen Verabreichung begründet (Li et al., 2017, S. 2082).

Die aufklärenden bzw. beratenden Ärzt*innen entscheiden gemeinsam mit der suizidwilligen Person über die Art der Verabreichung. Abhängig davon, wann der assistierte Suizid durchgeführt werden soll und auch abhängig davon, ob eine orale Einnahme überhaupt möglich ist, wird die Verordnung für eine orale oder intravenöse Applikation in der Sterbeverfügung bindend festgelegt.

Die Entscheidung für eine intravenöse Verabreichung sollte getroffen werden bei:

- bestehender Übelkeit/Erbrechen (z. B. bei Chemotherapie, ungenügender Wirksamkeit von Antiemetika, leicht auslösbarem Brechreiz etc.)
- gestörter Magen-/Darmfunktion (auch Diarrhoe), Kurzdarmsyndrom
- Schluckstörungen, häufigem Verschlucken, hohem Alter, Unfähigkeit, die erforderliche Menge rasch zu trinken, Schlucklähmung (ALS, MS)
- Tumoren mit Metastasen im Verdauungstrakt und in der Leber
- Hirntumoren bzw. Metastasen (Epilepsie)
- regelmäßiger Einnahme von Barbituraten und Benzodiazepinen (Toleranzentwicklung)

Auch hinsichtlich einer erwartbaren raschen Verschlechterung des Allgemeinzustandes kann es empfehlenswert sein, die Verordnung für eine intravenöse Applikation festzulegen.

Wird das Natrium-Pentobarbital zur intravenösen Verabreichung verordnet, ist die Verordnung nicht nur für das Präparat in der Infusionsflasche, sondern auch für das für die Zubereitung der Infusion erforderliche Material, wie NaCl 0,9 % 250 ml, Infusionsbesteck, Überleitungskanüle und auch eine Venenverweilkanüle (Venflon®) auszustellen (Fasching & Tschiggerl, 2022, S. 17). Zu denken ist auch an eine Aufhänge-Vorrichtung für die Infusionsflasche.

> Damit das Pulver praktikabel zur Infusion zubereitet werden kann, ist dieses explizit in einer 250-ml-Infusionsflasche zu verordnen. Damit ist sichergestellt, dass das Pulver im gelieferten Behältnis aufgelöst bzw. verdünnt werden kann (Fasching & Tschiggerl, 2022, S. 17)

Meist sind Angehörige oder Bezugspersonen der Patient*innen als hilfeleistende Personen in der Sterbeverfügung eingetragen. Während einige der hilfeleistenden Personen von umfassender Beratung durch die Apotheker*innen berichten, beklagen andere die große Unsicherheit bei der Vorbereitung und Verabreichung des Präparates. Es wäre daher hilfreich, wenn mit dem Präparat zugleich auch detaillierte Anweisungen zur Vorbereitung und Verabreichung ausgehändigt würden. Eine Alternative wäre, medizinische Fachpersonen als Hilfe leistende Personen zu benennen, zumal für die intravenöse Applikation des Suizidmittels auch ein sicherer venöser Zugang angelegt werden muss.

> Für die intravenöse Verabreichung ist ein sicherer venöser Zugang erforderlich. Dies wird durch rasches Infundieren von ca. 250 ml 0,9%iger NaCl-Lösung überprüft. Bei bereits bestehenden implantierten Venenzugängen (Port-a-Cath) wird empfohlen, gründlich zu spülen und maximal zu verdünnen (250 ml), damit es nicht zur Verklebung der Membranen kommt (Fasching &Tschiggerl, 2022, S. 23).

Das Natrium-Pentobarbital in Pulverform wird durch Zugabe von ca. 150 ml NaCl 0,9%-Lösung erst aufgelöst und verdünnt, nachdem ein funktionierender Venenzugang angelegt wurde.

Bei der intravenösen Verabreichung ist es wichtig, dass die Patient*innen selbst die Rollklemme am Infusionsgerät öffnen, andernfalls würde die Verabreichung dem Straftatbestand der Tötung auf Verlangen entsprechen.

2.1.3.5 Applikation über PEG-Sonde

Grundsätzlich kann Natrium-Pentobarbital laut Sterbeverfügungsgesetz auch über eine bereits angelegte PEG-Sonde verabreicht werden. Derzeit liegen in Österreich zu dieser Verabreichungsform jedoch noch keine Erfahrungen vor. In internationalen Berichten wird darauf hingewiesen, dass bei dieser Verabreichungsform keine prophylaktische Antiemetika-Gabe erforderlich ist. Es wird jedoch empfohlen, die Patient*innen mit etwas erhöhtem Oberkörper zu positionieren, um einer Regurgitation des Mittels vorzubeugen (EndofLifeWA.org, 2020). Innerhalb von 3 Minuten nach Applikation des Mittels über die Sonde wird etwas Wasser oder ein klares alkoholisches Getränk, wie Schnaps, Wodka oder Whisky nachgespült, um sicherzustellen, dass die gesamte Menge des Suizidmittels in den Magen gelangt ist.

Bei Verabreichung des Suizidmittels über eine Sonde wird die Spritze an den Schlauch der Ernährungssonde angesetzt, der/die Patient*in muss den Kolben aber selbst drücken, um die Spritze zu entleeren. Auch wenn das Mittel per Schwerkraft über einen Beutel oder eine Flasche in die Ernährungssonde verabreicht wird, gilt dasselbe: der/die Patient*in muss die Rollklemme selbst öffnen. Würde eine andere Person die Rollklemme öffnen oder den Kolben der Spritze drücken, wäre das eine strafbare Tötung auf Verlangen.

2.1.3.6 Weitere praktische Hinweise

- Es ist generell wichtig, den zu erwartenden Verlauf und insbesondere auch mögliche Komplikationen mit den Angehörigen vor der Umsetzung des assistierten Suizides zu besprechen. Dabei ist explizit darauf hinzuweisen, dass es keinesfalls gewährleistet ist, dass der Tod rasch nach der Einnahme des Mittels eintritt. Das kann für Angehörige sehr belastend sein, andererseits kann eine längere Zeit bis zum Eintritt des Todes für die Angehörigen vielleicht auch eine wichtige Zeit sein, in der sie sich auf den bevorstehenden Tod des/der Patient*in vorbereiten können (Shavelson et al., 2021).
- In der Phase zwischen dem Verlust des Bewusstseins und dem Eintritt des Todes kann eine geräuschvolle oder unregelmäßige Atmung oder ein lautes Schnarchen auftreten. Es ist wichtig, dass die Angehörigen im Vorfeld darüber informiert und entsprechend darauf vorbereitet werden.
- In seltenen Fällen können Patient*innen nach einer mehrstündigen Phase der Bewusstlosigkeit Krampfanfälle erleiden. Dies wurde besonders bei Patient*innen mit einer Hirnschädigung (Tumor, Trauma oder Schlaganfall) oder einer Anfallserkrankung in der Vorgeschichte beobachtet. Anfälle können aber auch durch eine Hypoxie unmittelbar vor dem Tod ausgelöst werden (Parrot & Wood, 2022). Für anwesende Angehörige kann das eine zusätzlich belastende Erfahrung bedeuten und sie brauchen die Gewissheit, dass ein eventueller Krampfanfall von den Patient*innen nicht bewusst erlebt wird.
- Es ist unbedingt darauf zu achten, dass ausreichend Zeit für den Abschied und für individuelle Abschiedsrituale gewährleistet ist. Ein assistierter Suizid kann für die Angehörigen und Bezugspersonen der Patient*innen eine prägende und oft auch eine zutiefst verstörende Erfahrung sein. Es besteht das Risiko einer erschwerten Trauer. Noch mehr als bei einem natürlichen Versterben sind bei einem assistierten Suizid die Umstände des Sterbens und die Rahmenbedingungen des Abschieds für die Bewältigung der Trauer entscheidend.
- Nach dem Eintritt des Todes gilt dasselbe wie bei einem natürlichen Versterben. Es ist wichtig, dass die Angehörigen und Bezugspersonen für den letzten Abschied so viel Zeit haben, wie sie brauchen. Für die Totenbeschau und die Benachrichtigung der Bestattung besteht absolut keine Eile, es kann für die Angehörigen wichtig sein, den/die Verstorbene*n noch für eine gewisse Zeit zu Hause aufzubahren und selbst zu entscheiden, wann er/sie von der Bestattung abgeholt werden soll.

Der Entscheidung zu einem assistierten Suizid liegt der Wunsch nach einem raschen und komplikationslosen Versterben zugrunde, aber das ist nicht in jedem Fall gewährleistet, wie auch die internationalen Erfahrungen zeigen. Es besteht daher eine ethische Verpflichtung, die suizidwilligen Patient*innen darüber zu informieren, dass der Sterbeprozess bei assistiertem Suizid nicht garantiert kurz und schmerzlos ist und es ist wichtig, den Patient*innen alle Informationen transparent zur Verfügung zu stellen. Ebenso sollte das Ansprechen möglicher Komplikationen bei der Suizidassistenz ein routinemäßiger Bestandteil der vorausgehenden Beratungen sein.

Da in Österreich bisher die meisten assistierten Suizide im privaten Umfeld und ohne ärztliche Präsenz erfolgen, ergibt sich auch die Frage, wo Angehörige bei Auftreten von Komplikationen, wie etwa dem Erbrechen der Pentobarbital-Lösung, dem Auftreten von Krämpfen oder bei einem deutlich verlängerten Sterbeprozess Hilfe und Unterstützung bekommen.

Wird die Rettung oder das Notarztsystem aktiviert und es liegt keine verbindliche Patientenverfügung vor, besteht eine Verpflichtung zu lebenserhaltenden Maßnahmen. Es empfiehlt sich daher eine vorausschauende Krisenplanung mit speziellen Hinweisen für möglicherweise hinzugezogene Notärzt*innen oder Palliativmediziner*innen. In jedem Fall zu empfehlen ist eine offene Kommunikation mit den Patient*innen und ihren Angehörigen im Vorfeld. Um lebenserhaltenden Interventionen vorzubeugen, ist die Erstellung einer verbindlichen Patientenverfügung zu empfehlen.

Hinweis: Die webbasierte Plattform „ASCIRS“ (http://www.ascirs.at/) ist ein Berichts- und Lernsystem der Österreichischen Palliativgesellschaft. Sie soll dazu beitragen, mehr über die Praxis der Suizidbeihilfe in Österreich zu erfahren und aus den Beobachtungen und Erfahrungen der Beteiligten zu lernen. Selbstverständlich bleibt dabei die Anonymität der meldenden Personen gewahrt.

2.1.4 International verwendete Mittel für den assistierten Suizid

Aufgrund der bekannten Komplikationen und Probleme beim Einsatz von Natrium-Pentobarbital und oft auch wegen mangelnder Verfügbarkeit werden in anderen Staaten, z. B. in Kanada und in Oregon, andere Präparate und auch Kombinationen verschiedener Präparate als Suizidmittel eingesetzt. Aber auch damit kommt es wiederholt zu einem verzögerten Eintritt des Todes.

In Oregon erfolgten 75 % der 367 assistierten Suizide im Jahr 2023 durch die Einnahme von DDMAPh, einer Kombination aus Diazepam, Digoxin, Morphinsulfat, Amitriptylin und Phenobarbital. In 28 % der Fälle wurde DDMA, bestehend aus Diazepam, Digoxin, Morphinsulfat und Amitriptylin, eingesetzt. Der Einsatz von Morphin als Suizidmittel ist in mehreren Ländern umstritten, weil viele der Patient*innen bereits an relativ hohe Opioid-Dosen gewöhnt sind und die Wirksamkeit des Morphins beim assistierten Suizid dadurch geringer und unberechenbar sein kann. Laut den staatlichen Aufzeichnungen aus Oregon betrug die Zeitspanne von der Einnahme des Medikamenten-Cocktails DDMAPh bis zum Eintritt des Todes zwischen 5 Minuten und 137 Stunden. (Oregon Health Authority, 2024, S. 18).

Daten aus den **niederländischen** Protokollen deuten darauf hin, dass Patient*innen nach oraler Einnahme des Suizidmittels in der Regel innerhalb von 5 Minuten das Bewusstsein verlieren. Bis zum Eintritt des Todes kann es jedoch mehrere Stunden dauern. Obwohl es in zwei Drittel der Fälle innerhalb von 90 Minuten zu einem kardio-pulmonalen Versagen und damit zum Eintritt des Todes kam, dauerte es in einem Drittel der Fälle bis zu 30 Stunden (Sinmyee et al., 2019b).

In den Niederlanden wird deutlich häufiger Tötung auf Verlangen durchgeführt als Beihilfe zum Suizid. Im Jahr 2023 verzeichnete die RTE 8860 Meldungen über Tötung auf Verlangen, 190 assistierte Suizide und 18 Berichte über eine Kombination beider lebensbeendender Praktiken (RTE, 2024).

Beim assistierten Suizid wird der Tod meist durch die orale Einnahme von 15 g Natrium-Pentobarbital oder Secobarbital herbeigeführt. Sollte der Tod nicht innerhalb einer zuvor vereinbarten Zeitspanne eintreten, wird zusätzlich ein tödliches Mittel intravenös verabreicht. Damit wird der zuvor angestrebte assistierte Suizid zur Tötung auf Verlangen.

Laut den Richtlinien der KNMG (2021) zur Durchführung einer Tötung auf Verlangen kann nach Ermessen des/der Ärzt*in zuerst eine Prämedikation verabreicht werden. Das Mittel der Wahl ist Midazolam, oral oder intravenös. Nachfolgend wird ein bewusstseinsreduzierendes Mittel wie Thiopental oder Propofol appliziert. Nachdem festgestellt wurde, dass eine ausreichende Bewusstseinseintrübung vorliegt, wird ein Muskelrelaxans, meistens Rocuronium, verabreicht. Dieses bewirkt eine Lähmung der Muskulatur, mit Ausnahme des Herzens. Das Muskelrelaxans führt dann meist innerhalb weniger Minuten zum vollständigen Atemstillstand, gefolgt von einem Herzstillstand.

In den **USA und Kanada** wird als Koma-induzierendes Mittel der ersten Wahl Secobarbital empfohlen. Weitere für den assistierten Suizid oder auch zur Tötung auf Verlangen eingesetzte Substanzen sind Phenobarbital, Chloralhydrat und Morphin, bzw. DDMP2, eine Kombination von Digoxin, Diazepam, Morphin und Propranolol. Es gibt jedoch viel Kritik an der Verwendung von Chloralhydrat in diesen Mischungen, denn es verursacht starke, brennende Schmerzen in der Mundschleimhaut. Bedenken bestehen aber auch bezüglich des Phenobarbitals bei oraler Einnahme, wegen der durchschnittlich langen Zeit bis zum Einsetzen der Wirkung, und beim Einsatz von Morphin als Suizidmittel, aus oben genanntem Grund.

In einigen kanadischen Provinzen, wie z. B. in British Columbia, wird die Suizidassistenz in der häuslichen Umgebung geleistet, meist mit professioneller Unterstützung sogenannter MAID-Teams. Die Wahl der Medikamente für die Suizidbeihilfe wird in den Richtlinien der jeweiligen Provinz und Organisation festgelegt und es werden, wie auch in den Niederlanden, sogenannte „Intravenous Kits" und „Oral Kits" bereitgestellt. Die Sets für die orale Verabreichung bestehen aus Haloperidol, Lorazepam, Metoclopramid, Ondansetron in Tablettenform und aus einer Suspension mit Phenobarbital, Chloral Hydrat und Morphinsulfat sowie Secobarbital Compound-Suspension (gov.bc.ca, 2020).

Sollte der Tod nicht innerhalb einer festgelegten Zeit eintreten, kommt das intravenöse Set zum Einsatz, es enthält Lidocain, Bupivacaine, Midazolam, Phenobarbital Sodium, Propofol, Rocuroniumbromid und Natriumchlorid. Damit wird der geplante assistierte Suizid formal zu einer Tötung auf Verlangen. Unmittelbar nach der ersten i. v. Injektion wird ein dem Schlaf ähnlicher Zustand erreicht, die weiteren Medikamente werden einzeln injiziert und der Tod tritt dann innerhalb von wenigen Minuten ein (Li et al., 2017, S. 2085).

Einige Krankenhäuser in Kanada, wie etwa die Institutionen des University Health Network, erlauben ausschließlich eine intravenöse Verabreichung des letalen Mittels. Diese Entscheidung wird mit der besseren Vorhersehbarkeit des Ergebnisses dieser Methode und mit einer geringeren Komplikationsrate gegenüber einer oralen Verabreichung begründet (Li et al., 2017, S. 2082). Zusätzlich wird diese Argumentation durch die Zeitersparnis bei Injektionen gegenüber oraler Verabreichung ergänzt.

2.1.5 Kritische Ereignisse und Probleme – Erfahrungen aus ASCIRS

Die auf der Plattform ASCIRS eingereichten Berichte zeigen, dass es im Zusammenhang mit assistierten Suiziden immer wieder zu kritischen Ereignissen und Problemen kommt. Für die suizidwilligen Patient*innen und auch für die hilfeleistenden Personen kann das eine zusätzliche, große Belastung darstellen. Einige Angehörige berichten auch von geradezu traumatischen Erfahrungen, die sie kaum alleine bewältigen können.

2.1.5.1 Mangelnde Hinweise zur Zubereitung und Verabreichung des Mittels

In den meisten Fällen sind die assistierenden Personen Angehörige und Bezugspersonen der Patient*innen, also Personen, die keine Erfahrung mit der Vorbereitung von Infusionen haben. In der ohnehin bereits äußerst belastenden Situation einer Suizidassistenz sind die assistierenden Personen rasch überfordert, wenn keine klaren Handlungsanleitungen vorliegen.

- Assistierenden Personen sollten bei Abgabe des Mittels standardisierte, einheitliche Empfehlungen zur Vorbereitung und zur Einnahme bzw. Verabreichung des Präparats (oral oder intravenös) ausgehändigt werden.

2.1.5.2 Fehlende Materialien zur Zubereitung der Infusion

Mehrfach wird berichtet, dass zwar das Präparat zur intravenösen Applikation verordnet wurde, es erfolgte jedoch keine Verordnung für die zur Verabreichung erforderlichen Materialien wie Infusionsbesteck, Nadeln etc. Die hilfeleistenden Personen berichteten von Schwierigkeiten, eine gesonderte Verordnung dafür zu bekommen.

- Bei Verordnung des Präparates für den assistierten Suizid müssen zugleich auch alle für die Zubereitung und Verabreichung erforderlichen Materialien mitverordnet werden.

2.1.5.3 Inadäquate Verordnungen

Mehrmals wurde eine orale Applikation des Präparates verordnet, obwohl die Patient*innen unter Schluckstörungen oder gastrointestinale Resorptionsstörungen, wie z. B. einem Kurzdarmsyndrom, litten. In einigen Fällen kam es zum Abbruch des assistierten Suizides, weil die Patient*innen das Mittel nicht schlucken konnten. Die nachträgliche Änderung in eine intravenöse Verabreichung erwies sich als schwierig und für die Betreffenden sehr mühsam.

Es liegen auch Berichte vor, nach denen bei Patient*innen mit einer Parkinsonerkrankung Metoclopramid als Antiemetikum verordnet wurde. Die daraus resultierenden substanzspezifischen Schluck- und Bewegungsstörungen führten zu hohen Belastungen bei den Betroffenen. Es kam zum Abbruch des assistierten Suizids und in der Folge auch zu einem notwendigen Krankenhausaufenthalt.

- Bei Verordnung müssen Kontraindikationen für eine orale Einnahme des Mittels bedacht werden. Im Zweifelsfall sollte eine intravenöse Applikation bevorzugt werden. Bei vorliegender Parkinsonerkrankung muss anstelle des empfohlenen Metoclopramid ein anderes Antiemetikum verordnet werden.

2.1.5.4 Möglichkeit eines längeren Sterbeprozesses

Die suizidwilligen Patient*innen und auch die Beihilfe leistenden Personen gehen meist davon aus, dass der Tod innerhalb weniger Minuten nach Verabreichung des Mittels eintritt. Das ist jedoch nicht immer der Fall. Laut den Berichten aus ASCIRS betrug die Zeitspanne von der oralen Einnahme des Präparates bis zum Versterben zwischen 3 und 270 Minuten.

- Hilfeleistende Personen müssen im Vorfeld schriftliche Informationen über mögliche auftretende Komplikationen wie auch über einen möglicherweise verlängerten Sterbeprozess erhalten.
- Aufklärung darüber, dass eine bestehende Alkoholabhängigkeit und auch eine Toleranz der Patient*innen gegenüber hohen Dosen von Opioiden und Sedativa die Zeitspanne von der Verabreichung des Mittels bis zum Eintritt des Todes deutlich verlängern kann, ist notwendig (Parrot & Wood, 2022).

2.1.5.5 Haltbarkeit des Präparates

Wird das Mittel als Trinklösung zur oralen Einnahme verordnet, beträgt die Haltbarkeit der trinkfertigen Lösung einen Monat. Damit kann sich ein zeitlicher Druck insbesondere für jene Personen ergeben, die den assistierten Suizid ursprünglich nur als „Notausgang" für einen späteren Zeitpunkt wählten.

- Die Verordnung in Pulverform, sowohl für die orale wie auch für die intravenöse Verabreichung, ist zu bevorzugen, da die Haltbarkeit in dieser Form zehn Jahre beträgt, vorausgesetzt, das Mittel wird nach Vorschrift gelagert.
- Bei Verordnung der trinkfertigen Lösung muss auf die Möglichkeit eines Umtausches hingewiesen werden.

2.1.5.6 Assistierter Suizid aufgrund fehlender Palliativbetreuung

Es liegen mehrere Berichte vor, laut denen der assistierte Suizid in Betracht gezogen wurde, weil die Patient*innen keinen Zugang zu palliativer Versorgung hatten. Unzureichend gelinderte Symptome wie Atemnot, Schmerzen oder auch die Angst, diesen Symptomen hilflos ausgeliefert zu sein, führte in einigen Fällen zur Errichtung einer Sterbeverfügung. Wenn sich schwerkranke Menschen aufgrund unzureichender palliativer Versorgung für einen assistierten Suizid entscheiden, ist das ein alarmierendes Signal.

- Die umfassende palliativmedizinische Beratung zur Errichtung einer Sterbeverfügung ist eine wichtige Voraussetzung. Es muss aber gewährleistet sein, dass bei Bedarf auch innerhalb kurzer Zeit eine Betreuung durch ein Palliative-Care-Team erfolgen kann.
- Palliativmedizinische Betreuung und Palliative Care insgesamt dürfen nicht auf spezifische Palliativteams beschränkt sein. Palliative Care muss in allen Kontexten, überall wo diese Form der Betreuung Schwerkranker gebraucht wird, verfügbar sein.

2.1.5.7 Druck für Angehörige und Bezugspersonen

Wenn der Wunsch nach assistiertem Suizid besteht, wird die Bitte um Beihilfe zunächst oft an Angehörige oder andere Bezugspersonen gerichtet. Die Nähe zum/zur Patient*in und das unmittelbar mit-erlebte Leid machen An- und Zugehörige zu Mit-Betroffenen. Die Entscheidung für oder gegen eine Hilfeleistung bedeutet daher meist eine Überforderung für sie. Einige Angehörige berichten, dass sie sich unter Druck gesetzt fühlen, dem Wunsch nach Beihilfe zum assistierten Suizid zu entsprechen, auch wenn das mit ihren eigenen Wertvorstellungen nicht vereinbar ist. Die Entscheidung, ob Angehörige und Bezugspersonen Suizidbeihilfe leisten können oder wollen, soll gut informiert und auch reflektiert erfolgen. Es ist eine schwerwiegende Entscheidung, die nicht nur aus einer emotionalen, druckbelasteten Situation heraus getroffen werden sollte.

- Ein weiterer Ausbau einschlägiger, niederschwellig erreichbarer Beratungsstellen, die Angehörigen psychologische Unterstützung im Entscheidungsprozess wie auch eine nachfolgende Trauerbegleitung bieten, würde das Risiko traumatischer Erfahrungen reduzieren.
- Angebote zur Krisenintervention für hilfeleistende Personen sowie Informationen über eine telefonische Beratung in Notfall- und Krisensituationen bei der Suizidassistenz sind wünschenswert.

2.1.5.8 Erfassung des assistierten Suizids bei der Totenbeschau

Aus den ASCIRS-Berichten (OPG, 2024) geht hervor, dass manche Angehörige den assistierten Suizid aus Angst vor Stigmatisierung verheimlichen. Da es sich bei den Patient*innen meist um terminal Kranke handelt, wird in diesen Fällen von den Totenbeschauer*innen eine natürliche Todesursache angegeben und der assistierte Suizid als solcher nicht erkannt.

- Es sollte gewährleistet werden, dass alle Totenbeschauärzt*innen Zugang zum Sterbeverfügungsregister haben.
- Die Suizidbeihilfe sollte enttabuisiert werden.

2.2 Assistierter Suizid – Das Erleben der Angehörigen

Die Legalisierung der Beihilfe zum Suizid hat dazu geführt, dass eine Beendigung des Lebens nicht nur aus Sicht mancher Patient*innen, sondern auch für ihre überforderten Angehörigen als eine akzeptable Möglichkeit erscheint, das Leiden zu beenden. Obwohl die Entscheidung zu einem assistierten Suizid nur von den Patient*innen selbst getroffen werden kann, sind ihre Angehörigen und engsten Bezugspersonen meist an allen Phasen des Prozesses beteiligt.

Nur selten können Angehörige gar kein Verständnis für den Wunsch nach Suizidassistenz aufbringen. Trotzdem kann es ihnen aus nachvollziehbaren Gründen unmöglich sein, diesen Wunsch zu akzeptieren. Der wesentlichste Faktor für eine Zustimmung der Angehörigen ist die Anerkennung des unerträglichen Leidens der Patient*innen. Zumindest ist das der häufigste Grund, der von den Angehörigen genannt wird, um die Entscheidung der Patient*innen zu rechtfertigen und Dilemmata hinsichtlich ihrer Beteiligung zu überwinden (Gamondi et al., 2015; Gamondi et al., 2018).

Die Entscheidung zu einem assistierten Suizid scheint vordergründig in einer Dyade zwischen den (beratenden) Ärzt*innen und den Patient*innen getroffen zu werden, dabei bleibt jedoch die nicht unbedeutende Rolle der Angehörigen unberücksichtigt. Daher ist das Bild einer Triade zutreffender, denn es geht dabei meist um einen gemeinsamen Prozess, der Patient*in, Ärzt*in und Angehörige involviert.

Ein längerer Krankheitsprozess und die zunehmende Pflegebedürftigkeit des/der Patient*in können zu einer enormen Überforderung der Angehörigen führen, wenn nicht ausreichend professionelle Unterstützung verfügbar ist. Nicht selten überträgt sich die Erschöpfung der Angehörigen dann auch auf die Patient*innen, die sich auch aus Sorge um ihre belasteten Angehörigen für einen assistierten Suizid entscheiden. Damit könnte ein Suizidwunsch auch einen Hilferuf nach mehr Unterstützung, auch für die belasteten Angehörigen, darstellen. Es ist eine bekannte Tatsache, dass das Wohlbefinden und die Sicherheit der Patient*innen in direktem Zusammenhang mit dem Grad der Belastung ihrer betreuenden Angehörigen steht. Tatsächlich zeigt die Praxis, dass sich die Situation entspannen kann und der Suizidwunsch in den Hintergrund gerät, wenn die professionelle Betreuung der Patient*innen intensiviert wird und damit auch eine Entlastung der Angehörigen erfolgt.

In der Auseinandersetzung mit dem assistierten Suizid aus Sicht der Angehörigen ist auch zu berücksichtigen, dass es dabei nicht nur um die Umsetzung der Suizidbeihilfe geht. Der Prozess beginnt schon viel früher, bereits bei der ersten Mitteilung eines Sterbe- oder Suizidwunsches. Mit den ersten Äußerungen eines Selbsttötungswunsches wird ein gemeinsamer Prozess von Patient*in und Angehörigen in Gang gesetzt. Dabei kommt den Angehörigen eine ganz entscheidende Rolle zu. Ihre Haltung ist ein wesentlicher Faktor bei der Entscheidung der Patient*innen zum assistierten Suizid, sie bieten emotionalen Beistand und nicht zuletzt auch Unterstützung bei der Durchführung des Suizids. Sind die Angehörigen bereits hohen Belastungen ausgesetzt, werden sie eher dazu neigen, den assistierten Suizid zu unterstützen. Auch werden sie aufgrund ihrer eigenen Belastung kaum in der Lage sein, entsprechende emotionale Unterstützung bieten zu können.

In Anlehnung an Gamondi et al. lassen sich fünf Phasen im Prozess einer Suizidassistenz unterscheiden, an denen die Angehörigen mehr oder weniger aktiv beteiligt sind (Gamondi et al., 2018). Nach der ersten Mitteilung des Suizidwunsches erleben die Angehörigen der Patient*innen zunächst eine Phase des Nachdenkens, der Reflexion und familieninternen Auseinandersetzung. In einer zweiten Phase wächst das Verständnis der Angehörigen, was zu einer allmählichen Akzeptanz des Wunsches nach Suizidbeihilfe führen kann. Aus Sicht der Angehörigen bedeutet der Entschluss der suizidwilligen Person auch, dass sie sich über ihre Rolle im Sterbeprozess klar werden müssen, denn sie werden mit den ethischen, psychologischen und sozialen Konsequenzen leben müssen (Boucsein-Keller in: Wehrli, 2012, S. 116).

Vorausgesetzt der Suizidwunsch führt nicht zu schweren innerfamiliären Konflikten, kommt es in der dritten Phase meist zu einem grundsätzlichen Einverständnis der Angehörigen. Die vierte Phase ist geprägt von der Organisation der Suizidassistenz, von der zutiefst einschneidenden Erfahrung des Versterbens des Familienmitglieds und von den Abschiedsritualen. Abgeschlossen wird der Prozess durch die nachfolgende Zeit der Trauer, die unterschiedlich lange andauern kann. Abhängig davon, wie aktiv oder passiv die Angehörigen an diesem Prozess beteiligt waren, kann jede Form der Beteiligung eine besondere Belastung im Trauerprozess darstellen (siehe Kapitel „Trauer nach einem assistierten Suizid", S. 101).

> „Zehn Monate nach dem Tod meines Mannes frage ich mich noch immer jeden Tag, ob es die richtige Entscheidung war, ihm beim assistierten Suizid zu helfen" (Aussage einer Angehörigen).

In Interviews mit pflegenden Angehörigen nach dem Tod des/der Patient*in durch Suizidbeihilfe werden die moralischen Dilemmata der Angehörigen deutlich, mit denen sie vor der Umsetzung des assistierten Suizids und auch danach, in der Zeit ihrer Trauer, konfrontiert waren. Die Angehörigen beschrieben ihr Gefühl, ein kulturelles Tabu oder die Regel „Du sollst nicht töten" zu brechen, wenn sie ihrem Familienmitglied beim Suizid Beihilfe geleistet haben und auch, dass sie daraus resultierende Schuldzuweisung und soziale Stigmatisierung fürchteten (Goldberg et al., 2021).

> „Es fühlt sich falsch an und ich fürchte, ich werde niemandem sagen können, wie mein Mann gestorben ist" (Aussage einer Angehörigen).

Es ist zu bedenken, dass ein Suizid – egal, ob „klassisch" oder assistiert – bei den betroffenen Angehörigen zu Schuldvorwürfen, einem Gefühl der Isolation oder der Notwendigkeit der Geheimhaltung vor Dritten führen kann (Balard et al., 2021). Die Angst Angehöriger vor einer Stigmatisierung scheint vor allem im ländlichen Raum zu bestehen und mitunter wird der assistierte Suizid sogar vor den amtlichen Totenbeschauer*innen verheimlicht.

Während des Entscheidungsprozesses zu einem assistierten Suizid beschreiben Angehörige und Bezugspersonen von suizidwilligen Patient*innen höchst widersprüchliche Gefühle. Einerseits wünschen sie sich ein Ende des Leidens der suizidwilligen Person, andererseits erscheint ihnen die Entscheidung zur Beendigung des Lebens oft aber auch als zu früh (Roest et al., 2019). Abhängig davon, wie Angehörige die Entscheidung des/der Patient*in zum assistierten Suizid annehmen können, wird der nachfolgende Trauerprozess verlaufen. Besonders erschwert ist die Trauer der Angehörigen, wenn sie nicht in die Entscheidung des/der Patient*in zum assistierten Suizid eingebunden waren. So berichten Angehörige, dass es ihnen nicht nur geholfen hat, den Tod zu antizipieren, wenn sie in den Prozess eingebunden waren (Srinivasan, 2019), sondern auch, die moralischen Dilemmata bezüglich ihrer Beteiligung am Entscheidungsprozess zu lösen (Gamondi et al., 2013a). Es scheint also, als hätte ein „geplanter Tod" insofern positive Auswirkungen auf den nachfolgenden Trauerprozess der Angehörigen, weil sie sich noch konkreter als andere Angehörige auf den bevorstehenden Tod vorbereiten konnten (Wimpenny et al., 2007).

Dies trifft jedoch nicht auf alle Angehörigen zu. Schon das Festlegen eines Termins für die Umsetzung des Suizids kann sich als schwierig erweisen. Angehörige berichten auch von der besonderen emotionalen Belastung, die sich daraus ergibt, dass der Zeitpunkt des assistierten Suizides und damit das Versterben des/der Patient*in im Vorhinein feststehen.

Auch wenn das Versterben eines schwerkranken Menschen oft absehbar ist, so bleibt es letztlich doch immer ungewiss, wann der Tod eintreten wird. Bei einem assistierten Suizid ist dieser Zeitpunkt geplant und damit im Vorhinein festgelegt. Dadurch wird der Prozess des Sterbens seltsam verfügbar und der Zeitpunkt des Todes planbar. Diese zeitliche Festlegung erweist sich für manche Angehörige als äußerst belastend. Besonders jene Angehörigen, die beim assistierten Suizid nicht anwesend sein konnten oder nicht dabei sein wollten, schildern ihre innere Unruhe am Tag des geplanten Suizids und ihren fast zwanghaft wiederholten Blick auf die Uhr.

> „Es war unerträglich, zu wissen, dass mein Vater in zwei Stunden tot sein wird. Zitternd und mit der Uhr in der Hand habe ich auf den Anruf meiner Schwester gewartet. Erst dann konnte ich weinen" (Aussage einer Angehörigen).

Der gesamte Prozess von der Entscheidung bis zur Umsetzung des assistierten Suizides stellt für die Angehörigen der Patient*innen eine einschneidende und äußerst belastende Erfahrung dar.

Wie zuvor bei der Situation der professionell Pflegenden beschrieben, erfahren auch Angehörige ein oft nahezu unerträgliches Maß an Macht- und Hilflosigkeit, bevor es zum assistierten Suizid kommt. Das Leid des/der Patient*in miterleben, kann Angehörige an die Grenze des Aushaltbaren bringen. Es kann der Wunsch entstehen, das Leiden möge ein Ende finden, zugleich kann dieser Wunsch aber auch Schuldgefühle bei den Angehörigen auslösen. Sie fühlen sich schuldig, weil sie sich in ihrer Überforderung vielleicht gewünscht haben, der/die Patient*in möge bald sterben.

Andererseits empfinden Angehörige es mitunter aber auch als kränkend, wenn die Patient*innen Sterbe- oder Suizidwünsche äußern. Es fällt ihnen schwer, diesen Wünschen wertfrei zu begegnen, weil das implizit auch als Zweifel an der Qualität ihrer Betreuung aufgefasst werden kann. Die erste Reaktion der Angehörigen auf einen Sterbe- oder Suizidwunsch ist daher meist Erschrecken und spontane Ablehnung.

Bleibt der Wunsch nach einem assistierten Suizid stabil, sehen sich die Angehörigen gezwungen, sich damit auseinanderzusetzen. Wenn die letzte Lebenszeit von zahlreichen Verlusten und intensiven Leiderfahrungen geprägt war, können manche Angehörige den Wunsch des/der Patient*in nachvollziehen. Trotzdem löst der Wunsch nach Suizidassistenz bei ihnen meist eine Flut von ambivalenten Gefühlen aus. Auch wenn sie diesen Wunsch verstehen können, erleben sie intensive Trauer und Verlustängste.

Besondere Belastungen können sich ergeben, wenn nicht alle Familienmitglieder die Entscheidung des/der Patient*in zum assistierten Suizid akzeptieren können. Das kann zu schweren familieninternen Konflikten mit gegenseitigen Schuldzuweisungen führen. In einer Zeit, in der der familiäre Zusammenhalt von größter Bedeutung ist und das tragende Element in dieser Krise sein kann, werden derartige Konflikte als besonders bedrohlich erlebt.

Für Angehörige von suizidwilligen Patient*innen kann sich ein großes Dilemma ergeben: einerseits wollen sie dem oft sehr appellhaft vermittelten Wunsch des/der Patient*in entsprechen, andererseits steht die Suizidassistenz oft auch im Widerspruch zu ihren eigenen ethischen und moralischen Grundsätzen. Während sich viele Familien trotz großer Bedenken dazu durchringen können, die Entscheidung zum assistierten Suizid zu unterstützen, zeigt sich, dass ein Widerstand der Angehörigen oft ganz wesentlich dazu beiträgt, dass die Patient*innen sich letztlich gegen eine Suizidassistenz entscheiden (Ganzini et al., 2009).

> „Wenn es nur um mich gehen würde, hätte ich schon längst Schluss gemacht. Aber ich muss auch an meine Frau und an die Kinder denken. Deshalb habe ich zwar gegen den Willen meiner Frau eine Sterbeverfügung errichtet, aber das Mittel noch nicht aus der Apotheke geholt" (Aussage eines Patienten).

Der Entscheidungsprozess zu einem assistierten Suizid ist für alle Beteiligten eine komplexe Erfahrung und es kann eine der schwierigsten Entscheidungen sein, die eine Familie jemals treffen muss. Mehrere Beratungsstellen bieten Patient*innen und Angehörigen in dieser Situation kostenlose fachliche Unterstützung: https://bewusst-entscheiden.at/

In einer Studie von Gamondi et al. aus dem Jahr 2013 berichteten Angehörige, dass die Patient*innen wiederholt mit Suizid gedroht hatten, wenn die Angehörigen auf ihren Wunsch nach Suizidassistenz ablehnend oder zweifelnd reagiert haben. Dieser Druck von Seiten der suizidwilligen Patient*innen wurde von den Angehörigen als sehr manipulativ empfunden und sie sahen sich gezwungen, die Suizidassistenz zu unterstützen, um einen aus ihrer Sicht noch schlimmeren Suizid zu vermeiden (Gamondi et al., 2013a). In Anbetracht des Leidens des/der Patient*in befinden sich die Angehörigen damit in einem großen Dilemma.

Ob sie den Wunsch nach Suizidassistenz ablehnen oder ihn unterstützen, es werden Fragen, Zweifel und vielleicht auch Schuldgefühle bleiben.

Angehörige und enge Bezugspersonen der Patient*innen sind aber nicht nur in den Entscheidungsprozess zu einem assistierten Suizid eingebunden, sie sind oft auch an der Umsetzung unmittelbar beteiligt. In den meisten Fällen sind es Angehörige der Patient*innen, die als hilfeleistende Personen in der Sterbeverfügung eingetragen sind. Damit sind sie auch berechtigt, das Suizidmittel in der Apotheke abzuholen. Die meisten der assistierten Suizide in Österreich erfolgen im privaten Umfeld und ohne Anwesenheit von medizinischen Fachpersonen. Die Angehörigen sind bei der Suizidassistenz daher weitgehend auf sich alleine gestellt.

Ob das Erleben eines assistierten Suizides eine bewältigbare oder eine traumatische Erfahrung für die hilfeleistenden Personen darstellt, wird von verschiedenen Umständen abhängen. Ein wesentlicher Faktor ist das Ausmaß der innerfamiliären Unterstützung und des sozialen Umfelds. Die assistierenden Personen haben meist keine Vorerfahrung mit der Vorbereitung von Infusionen oder der Zubereitung von Natrium-Pentobarbital-Pulver als Trinklösung und zudem befinden sie sich in einer emotionalen Ausnahmesituation. Liegen keine detaillierten Handlungsanleitungen vor, kann sich die Unsicherheit rasch in eine Panik verwandeln.

> „Am Ende steht man mit dem Fläschchen in der Hand da und niemand sagt einem genau, wie, wann und wo das Mittel verabreicht werden kann. Wir waren völlig allein gelassen, es gab keine Unterstützung. Weder davor noch danach. Ich stehe noch immer unter Schock" (Aussage einer Angehörigen).

Auch wenn Komplikationen auftreten, wie etwa Schluckstörungen oder das Erbrechen des Suizidmittels, geraten hilfeleistende Angehörige leicht in Panik. Aber auch, wenn der Sterbeprozess unerwartet lange dauert, kann das für die assistierenden Personen eine überfordernde Situation darstellen. Meist wissen sie dann nicht, an welche Stelle sie sich um Rat und Hilfe wenden können. Anders als in anderen Staaten gibt es in Österreich bislang keine Notrufnummer, die Angehörige in Krisen im Zusammenhang mit Suizidassistenz berät.

Findet ein assistierter Suizid unter solchen krisenhaften Bedingungen statt, ist das Risiko einer erschwerten nachfolgenden Trauer und einer anhaltenden Belastungsstörung bei den Angehörigen hoch. Um Angehörige vor traumatischen Folgen nach einer Suizidbeihilfe zu schützen, sollten ihnen bereits vor dem assistierten Suizid und auch danach eine individuelle psychologische Beratung und Unterstützung zur Verfügung stehen.

Besondere Probleme ergeben sich, wenn ein assistierter Suizid in einer Familie mit noch minderjährigen Kindern erfolgt. Es stellt sich dann die Frage, ob und wie die Kinder über den selbst initiierten Tod informiert werden sollen. Entscheiden sich Familien dazu, den assistierten Suizid vor den Kindern zu verheimlichen, besteht die Gefahr, dass sie es von anderer Seite erfahren und die Geheimhaltung als Vertrauensbruch wahrnehmen.

Wird der assistierte Suizid aber offengelegt, kann das vor allem für noch kleinere Kinder überfordernd und äußerst verstörend sein. Es ist daher sehr zu empfehlen, sich dazu psychologischen Rat einzuholen oder sich an einschlägige Beratungsstellen zu wenden, wie z. B. Rainbows: https://www.rainbows.at/

2.2.1 Ein guter Tod?

Trotz intensiver Gefühle von Trauer und Verlust betonen viele Angehörige ihre Erleichterung, dass der assistierte Suizid das Leiden beendet hat und dass der Wunsch des/der Patient*in erfüllt und ein friedliches Sterben ermöglicht werden konnte (Roest et al., 2019).

So bewertet auch die Mehrheit der in verschiedenen Studien befragten Angehörigen die Erfahrung des Sterbens durch assistierten Suizid im Nachhinein positiver als den natürlichen Tod, vor allem deshalb, weil den Patient*innen damit „unnötiges Leid" erspart wurde (Hendry et al., 2013). Und nicht selten werden die Erfahrungen bei einem assistierten Suizid von den Angehörigen rückblickend als „wunderschön und friedlich" beschrieben.

In Anbetracht der Erkenntnisse, dass eine vorzeitige Beendung des Lebens durch assistierten Suizid für die Angehörigen ein moralisches Dilemma und auch eine enorme emotionale Belastung bedeutet, liegt die Vermutung nahe, dass es sich hierbei auch um eine nachträgliche Idealisierung handeln könnte. Ein assistierter Suizid und die Umstände, wie es dazu gekommen ist, können für Angehörige verstörend, schambesetzt und mit Schuldgefühlen behaftet sein. Darauf weist auch die Erfahrung hin, dass Angehörige ihrem Umfeld die besonderen Umstände des Todes oft verschweigen. Der Grund dafür könnte sein, dass sie Missbilligung fürchten oder aber selbst noch um eine moralische Einordnung des Geschehenen ringen.

Wie bei einem natürlichen Tod wird es auch bei einem vorzeitigen Sterben durch Suizidassistenz von den Umständen abhängen, wie Angehörige die Erfahrung des assistierten Suizids verarbeiten können und wie sie damit gut weiterleben können. Maßgeblich ist dabei, ob innerhalb der Familie Einigkeit in der Akzeptanz der Suizidassistenz besteht, wie der Abschied gestaltet werden konnte und vor allem auch, ob der assistierte Suizid komplikationslos verlaufen ist. Mit den derzeit verfügbaren Präparaten ist keineswegs gewährleistet, dass der Tod in jedem Fall komplikationslos und innerhalb kurzer Zeit eintritt. Es kann zu Erbrechen oder zu Krampfanfällen kommen und es kann über mehrere Stunden bis zum Eintritt des Todes dauern. Da die überwiegende Anzahl der assistierten Suizide in Österreich im privaten Umfeld und in den meisten Fällen ohne ärztliche Begleitung erfolgen, sind die hilfeleistenden Personen fast immer auf sich alleine gestellt. Treten unerwartete Komplikationen auf, geraten sie in eine äußerst schwierige Situation. Oft wissen Angehörige und andere assistierende Personen dann nicht, an wen sie sich um Hilfe wenden können.

Um bei auftretenden Problemen im Rahmen einer Suizidassistenz unverzüglich rasch reagieren zu können, sind in anderen Staaten, wie etwa in den Niederlanden oder in Kanada, Ärzt*innen und Pflegepersonen während eines assistierten Suizids präsent. Damit ist gewährleistet, dass bei etwaigen Komplikationen rasch pharmakologisch eingegriffen werden kann.

Sind die Umstände des assistierten Suizids problematisch und es tritt kein rasches und ruhiges Versterben ein, kann das für die hilfeleistenden Personen eine zutiefst traumatische Erfahrung bedeuten. Dann müssen Argumente und einzelne Aspekte von den Angehörigen im Nachhinein möglicherweise ausgeblendet werden. Das ist jedoch keineswegs als bewusste Entscheidung der belasteten Angehörigen zu verstehen. Es geht vielmehr darum, das Unaushaltbare aushaltbar zu machen. Im Sinne intrapsychischer Abwehrmechanismen kann das Verleugnen von Tatsachen und Wahrnehmungen notwendig sein. Nach der einschneidenden Erfahrung eines assistierten Suizids geht es vor allem darum, wieder Halt zu finden. Dafür kann es erforderlich sein, moralische und ethische Rechtfertigungen zu finden, positive Aspekte in den Vordergrund zu stellen und das Erlebte unter Umständen auch zu beschönigen.

Das Sterben durch assistierten Suizid mag manchen Menschen als ein erstrebenswerter Tod erscheinen. Als Begründungen dafür wird oft genannt, dass der Tod rasch eintritt und dass der Sterbeprozess nicht durchlebt werden muss, sowie die Planbarkeit des Zeitpunktes.

2.2.2 Sterben nach Plan

Die Möglichkeit, den (eigenen) Tod zu planen, kann nicht nur der sterbewilligen Person, sondern auch den Angehörigen ein Gefühl der Kontrolle über den Sterbeprozess vermitteln. Die Kenntnis des genauen Datums und der Uhrzeit eines assistierten Suizides bietet den Familienmitgliedern die einmalige (sic!) Gelegenheit, sich von dem geliebten Menschen zu verabschieden, bis hin zu dem Moment, in dem die geliebte Person die tödlichen Medikamente einnimmt (Srinivasan, 2019). Dazu ist anzumerken, dass Angehörige auch bei einem natürlichen Tod der Patient*innen den Abschied individuell gestalten können, wenngleich der genaue Todeszeitpunkt nicht absehbar ist.

Das Wissen um den Zeitpunkt des geplanten Todes ist jedoch nicht in jedem Fall von Vorteil. Obwohl sich einige Angehörige auf den Tod der Patient*innen durch Suizidbeihilfe besser vorbereitet fühlen als bei einem natürlichen Versterben (Smith et al., 2011), erweist sich dieser im Vorhinein festgelegte Todeszeitpunkt für viele auch als zusätzlicher Belastungsfaktor. Das absehbare, auf einen bestimmten Termin festgelegte Versterben löst bei den Angehörigen der suizidwilligen Person eigenartige und oft schwer beschreibbare Gefühle aus. Häufig berichten Angehörige, wie überaus schwierig und auch emotional überfordernd es war, einen passenden Termin für den Todestag festzulegen.

> Auszug aus der Rede des 13-jährigen Simon bei der Gedenkfeier seiner Mutter:
>
> „Dann erzählte mein Vater, dass meine Mutter wahrscheinlich heute oder morgen sterben wird. Meine Mutter wollte es so gerne. Dass es in einem bestimmten Moment deutlich war, dass es heute Abend geschehen konnte, das fühlte sich sehr gemischt an. Ich wollte es selbst natürlich nicht. Aber auf der anderen Seite gönnte ich es ihr sehr. Sie hatte so viel Schmerzen. Noch immer sage ich oft zu Menschen: Wie eigenartig, dass man seiner eigenen Mutter den Tod vergönnt" (Van den Ende et al., 2011).

Auch scheinen sich bei manchen Angehörigen Analogien zum festgelegten Todeszeitpunkt bei Hinrichtungen aufzudrängen.

> „Als wir alle zusammensaßen, etwa eine Stunde bevor er starb, hatte ich das Gefühl: *„Ich frage mich, ob das so ist, wenn Leute im Todestrakt sitzen und man weiß, wann sie sterben werden?* Das ist sehr merkwürdig, denn ich weiß, in etwa 45 Minuten ... wird K. tot sein" (Srinivasan, 2019), Übers. AF.

Die bisherige Unplanbarkeit und das Unverfügbare des Sterbens scheinen mit dem nun planbaren eigenen Tod kontrollierbar geworden zu sein. Die Entscheidung zum assistierten Suizid kann ein Gefühl von Kontrolle inmitten des unvorhersehbaren Prozesses des Sterbens vermitteln und damit wird der assistierte

Suizid oft als Ausdruck höchster Kontrolle und Selbstwirksamkeit missverstanden. Aber geht es im Sterben nicht gerade um das Gegenteil, um das Zulassen, Geschehen-Lassen und um das Aufgeben jeglicher Kontrolle?

2.2.3 Trauer nach einem assistierten Suizid

Einige Studien aus Staaten mit langjähriger Erfahrung mit assistiertem Suizid, wie aus Oregon (Ganzini et al., 2009) oder den Niederlanden (Swarte, 2003), zeigen, dass Angehörige nach einem assistierten Suizid (oder Tötung auf Verlangen) weniger Trauersymptome aufweisen als Hinterbliebene einer Kontrollgruppe nach einem natürlichen Sterbeprozess. Ein Vergleich der einem assistierten Suizid folgenden psychischen Belastungen Angehöriger mit dem Grad der Belastung anderer Angehöriger nach einem Todesfall hinsichtlich Depression, erschwerter Trauer oder Inanspruchnahme psychosozialer Dienste ergab keine Unterschiede. Es fand sich statistisch signifikant weniger traumatische Trauer bei Familien und Freund*innen nach assistiertem Suizid oder Tötung auf Verlangen (Swarte, 2003). Angehörige und Bezugspersonen von Patient*innen weisen nach dem Versterben infolge eines assistierten Suizids oder einer Tötung auf Verlangen tatsächlich weniger traumatische Trauersymptome auf als Angehörige anderer Patient*innen (Barry et al., 2002). Das mag damit zusammenhängen, dass sich Angehörige bei einer Suizidassistenz besser auf den Tod vorbereitet fühlen und ihn eher akzeptieren können als andere Angehörige (Ganzini et al., 2009).

In der Palliative Care gelten die entsprechende Vorbereitung der Angehörigen und die Unterstützung in der Gestaltung des Abschiedes als wesentliche Aufgabe. Es ist seit langem bekannt, dass sich dies positiv auf den Trauerprozess auswirkt. Der assistierte Suizid kann aber als unnatürlicher Tod betrachtet werden und es hat sich gezeigt, dass ein unnatürlicher Tod immer ein Risikofaktor für die Entwicklung einer posttraumatischen Belastungsstörung und einer Depression bei den Hinterbliebenen ist (Kaltman et al., 2003). Auch wenn die Trauer bei Angehörigen nach einem assistierten Suizid oft als vergleichsweise weniger schwierig dargestellt wird, so gilt doch, dass die emotionalen Folgen für die Hinterbliebenen mit den Auswirkungen eines (nicht-assistierten) Suizids vergleichbar sind (Wedler, 2017, S. 110).

Vor allem bei jenen Angehörigen, die moralische Vorbehalte gegen die Entscheidung zum assistierten Suizid hatten und die Entscheidung der suizidwilligen Person zur Selbsttötung nicht akzeptieren konnten, zeigt sich ein erhöhtes Risiko für eine erschwerte Trauer (Gamondi et al., 2013a). Da diese Angehörigen aber dazu neigen, die Umstände des Todes zu verschweigen, weil sie eine

Stigmatisierung befürchten, haben sie auch kaum Möglichkeiten, über die besonders belastenden Aspekte ihrer Trauer zu sprechen. Rückblickend berichten Angehörige auch von negativen Erfahrungen mit assistiertem Sterben (und Tötung auf Verlangen) und damit verbunden auch von nachfolgender erschwerter Trauer. Als besonders belastende Faktoren erweisen sich große Hürden zur Durchsetzung des Suizidwunsches und das Verschweigen der Suizidassistenz innerhalb der Familie (Norwood, 2020).

Offenbar kann es aber auch unabhängig davon, ob die Angehörigen den assistierten Suizid unterstützten oder sich dem Prozess entzogen, nachfolgend zu einer erschwerten Trauer kommen. Eine aktive Beteiligung am Entscheidungsprozess und an der Organisation der Suizidassistenz kann auch dazu führen, dass sich die Angehörigen eine Mit-Schuld am Tod des/der Patient*in geben.

> „Die Pflege meines Mannes hat mich total erschöpft. Als er sagte, er wolle Sterbehilfe, war ich unendlich traurig, aber ich habe ihm nicht widersprochen. Jetzt, nach seinem Tod frage ich mich, habe ich alles getan?" (Aussage einer Angehörigen)

Wenn sich die Angehörigen distanzieren und eine Beteiligung am Prozess des assistierten Suizids ablehnen, kann das zu inneren Konflikten führen, mit dem Gefühl, die suizidwillige Person in ihrem Leid allein gelassen zu haben. Es kann also sowohl eine aktive Beteiligung der Angehörigen wie auch eine Distanzierung zu erschwerter Trauer führen (Ganzini et al., 2009).

In einigen Fällen bestehen sterbewillige Personen darauf, den geplanten assistierten Suizid vor ihren Angehörigen geheim zu halten. Die Angehörigen erfahren die Umstände des Todes erst im Nachhinein, was meist zu einer besonders erschwerten und lange anhaltenden Trauer führt.

> „Ich wusste, dass mein Sohn in einer Krise war, aber ich wusste nicht, dass er sich das Leben nehmen wollte. Er hat ja schon mehrere depressive Krisen überstanden und ich mache mir Vorwürfe, dass ich den Ernst erkennen hätte müssen ... Hätte ich nur gewusst, dass er sich bei Dignitas angemeldet hat. Ich weiß nicht, wie ich damit weiterleben kann" (Mutter eines an Depression erkrankten Patienten nach seinem assistierten Suizid).

In einer Schweizer Studie untersuchten Wagner und Kollegen (2012) 85 trauernde Angehörige von Patient*innen, die durch Suizidassistenz gestorben waren. Bei 13 % der an dieser Studie teilnehmenden Angehörigen wurde die Diagnose einer posttraumatischen Belastungsstörung (PTBS) gestellt, weitere 6,5 % erfüllten die Kriterien für eine unterschwellige PTBS. Eine komplizierte Trauer wurde bei 4,9 % der Angehörigen festgestellt, bei 16 % wurde eine Depression diagnostiziert (Wagner et al., 2012). Die Prävalenz der komplizierten Trauer der an dieser Studie Teilnehmenden ist mit dem durchschnittlichen Vorkommen erschwerter oder komplizierter Trauer in der Schweizer Bevölkerung vergleichbar. Bemerkenswert ist jedoch das vergleichsweise häufige Auftreten (20 %) einer posttraumatischen Belastungsstörung im Zusammenhang mit dem Tod einer nahestehenden Person durch assistierten Suizid. Jene Angehörigen, bei denen die Diagnose einer posttraumatischen Belastungsstörung diagnostiziert wurde, berichteten von beträchtlichen emotionalen Schwierigkeiten durch die in der Schweiz übliche forensische Untersuchung nach einem assistierten Suizid.

> „Der Trauerprozess war viel schwieriger, als wenn ich meinen Mann auf natürliche Weise verloren hätte. Die Tatsache, dass die Polizei und der Gerichtsmediziner nach seinem Tod eintrafen, verstärkte das Gefühl, etwas Falsches getan zu haben" (Aussage einer Angehörigen).

Da jeder assistierte Suizid für die Schweizer Behörden als außergewöhnlicher Todesfall gilt, muss nach Feststellung des Todes durch assistierten Suizid die Polizei benachrichtigt werden. Die Polizei erscheint in der Regel in Begleitung eines Amtsarztes und evtl. eines Staatsanwalts zur sogenannten Legalinspektion. An dieser gerichtsmedizinischen Untersuchung eines Todesfalls können bis zu neun Amtspersonen beteiligt sein. Dabei wird geprüft, ob alles im Rahmen der gesetzlichen Vorschriften abgelaufen ist. Insbesondere wird sichergestellt, dass sich der Tod ohne Fremdeinwirkung ereignet hat (Schweizerische Akademie der Medizinischen Wissenschaften SAMW, 2019).

Es ist nachvollziehbar, dass eine forensische Untersuchung für die Angehörigen eine große zusätzliche Belastung bedeutet und eventuell vorhandene latente Schuldgefühle verstärkt. Einige der sogenannten Sterbehilfe-Organisationen in der Schweiz empfehlen Angehörigen daher, während dieser Legalinspektion durch die Behörden die Wohnung zu verlassen.

Die bisherigen Erfahrungen der Angehörigen im Zusammenhang mit einem assistierten Suizid in Österreich zeigen, dass sich die meisten von ihnen sehr alleine gelassen fühlen. Das betrifft sowohl den Entscheidungsprozess wie auch die konkrete Hilfeleistung beim Suizid und ebenso die Bewältigung der nachfolgenden Trauer. Angehörige nach einem assistierten Suizid werden die überall angebotenen Trauergruppen aufgrund der angenommenen Stigmatisierung kaum in Anspruch nehmen können.

2.3 Auswirkungen des assistierten Suizids auf die professionelle Pflege

Der assistierte Suizid stellt nicht nur eine rechtliche, ethische und medizinische Problematik dar, sondern auch eine pflegerische. Die Rolle der Pflege ist dabei nicht unbedeutend und es ist erstaunlich, dass sich die Pflege im Diskurs zu diesen Fragen nur zögerlich positioniert (Feichtner, 2022).

In Anbetracht der moralischen und ethischen Komplexität der Suizidassistenz und auch der Tatsache, dass die Legalisierung der Suizidbeihilfe in Österreich auch die professionell Pflegenden betrifft, ist diese Berufsgruppe gefordert, sich weit mehr als bisher am Diskurs zu beteiligen. Die aktuelle Rechtslage und deren praktische Auswirkungen erfordern von Pflegepersonen eine Auseinandersetzung mit den ethischen und moralischen Fragen des assistierten Suizids und auch eine klare Stellungnahme dazu. In der Betreuung von schwer kranken und sterbenden Menschen nehmen Pflegepersonen eine bedeutsame Rolle ein, daher hat der assistierte Suizid als eine Form des Sterbens auch beträchtliche Auswirkungen auf Angehörige der Pflegeberufe, zunächst einmal unabhängig von ihren konkreten Rollen und Aufgaben (Pleschberger & Petzold, in Feichtner et al., 2022).

Wie internationale Studien aus Belgien, den Niederlanden und Kanada ergaben, spielen Pflegepersonen eine zentrale Rollen, nicht nur im Entscheidungsprozess zu einem assistierten Suizid, sie leisten auch eine umfassende Betreuung und Unterstützung der Patient*innen und deren Angehörigen. Sind Pflegepersonen bei der Durchführung der Suizidassistenz präsent oder unmittelbar beteiligt, wird das als eine einschneidende und moralisch herausfordernde Erfahrung erlebt (Pesut et al., 2019a).

Schon vor Inkrafttreten des Sterbeverfügungsgesetzes war klar, dass die Legalisierung des assistierten Suizids auch beträchtliche Auswirkungen auf die professionelle Pflege haben wird. Das wurde auch von Seiten des Bundesministeriums erkannt: Es ist davon auszugehen, dass sich sterbewillige Personen bevorzugt an Pflegende wenden werden, wenn sie Fragen zur Suizidassistenz haben oder eine Hilfeleistung dabei wünschen (Bundesministerium für Justiz, 2021; Dokalik, 2022). Trotzdem wurde es verabsäumt, die betreffenden Pflegeteams auf die Auswirkungen der Legalisierung der Suizidassistenz vorzubereiten. Auch blieb die Rolle der Pflegepersonen im Sterbeverfügungsgesetz bislang weitgehend unberücksichtigt und damit auch ungeregelt.

Beispiel: Während einer pflegerischen Handlung erklärt eine Patientin unvermittelt, dass sie sich dazu entschieden hat, ihrem Leben durch einen assistierten Suizid ein Ende zu setzen. „Wie geht das mit der Sterbeverfügung? Und würden Sie mir dabei helfen?"

Der Wunsch nach Lebensbeendigung wird häufig zuerst einer Pflegeperson mitgeteilt und ihre Reaktion entscheidet oft darüber, wie konsequent der Suizidwunsch weiter verfolgt wird. Pflegepersonen sind damit oft auch in den Entscheidungsprozess zu einem assistierten Suizid mit eingebunden. Darüber hinaus haben sie eine beratende Funktion in den Fragen rund um eine mögliche Suizidassistenz. Pflegepersonen unterstützen die Angehörigen während dieses Prozesses und auch nach dem Tod des/der Patient*in. Damit sind Pflegepersonen in den gesamten Prozess, der zu einem assistierten Suizid führt, involviert.

Anders als in anderen Staaten wie z. B. in Kanada, wo Suizidassistenz und auch Tötung auf Verlangen nicht nur von Ärzt*innen, sondern auch von Pflegepersonen (Nurse Practioners) durchgeführt werden darf, wäre eine unmittelbare und aktive Beteiligung der Pflege bei der Suizidassistenz in Österreich aufgrund des GuKG derzeit nicht möglich.

Das Selbstverständnis der Pflege und das pflegerische Berufsethos standen bisher im Widerspruch zu einer Suizidassistenz. Die internationalen Entwicklungen des vergangenen Jahrzehnts zeigen aber eine Veränderung dieser Haltung. In den meisten Ländern, in denen Suizidassistenz legalisiert wurde, sind Pflegende in irgendeiner Form in assistierte Suizide involviert. Daher ist künftig auch in Österreich davon auszugehen, dass Pflegepersonen, die sich freiwillig dazu bereit erklären, in Zusammenarbeit mit dem/der jeweiligen Ärzt*in den Patient*innen und ihren Angehörigen nicht nur vor und nach dem Suizid Betreuung und Unterstützung anbieten können, sondern sich künftig auch aktiv an der Suizidassistenz beteiligen werden.

In einer online durchgeführten Befragung Pflegender aus dem Hospiz-und Palliative-Care-Bereich zeigte sich, dass der assistierte Suizid nicht als prinzipiell unmoralisch empfunden wird, jedoch gehen die Meinungen über seine Rolle in der Hospizversorgung sehr auseinander: Während 45,1 % der Befragten eher oder ganz der Meinung sind, dass sich assistierter Suizid und Hospizbetreuung nicht vereinbaren lassen, so sehen 44,8 % der Befragten, dass er sehr wohl eine berechtigte Rolle in diesem Setting hat (Zeilinger et al., 2023, S. 7).

Derzeit beschränken sich die Aufgaben der Pflege in der Unterstützung der suizidwilligen Patient*innen und ihrer Angehörigen auf die Zeit vor und nach dem assistierten Suizid.

Aufgaben der Pflegepersonen im Zusammenhang mit Suizidassistenz:

- Beratung der Patient*innen, insbesondere über mögliche Alternativen
- Unterstützung bei der Antragstellung
- Gewährleistung der Pflege, soweit erforderlich, bis zum Zeitpunkt des assistierten Suizids
- Begleitung und Unterstützung der Angehörigen
- Kooperation mit dem betreuenden Pflege-Team
- Pflege nach dem Versterben
- Nachbesprechung (Debriefing) mit Familie und Ärzt*in

(Pesut et al., 2019, S. 122).

Sowohl für die unterstützenden Ärzt*innen wie auch für beteiligte Pflegepersonen gelten besondere Anforderungen, die eine spezifische Schulung erforderlich machen. Es soll hier aber noch einmal betont werden, dass keine Profession zu einer Beihilfe zum Suizid verpflichtet werden darf.
Wie in anderen Ländern stellt die Legalisierung der Beihilfe zum Suizid auch die professionell Pflegenden in Österreich vor komplexe ethische und moralische Entscheidungen hinsichtlich einer mehr oder weniger aktiven Beteiligung am assistierten Suizid. Das Spektrum reicht theoretisch von einer vollständigen Verweigerung aus Gewissensgründen bis hin zur aktiven Beteiligung am assistierten Suizid. Dazwischen gibt es Stufen der direkten oder indirekten Beteiligung am Prozess, der zu einem assistierten Suizid führt, wie die Beratung der Patient*innen, die pflegerische Betreuung bis zum assistierten Suizid oder auch die nachfolgende Trauerbegleitung der Angehörigen (Pesut et al., 2020a).

2.3.1 Das ethisch-moralische Dilemma

Werden Pflegepersonen mit einem Wunsch nach assistiertem Suizid oder mit der Bitte um Beihilfe zum Suizid konfrontiert, ergibt sich ein beträchtliches Spannungsfeld. Das Recht der Patient*innen auf Selbstbestimmung gerät in Konflikt mit den pflegerischen Aufgaben der Fürsorge und des Lebensschutzes. Insbesondere in der Palliative Care gelten die Prinzipien, dass die Autonomie der Patient*innen zu respektierten ist, dass Leid gelindert werden soll, aber auch, dass der Tod nicht beschleunigt werden soll (Radbruch et al., 2020).
Damit kann sich auch für die Pflege ein ethisch-moralisches Dilemma ergeben.

Mitunter können Pflegepersonen den Wunsch nach Suizidassistenz jedoch gut nachvollziehen. Die in der Pflege oft ganz unmittelbare Berührung mit dem

Leid, kann zu einer gewissen Identifikation mit der leidenden Person und somit zu einer hohen moralischen Belastung Pflegender führen.

In den ersten Berichten Pflegender zu Anfragen um Suizidbeihilfe wurden meist ihre Unsicherheit, ihre Überforderung und die strikte Ablehnung der Anfrage betont. Das scheint sich allmählich zu verändern. Die Haltung Pflegender zum assistierten Suizid wird zunehmend verständnisvoller oder zumindest ambivalent. Einerseits besteht eine tiefe Verpflichtung den Patient*innen gegenüber, andererseits widerspricht die Beteiligung am assistierten Suizid aber oft der eigenen Werthaltung.

Es ist beeindruckend, mit wie viel Mitgefühl und Respekt die Pflegenden den Patient*innen begegnen – und wie sie die Not der Patient*innen im Fokus behalten. Pflegende in Österreich leisten zumindest derzeit keine aktive Suizidbeihilfe, aber sie leisten Beistand, auch dann, wenn der assistierte Suizid im Widerspruch zu ihren eigenen Wertvorstellungen steht.

Die Entscheidung, ob eine Beihilfe zum Suizid geleistet werden soll oder kann, stellt meist einen beträchtlichen moralischen Konflikt dar. Pflegepersonen treffen moralisch schwierige Entscheidungen, wie die einer möglichen Suizidassistenz, oft aufgrund persönlicher Werte und Überzeugungen und nicht immer im Bewusstsein, dass es sich dabei um ein generelles moralisches Problem handelt. Dieses Bewusstwerden wäre aber eine wichtige Voraussetzung für die Erkenntnis, dass es hier weniger um ein individuelles Problem geht, das die jeweilige Pflegeperson für sich alleine lösen muss, sondern grundsätzlich um ein allgemeines ethisch-moralisches Dilemma. Es geht also um weit mehr als um die individuelle Entscheidung einer einzelnen Pflegeperson.

Allerdings verweisen auch die Statements der einschlägigen Fachgesellschaften darauf, dass eine eventuelle Unterstützung von Patient*innen beim assistierten Suizid in der Entscheidungsmacht der jeweiligen Pflegeperson liegt. So stellt der International Council of Nurses in seiner Stellungnahme zur Suizidbeihilfe fest: „Die Mitwirkung beim assistierten Suizid ist eine höchst schwierige Entscheidung, die jede/jeder im Sinne einer Gewissensentscheidung verweigern darf. Pflegefachpersonen können und dürfen für sich entscheiden, ob sie es mit ihrem Gewissen vereinbaren können, Menschen, zu denen eine Pflegebeziehung besteht, auf diesem letzten Weg (dem assistierten Suizid) zu begleiten" (ICN Ethikkodex, 2021).

Ähnlich ist auch die Position der American Nurses Association und der Oncology Nursing Society. Diese beiden Organisationen betonen aber auch ausdrücklich, dass die pflegerische Betreuung in jedem Fall aufrecht erhalten bleiben muss, unabhängig davon, wie sich die suizidwilligen Patient*innen entscheiden: „Niemals dürfen Patient*innen, die sich für einen assistierten Suizid entscheiden, im Stich gelassen werden. Die pflegerische Betreuung muss aufrecht erhalten bleiben. Wünschen Patient*innen die Präsenz einer Pflegeperson beim AS, liegt die Entscheidung darüber bei der Pflegeperson. Es dürfen daraus keine Nachteile entstehen. Entscheidet sich die Pflegeperson dazu, Beistand zu leisten, geschieht dies im Einklang mit dem Ethikkodex." (ANA, 2019; ONS, 2019)

Nach den Stellungnahmen der beiden weltweit größten Pflege-Organisationen bleibt die Frage der Suizidbeihilfe also eine persönliche Entscheidung. Die Pflegenden sind in dieser Hinsicht folglich ziemlich allein gelassen.

Die Deutsche Gesellschaft für Palliativmedizin stellt in ihren Empfehlungen fest: „Wenn sich ein behandelndes Team oder eine Einzelperson in einer Ausnahmesituation dazu entscheidet, einen Suizid zu begleiten, ist eine solche Gewissensentscheidung zu respektieren. Eine solche Begleitung kann Ausdruck einer Fürsorge sein, den Sterbenden/die Sterbende auch am Ende des Lebens nicht alleine lassen zu wollen" (Deutsche Gesellschaft für Palliativmedizin, 2021).

Wenn professionell Pflegende zu einer aktiven Beteiligung am assistierten Suizid oder auch an Tötung auf Verlangen bereit sind, kann das, wie internationale Studien belegen, zu einem beträchtlichen moralischen Distress oder zumindest zu großer moralischer Unsicherheit aufseiten der Pflegepersonen führen. Durch die Diskrepanz zwischen dem Wunsch der Patient*innen (nach Suizidbeihilfe), den institutionellen Richtlinien und nicht zuletzt den moralischen, berufsethischen und rechtlichen Normen kann sich für Pflegepersonen ein belastendes Spannungsfeld ergeben, wenn sie sich aktiv an assistiertem Suizid (oder Tötung auf Verlangen) beteiligen.

Die Erfahrungen aus anderen Ländern zeigen, dass die Entscheidung, ob Pflegepersonen sich aktiv an lebensbeendenden Maßnahmen beteiligen, keineswegs leichtfertig getroffen wird. Moralisch schwierige Entscheidungen von Pflegepersonen sind kontextuell abhängig und relational vermittelt, sie sind also auch von institutionellen Vorgaben und von den Haltungen innerhalb des Teams geprägt. Die Frage, ob Patient*innen unter bestimmten Voraussetzungen beim assistierten Suizid unterstützt werden sollen, kann zu Polarisierung oder gar zu einer Spaltung innerhalb des Teams führen. In erster Linie stehen aber der Schutz der Patient*innen, die Orientierung an deren Bedürfnissen und die Wahrung ihrer Interessen im Zentrum des Bemühens der Pflegenden, wenn erforderlich auch unter Inkaufnahme eigener emotionaler Belastungen (Pesut et al., 2020).

> „Ich kann die Patientin, jetzt in ihrer größten Not, doch nicht alleine lassen, nur weil mir ihre Entscheidung nicht richtig erscheint" (Aussage einer Pflegeperson).

Die mit einer Beihilfe zum Suizid verbundenen emotionalen und moralischen Konflikte erfordern aber auch eine rationale Begründung. Die Ambivalenz und die Tiefe der intuitiven moralischen Reaktionen der Pflegepersonen und die Versuche, die aus der Emotion heraus getroffene moralische Entscheidung rational zu begründen, werden in der Theorie von Jonathan Haidt (2013) beschrieben. Haidt argumentiert, dass moralische Entscheidungen zunächst immer intuitiv getroffen und erst im Nachhinein argumentativ gerechtfertigt werden. Er verwendet dafür die Analogie eines Reiters und eines Elefanten zur Beschreibung, wie bei intensiven, moralischen Intuitionen (intuitiv zu „wissen", was richtig oder falsch ist) im Nachhinein eine rationale Begründung erfolgt.

> „Wir erleben moralische Intuitionen, die so stark sind wie ein Elefant und wir „wissen" sofort, was moralisch richtig oder falsch ist. Dann suchen wir Begründungen für dieses Urteil. Der Elefant (die Intuition) reagiert emotional und spontan und der Reiter (das Denken) versucht die Entscheidung des Elefanten im Nachhinein zu rechtfertigen bzw. zu rationalisieren" (Haidt, 2013).

Eine Untersuchung der Erfahrungen kanadischer, niederländischer und belgischer Pflegepersonen, die sich am assistierten Suizid oder auch an der Tötung auf Verlangen aktiv beteiligt hatten, ergab, dass diese Erfahrung als sehr einschneidend erlebt wurde und eine Reihe von widersprüchlichen Emotionen bei den Pflegepersonen auslöste (Pesut et al., 2019b).

So wurde es von Pflegepersonen als positiv beschrieben, dass eine intensive Betreuung möglich war und dass die sehr offenen Gespräche mit den Patient*innen und ihren Angehörigen eine umfassende Vorbereitung und Planung des Lebensendes erlaubten. Die Möglichkeit der Patient*innen, ihr unerträglich gewordenes Leid durch assistierten Suizid oder Tötung auf Verlangen beenden zu können, wurde ebenfalls als positiv geschildert (Joolaee et al., 2021).

> „Der Prozess ist so unglaublich sanft und friedlich, dass es kein Trauma gibt, wenn man ihn beobachtet. Der Patient sagt buchstäblich: ‚*Ja, ich fühle mich ...*' und schläft ein. Und dann wirkt das Mittel, das das Leben beendet, während er tief schläft. Es ist wirklich unglaublich friedlich. Ich glaube das Ganze dauert etwa fünf Minuten, und bereits nach den ersten 30 Sekunden sind die Patienten eingeschlafen" (Mills et al., 2021, S. 9), Übers. AF.

Als weitere positive Aspekte der Beteiligung an lebensbeendenden Maßnahmen sehen Pflegepersonen, dass sie die Patient*innen durch das Leid hindurch begleiten und ihnen mit dem selbstgewählten Tod ein friedliches Ende ermöglichen können. Auch die Dankbarkeit der Patient*innen und ihrer Familien werden betont (Pesut et al., 2020).

Mills et al. (2021) befragten in ihrer Studie eine Gruppe von 10 Pflegepersonen, die aktiv an MAID (Medical Assistance in Dying, Suizidassistenz und Tötung auf Verlangen) beteiligt waren, ob sie es jemals als schwierig empfanden, ihre Vorstellung von Pflege mit ihrer Rolle bei einem MAID zu vereinbaren. Alle der Befragten erklärten, sie hätten keine Schwierigkeiten damit und sie bestätigten, dass sie MAID als ein (weiteres) Angebot der Pflege betrachten (Mills et al., 2021). Dem ist entgegenzuhalten, dass es zu den Aufgaben der Pflege zählt, das Leid der Patient*innen bestmöglich zu lindern, es mit-auszuhalten und ihnen Unterstützung und Beistand zu bieten. Leiden wird nicht dadurch abgeschafft, indem das Leben der/des Leidenden beendet wird. Und es ist eine gefährliche Entwicklung, wenn Pflege den assistierten Suizid als geeigneten Weg erachtet, um das erlebte Leid der Patient*innen zu beenden. Es wird dabei auch übersehen, dass Phasen von Leid, insbesondere von existenziellen Leiderfahrungen, meist Durchgangsstadien sind, die überwunden und bewältigt werden können und zwar durch eine Kultur der Angewiesenheit, durch eine Kultur des Beistands, durch eine Kultur der Sorge (Maio, 2021).

Wenn Pflegepersonen eine vorzeitige Beendigung des Lebens durch einen assistierten Suizid unterstützen, vermitteln sie damit implizit auch, dass sie das Leben des/der Patient*in für nicht mehr lebenswert erachten. Das kann zugleich eine Bestätigung für Patient*innen mit Sterbe- und Suizidwünschen sein, dass ihr Leben, auch aus Sicht der Pflegepersonen, keinen Wert mehr hat.

Diese Sichtweise wird jedoch nicht von allen professionell Pflegenden geteilt und manche Pflegepersonen betrachten die Unterstützung beim assistierten Suizid durchaus auch als pflegerische Aufgabe. So berichten Pflegepersonen, die assistierten Suizid und Tötung auf Verlangen befürworten, in einer Studie von Pesut et al. (2020) die Ermöglichung der Beendigung des Lebens geradezu als Ideal einer patient*innen-zentrierten Pflege und als etwas, das sie tun können, um Leiden zu lindern:

> „Es sind die Patient*innen, die über ihre (Pflege-)Option bestimmen. Ich helfe ihnen in ihrem Leiden und das steht nicht im Gegensatz dazu, Menschen zu helfen" (Pesut et al., 2020), Übers. AF.

Aber Pflegepersonen, die einen assistierten Suizid bzw. eine Tötung auf Verlangen erlebt haben, beschrieben auch, dass sie von der Art des Todes sehr betroffen waren. Als besonders einschneidend wurde die Geschwindigkeit, mit der der Tod eingetreten war, erlebt. Normalerweise erleben Pflegepersonen den Prozess des Sterbens mit ihren Patient*innen mit. In der Studie von Pesut et al. berichten Pflegepersonen, wie fremd es für sie war, zu sehen, wie ein Patient innerhalb weniger Minuten nach dem Sekttrinken verstirbt (Pesut et al., 2020).

Viele der befragten Pflegepersonen wiesen in den Interviews auf die Auswirkungen des Moments hin, in dem sich die Patient*innen „von rosa in grau" verwandelten, und sie verwendeten in ihren Beschreibungen Adjektive wie „gruselig", „alarmierend" oder „surreal".

Es fiel den Pflegenden in dieser Studie schwer zu erklären, warum sie diese Todesfälle als so besonders einschneidend erlebt haben. Und mehrfach wurde von der Schwierigkeit berichtet, dass sie nicht wissen, wie sie diese Art des Todes intellektuell und emotional verarbeiten können (Pesut et al., 2020, S. 4).

> „Nun, es handelt sich nicht um einen gewöhnlichen medizinischen Akt. Bei der Euthanasie gibt es etwas sehr Unwirkliches, in dem Sinne, dass jemand, eine bewusste Person, in ein oder zwei Minuten in den Tod geht. Also, vom Leben zum Tod. Sie sehen, wie sich das Gesicht verändert; du siehst das Leben, das sich zurückzieht. Und das geschieht sehr schnell und das ist schwer zu verstehen. Das ist etwas sehr Unwirkliches und schwer zu begreifen. So oft ich das auch schon im Krankenhaus gesehen habe, es bleibt schwer zu begreifen" (Bellens et al., 2020, S. 496), Übers. AF.

Die Beteiligung an lebensbeendenden Maßnahmen, wie einem assistierten Suizid oder einer Tötung auf Verlangen, hat beträchtliche Auswirkungen, auch und vielleicht sogar besonders auf die Pflegepersonen. Ihrer beruflichen Ethik zufolge sind sie noch mehr als andere Professionen gefordert, an der Seite der leidenden Patient*innen zu stehen, sie bestmöglich zu unterstützen, sie zu begleiten und dem wahrgenommenen Leid standzuhalten. Das Leiden abzuschaffen, indem das Leben des/der Patient*in beendet wird, kann nicht nur zu moralischem Distress bei den Pflegenden führen, es stellt auch das pflegerische Selbstverständnis insgesamt in Frage.

In Belgien, wo assistierter Suizid und auch Tötung auf Verlangen seit mehr als 20 Jahren legal ist, zeigte eine kleine Studie ebenfalls, dass die Beteiligung Pflegender an den Lebensbeendigungen anhaltend emotional anspruchsvoll und mit moralischer Unsicherheit behaftet ist (Bellens et al., 2020).

Die belgischen Pflegepersonen beschrieben ihre Rolle bei assistiertem Suizid und bei Tötung auf Verlangen als intensiv und obwohl sie einräumten, dass sie sich mit der Zeit immer sicherer fühlen, sei Euthanasie nie etwas, an das sie sich gewöhnen würden. Ähnlich beschreiben niederländische Pflegepersonen ihre unterstützende Beteiligung an lebensbeendenden Maßnahmen als anspruchsvoll und nervenaufreibend.

Wie die Beteiligung an assistiertem Suizid oder an einer Tötung auf Verlangen von den Pflegepersonen erlebt wird, hängt jedoch ganz wesentlich davon ab, ob sie in den Entscheidungsprozess zur Lebensbeendigung miteingebunden waren. Vor allem dann, wenn es nicht möglich war, eine Beziehung zur sterbewilligen Person aufzubauen und wenn der Wunsch zu sterben für die Pflegenden nicht nachvollziehbar war, kann sich die Erfahrung der aktiven Beendigung eines Lebens als geradezu traumatisch für die Pflegeperson erweisen.

> „Der Mann kam zur Euthanasie ins Krankenhaus, er kam nur wegen der Euthanasie. Wir kannten ihn nicht, wir waren in keiner Weise involviert und ich fühlte mich furchtbar. Ich habe mich schrecklich gefühlt, – er kommt zum Sterben und wir hatten kein Gespräch mit ihm, wir kannten ihn nicht, war er verheiratet, hatte er Kinder? Der Mann kam nur für seine Injektion, und das war's, das ist seine Einstellung. Und vor allem danach, um mit dieser Situation fertig zu werden …" (Bellens et al., 2020, S. 499), Übers. AF.

Eines der aufschlussreichsten Ergebnisse der bereits erwähnten Studie von Mills et al. (2021) sind die Begründungen der Pflegepersonen, warum sie das Sterben durch assistierten Suizid bzw. Tötung auf Verlangen (MAID – Medical Assistance in Dying) als einen sanften Tod empfanden:

- Der Tod selbst ist schnell und friedlich;
- MAID ermöglicht es den Patient*innen, unangenehme und belastende Symptome am Ende des Lebens zu umgehen;
- MAID gibt den Familien die Möglichkeit, den Tod zu akzeptieren, sich darauf vorzubereiten und Abschied zu nehmen.

Nach Interpretation der Autorinnen deuten diese Aussagen darauf hin, dass es den befragten Pflegepersonen dabei nicht nur um die Entlastung der Patient*innen und der Angehörigen geht, sondern auch um ihre eigene Entlastung. Dies zeigt sich nicht nur in ihrer positiven Terminologie („friedlich und schön"), sondern auch in ihren negativen Beschreibungen anderer Todesfälle (Mills et al., 2021). Die Ambivalenz der Gefühle Pflegender in der Betreuung von Patient*innen beim assistierten Suizid (oder bei Tötung auf Verlangen) wird auch von Beuthin et al.

(2018) beschrieben. Den in ihrer Studie befragten Pflegepersonen fiel es schwer, ihre Erfahrungen zu beschreiben, die gleichzeitig als „traurig" und „schön" empfunden wurden. Die meisten der an dieser Studie teilnehmenden Pflegepersonen erklärten, dass sie Trost darin finden, dass die Patient*innen von ihrem Leiden erlöst sind (Beuthin et al., 2018).

2.3.2 Die Bedeutung der eigenen Position

Eine entscheidende Grundlage zur Entwicklung einer persönlichen Haltung zum assistierten Suizid ist die Auseinandersetzung mit dem Phänomen Leiden. Nahezu täglich kommen Pflegepersonen auf ganz unmittelbare, direkte Weise mit dem Leid der Patient*innen in Berührung. Das wahrgenommene Leid löst eine Resonanz-Reaktion bei den Pflegenden aus. Wenn alle medizinischen und pflegerischen Interventionen zur Linderung dieses Leidens versagen, führt das zu einer hohen emotionalen Belastung aufseiten der Pflegepersonen. Aufgrund der ansteckenden Natur des Leidens im Sinne einer Identifikation werden die eigenen Leiderfahrungen der Pflegenden getriggert.

Neben physischem Leid, das meist zufriedenstellend gelindert werden kann, erleben Menschen am Lebensende auch Phasen mit existenziellem Leiderleben, mit Angst und Verzweiflung. In der Konfrontation mit diesem Leid brauchen die Betreuenden eine Grundhaltung, die es ihnen ermöglicht, dem beobachteten Leid standzuhalten und präsent zu bleiben. Das erfordert eine reflektierte, persönliche Einstellung der Pflegepersonen gegenüber der eigenen Verletzlichkeit und der eigenen Sterblichkeit. Und es braucht eine vertiefte Auseinandersetzung mit den eigenen Ängsten, mit der eigenen Hilflosigkeit und auch mit der eigenen Haltung zum Leid-Phänomen (siehe Kapitel „Leiden", S. 115).

Für die Auseinandersetzung mit einer möglichen Assistenz beim Suizid ist die Reflexion der eigenen Haltung der professionell Pflegenden bedeutsam. Beim Versuch, eine nicht wertende Position einzunehmen, stellt sich die Frage, ob Suizidalität in jedem Fall und zwingend eine Pathologie darstellt. Unabhängig von der moralischen Bewertung kann ein Suizid, sofern er nicht auf einer psychiatrischen Erkrankung beruht, auch als ein Akt menschlicher Freiheit wahrgenommen werden, wenngleich in extremer Radikalität und Unwiderruflichkeit (Zimmermann-Acklin, 2009, S. 223). Es ist jedoch fraglich, ob eine Entscheidung, die aus Leid, aus Angst und Verzweiflung heraus getroffen wurde, als eine „freie" Entscheidung bezeichnet werden kann.

Wie in der täglichen Praxis palliativer Betreuung, ist es auch bei der Frage um Suizidassistenz erforderlich, die Fürsorgepflicht mit dem Recht auf Selbstbestimmung auszubalancieren. In der unmittelbaren Begegnung mit Patient*innen mit einem Wunsch nach Hilfe zum Suizid müssen sich die Betreuenden ihre eigenen Ziele bewusst machen: Geht es vor allem darum, diesen beabsichtigen Suizid zu verhindern oder geht es darum, dem/der Patient*in Handlungsspielräume zu eröffnen und eine ergebnisoffene Beratung anzubieten?

Letzteres erfordert eine objektiv neutrale Haltung und auch das Hintanstellen eigener Werte und Moralvorstellungen. Eine weitere Voraussetzung ist das Anerkennen unterschiedlicher Ansichten über ein gelingendes Leben und ein erstrebenswertes Sterben. Zu den allgemeinen Vorstellungen von einem „guten" Sterben zählen folgende Voraussetzungen (in Reihenfolge der Nennung):

- Linderung von körperlichen Schmerzen und anderen körperlichen Symptomen
- Gelingende Kommunikation und eine gute Beziehung zu den Betreuenden
- Möglichkeit zur Durchführung kultureller, religiöser oder anderer spiritueller Rituale
- Linderung von emotionalem Stress oder von anderen Formen psychischen Leidens
- Autonomie in Bezug auf behandlungsbezogene Entscheidungsfindung
- Sterben am bevorzugten Ort
- Vermeidung von unnötiger und unerwünschter Lebensverlängerung
- Bewusstsein für die tiefe Bedeutung des Geschehens
- Emotionale Unterstützung von Familie und Freund*innen
- Niemandem zur Last fallen
- Das Recht, das eigene Leben zu beenden

(Zaman et al., 2021).

Im Detail bestehen vielfältige Vorstellungen von einem erstrebenswerten Sterben und es ist wichtig, dass Pflegepersonen diesen individuellen Vorstellungen mit Respekt begegnen, unabhängig davon, ob sie sie teilen. Die klare Trennung zwischen persönlicher Einstellung und professioneller Haltung ist auch der erste Schritt einer fachgerechten Beratung von Patient*innen mit einem Wunsch nach Suizidassistenz. Um diese professionelle Grundhaltung gewährleisten zu können, bedarf es verschiedener Settings zur Reflexion, wie Supervision, ethische Fallbesprechung etc. Diese Möglichkeiten sind im Sinne der organisationalen Verantwortung wichtig, sodass einerseits der Umgang mit den Patient*innen in beschriebener Weise erfolgen kann und dass andererseits aber auch im Falle von belastenden Ereignissen Entlastung geboten werden kann.

Außerdem sollten die Mitarbeiter*innen das vorherrschende Leitbild der Institution im Umgang mit Suizidäußerungen kennen und wissen, welche Sichtweisen neben den professions- und fachbezogenen Grundhaltungen zu vertreten sind.

Die Mitarbeiter*innen brauchen Sicherheit, Vorgaben und eine unmissverständliche Positionierung der Institution zur Mitwirkung an einem Suizid. Sie brauchen Klarheit darüber, ob sie auf Anfrage sogenannte Aufklärungsgespräche mit Bestätigung der Entscheidungsfähigkeit der Patient*innen und mit einer Beratung über palliativmedizinische Alternativen vermitteln dürfen. Durch die nun legale Möglichkeit einer Sterbeverfügung mit Zugang zu einem Mittel für einen Suizid sind auf institutioneller Ebene folgende Fragen zu klären:

- Ist es möglich, innerhalb der Institution einen assistierten Suizid durchzuführen?
- Wenn ja, wie ist das Vorgehen?
- Dürfen Mitarbeiter*innen auf Anfrage Informationen zur Erstellung einer Sterbeverfügung vermitteln? (Laut StVfG gesetzlich erlaubt.)
- Dürfen sie Hilfestellung bei Beschaffung, Bereitstellung oder Verabreichung des tödlichen Medikamentes leisten? Gibt es dafür ein festgelegtes Prozedere?
- Was ist beim Auftreten von Komplikationen (Erbrechen des Mittels, Aspiration, Krampfanfälle, lange Zeitspanne bis zum Eintreten des Todes) zu tun?
- Besteht die Möglichkeit einer ethischen Fallbesprechung, einer externen Ethikberatung?
- Gibt es Schulungen für die Mitarbeiter*innen hinsichtlich Sterbewunsch, Umgang mit Leid und Fragen nach Suizidassistenz?
- Welche Entlastungsangebote müssen für die Mitarbeiter*innen geschaffen werden?

2.3.3 Leiden

Ein wesentlicher Faktor in der Entscheidung Pflegender, sich an Suizidassistenz oder auch an der in manchen Staaten legalen Tötung auf Verlangen zu beteiligen, ist das als unerträglich wahrgenommene Leid der Patient*innen.

Die Nachvollziehbarkeit des beobachteten Leidens der Patient*innen und der oft sehr appellhaft vorgebrachte Wunsch nach Suizidbeihilfe lösen bei Pflegenden meist tiefes Mitgefühl aus. Dieses Mitgefühl, oft aber auch ein wenig reflektiertes Mit-Leiden, kann ein Hauptmotiv dafür sein, dass Pflegepersonen die Patient*innen bei ihrem Wunsch nach Lebensbeendigung unterstützen wollen. Die Beendigung des für die Patient*innen unerträglich gewordenen Leidens kann dann als moralische Rechtfertigung gedeutet werden (Pesut et al., 2020).

Leiden beschreibt die große Bandbreite an Möglichkeiten, welche Patient*innen als Bedrohung ihres „Menschseins" erleben können. Obwohl häufig durch Schmerz ausgelöst oder gleichzeitig mit physischem Schmerz erlebt, kann Leiden das Ergebnis von vielfachen Verletzungen des eigenen Selbst sein; durch unter anderem, aber nicht ausschließlich physische, psychosoziale, spirituelle und existenzielle Dimensionen (Cassel, 1982). Leiden kann als eine bio-psycho-soziale Gesamtheit einer Bedrohung verstanden werden, daher sind Schmerz und Leiden nicht identisch. Trotzdem gibt es einen engen Zusammenhang zwischen Schmerzen und Leiden. Charakteristisch für Leiden ist jedoch die damit verbundene Bedrohung oder Verletzung der persönlichen Integrität.

In fortgeschrittenen Situationen einer schweren Erkrankung sind Patient*innen mit zahlreichen Verlusten und Belastungen konfrontiert. Dem Wunsch nach einer Beschleunigung des Sterbens oder nach einem assistierten Suizid kann aber nicht nur aktuell erlebtes Leid zugrunde liegen, häufig ist es auch antizipiertes Leid, es ist die Angst vor dem, was künftig noch kommen könnte, die dazu führt, das Leben vorzeitig beenden zu wollen. Die Konfrontation mit der unmittelbaren eigenen Endlichkeit kann alle bisher tragenden Strukturen zusammenbrechen lassen und zu einer Erfahrung von tiefem Leid und existenzieller Verzweiflung führen. Diese Verzweiflung kann sich in kaum kontrollierbaren und sehr belastenden Symptomen zeigen. Daher gilt das Bemühen des betreuenden Teams zunächst der Symptomlinderung, das erlebte Leid oder die existenzielle Verzweiflung werden als zugrundeliegende Ursachen oft nicht erkannt.

Existenzielles Leid am Lebensende ist eine den Menschen in allen Facetten seines Seins bedrohende Erfahrung der Hilflosigkeit und des Ausgeliefert-Seins. Dieses Leid verstärkt bestehende Symptome und erzeugt damit auch einen hohen Handlungsdruck bei den Betreuenden. Bei existenziellem Leid versagen aber meist alle sonst bewährten Strategien der Symptomkontrolle. Dieses Leiden kann nicht kontrolliert oder gemanagt werden und damit kann sich das betreuende Team ebenso hilflos und machtlos fühlen wie der/die Patient*in (Feichtner in: Müller et al., 2020).

Aus diesem Gefühl der Hilflosigkeit und der wahrgenommenen Überforderung heraus entwickeln Pflegepersonen vielleicht Verständnis für den Wunsch der Patient*innen nach assistiertem Suizid. Beobachtetes Leid kann gleichsam „ansteckend" sein, das zeigen auch Ergebnisse aus der Gehirnforschung. Starke Emotionen können bei den Beobachtenden dieselben Zentren im Gehirn aktivieren, wie das bei eigenem Erleben der Fall wäre (Rizzolatti et al., 2012). Durch die Nähe, die sich bei pflegerischen Handlungen ergibt, kann bei den Pflegepersonen ein besonders hoher Handlungsdruck entstehen, mit dem Ziel, das Leid des/der Patient*in zu reduzieren. Ist das aufgrund der Komplexität der Situation in einem überschaubaren Zeitraum nicht möglich, kann bei den Betreuenden der Wunsch nach Distanzierung von diesem Leiden, vielleicht auch nach Distanz zum leidenden Menschen, entstehen. Weil diese Distanzierung in der Pflege aber kaum möglich ist, erscheint mitunter eine Sedierung des/der Patient*in als nächstliegende Option. Indem das Leid nicht mehr sichtbar, sozusagen zugedeckt ist, werden auch die Betreuenden entlastet, es reduziert ihre Gefühle von Hilflosigkeit und Ohnmacht.

Wenn die Suizidwünsche der Patient*innen anhaltend sind und vor allem, wenn sie sehr appellhaft geäußert werden, können diese Wünsche bei den Pflegenden durchaus auf Verständnis treffen. Nehmen Patient*innen dieses implizite Verstehen des Suizidwunsches wahr, können sie dies als Bestätigung der Ausweglosigkeit ihrer Situation auffassen. Das kann zu einer Verstärkung des Suizidwunsches führen.

In der Praxis zeigt sich, dass es Pflegenden sehr viel schwerer fällt, dem Wunsch nach assistiertem Suizid mit Verständnis zu begegnen, wenn das von den Patient*innen erlebte Leid von außen nicht so deutlich erkennbar ist (Gamondi et al., 2013a). Das könnte darauf hinweisen, dass eine mögliche Unterstützung durch Pflegepersonen beim assistierten Suizid auch davon abhängt, wie sehr sie selbst vom Leid der Patient*innen berührt sind.

2.3.3.1 Unerträgliches Leiden

Unerträgliches Leiden wird beschrieben als die individuelle und subjektiv empfundene Intensität von Symptomen oder Situationen, deren andauerndes Empfinden bzw. Erleben so belastend ist, dass sie von einem/einer Patient*in nicht akzeptiert werden kann (Müller-Busch et al., 2006). Damit wird deutlich, dass Leiden immer ein höchst subjektives Erleben ist und auch, dass die Deutungshoheit über das, was als unerträglich empfunden wird, immer bei den Patient*innen liegt. Die Intensität des Leidens kann also nie von außen beurteilt werden, was wahrgenommen werden kann, ist stets nur der Ausdruck des Leiderlebens der Patient*innen. Dabei ist zu bedenken, dass Patient*innen mitunter gar nicht mehr dazu in der Lage sind, das erlebte Leid mitzuteilen. Leiden zu erkennen ist etwas völlig anderes als Krankheitssymptome zu erkennen und angesichts eines leidenden Menschen gelangen die naturwissenschaftlichen Erkenntnismethoden an ihre Grenzen. Gefragt ist die Fähigkeit, das Erleben eines anderen Menschen aus dessen persönlicher Sichtweise nachvollziehen zu können und was das subjektive Erleben dieses Menschen ausmacht (Reed et al., 2013).

> „Die Deutungshoheit über das Leiden liegt primär beim Betroffenen – nur er weiß, unter welchen Symptomen und Situationen er in welchem Ausmaß leidet. Eine objektive Beurteilung des Leidens durch Ärzt*innen, Kontrollkommissionen, Angehörige usw. ist faktisch unmöglich" (Bozzaro, 2015a).

Es braucht eine leid-sensible Pflege und Pflegepersonen, die dazu in der Lage sind, die individuellen Leiderfahrungen der Patient*innen zu erfassen und zu verstehen. Während Pflegende in ihren Ausbildungen auf die Erfassung und Einschätzung von Symptomen sehr gut vorbereitet werden, ist die Erfassung von Leid – jenseits von Symptomassessment – oft noch unzureichend. Das führt dazu, dass sich Pflegepersonen in der Konfrontation mit dem Leid der Patient*innen häufig hilflos und überfordert fühlen. Die kraftvoll-appellative Wirkung, die der Begriff des Leidens und erst Recht Begriffe wie „unerträgliches" oder „aussichtsloses Leiden" entfalten, dürfen nicht verdecken, dass Leiderlebnisse auch ein wesentlicher Bestandteil des Lebens sind und dass ein absolut verstandener Leidenslinderungsimperativ in letzter Konsequenz nur durch die Abschaffung der leidenden Person selbst eingelöst werden kann (Bozzaro, 2015b).

Das Erleben von Leid zählt zu den fundamental menschlichen Erfahrungen und das oberste Ziel in der Pflege ist es, Leiden zu lindern. Dabei ist es aber entscheidend, mit welcher Haltung und mit welchem Anspruch Pflegepersonen dem Leid der Patient*innen begegnen. Zunächst bedarf es der Anerkennung der Tatsache, dass – selbst bei bester palliativer Versorgung – nicht alle Formen von Leid gelindert werden können. Die pflegerische Kunst besteht darin, vermeidbares Leid zu verhindern und bestehendes Leid bestmöglich zu lindern, zugleich aber auch anzuerkennen, dass das Erleben von Leid ebenso zum Unverfügbaren des Menschseins gehört wie der Tod.

> „Es geht nicht darum, das Leiden zu beseitigen, sondern dem Leiden einen sicheren Platz zu geben" (Balfour Mount).

Leidende Menschen sind zutiefst darauf angewiesen, dass ihre Betreuenden, insbesondere ihre Pflegepersonen, zu Mitgefühl fähig sind und auch, dass sie dem Leiden – wie extrem es auch sei – standhalten können und sich nicht distanzieren (müssen). Das setzt voraus, dass die Pflegenden bereit sind, sich auf das Leiden einzulassen und sich damit auch der Konfrontation von existenziellen Fragen stellen. Das wahrgenommene Leiden der Patient*innen spiegelt immer auch die eigene Verletzlichkeit und Endlichkeit wider. Ist eine Pflegeperson bemüht, das Leiden der Patient*innen nicht an sich heranzulassen, sich innerlich davon zu distanzieren, führt das zu einer immer tieferen Einsamkeit und Isolation des leidenden Menschen.

Leidende Patient*innen zu pflegen, erfordert, sich auf die jeweilige Patientin wirklich einzulassen, sich in ihre Leidenssituation hineinzuwagen und sich dabei auch der Gefahr auszusetzen, selbst verletzt und verwundet zu werden. Es geht darum, echtes Mitgefühl zu entwickeln, nicht aber mit den Patient*innen mitzuleiden. Die Aufgabe ist, mit-auszuhalten und mitzutragen, jedoch nicht das fremde Leid auf sich zu nehmen.

Daniela Tausch beschreibt das Aushalten als „den anderen seelisch halten, dabeisitzen und schweigen". In Situationen, in denen Betreuende nicht mehr weiterwissen und Worte fehlen, kann der Fokus nur mehr darauf gelegt werden, „das Schreckliche gemeinsam zu halten" (Tausch, 2009). In der Pflege besteht jedoch der hohe Anspruch, auf Symptome und auftretende Probleme aktiv oder sogar proaktiv zu reagieren. Dabei wird oft außer Acht gelassen, dass es immer wieder Leidenssituationen gibt, die keine „Lösung", oft nicht einmal eine Linderung ermöglichen. Wenn alle sonst bewährten Strategien der Linderung und Entlastung versagen, kann das Mit-Aushalten der momentanen Unlösbarkeit eine wichtige Form des Beistandes sein.

> „Das Leiden eines anderen Menschen ist ein Aufruf an den Rest von uns, in Gemeinschaft zu stehen. Es ist eine Aufforderung, da zu sein. Leiden ist keine Frage, die eine Antwort verlangt, es ist kein Problem, das eine Lösung erfordert, es ist ein Mysterium, das unsere Anwesenheit verlangt" (Wyatt, 2009).

Leidende Menschen erleben ein erhöhtes Bedürfnis nach Zuwendung und Resonanz und nicht nur die pflegerische Praxis, sondern auch neurobiologische Forschungen bestätigen die therapeutische Kraft menschlicher Zuwendung. Wenn sich die Pflegeperson angesichts des Leidens ähnlich ohnmächtig fühlt wie der/die Patient*in, dann kann diese geteilte Hilflosigkeit gerade das Verbindende, das Tragende sein. Im Erleben von Leid brauchen Menschen andere Menschen, die sich angesichts des Leidens nicht zurückziehen, sondern der

Konfrontation mit dem Leid standhalten und ihre Kraft zur Verfügung stellen können. Damit sind Präsenz und mitmenschlicher Beistand ganz wesentliche Faktoren zur Leidenslinderung. Die stille Präsenz, ohne den Anspruch, das Leiden abzuschaffen oder zu trösten, das Mit-Aushalten des schier Unaushaltbaren, kann eine innere Verbundenheit schaffen. Durch diese Verbundenheit kann das Gefühl der Isolation der Leidenden verringert werden.

Die Linderung von Leiden steht im Mittelpunkt pflegerischer Bemühungen, es ist jedoch fraglich, ob Pflege und Medizin alle Formen von Leiden lindern können. Wenn sich das Leiden allen medizinischen, pflegerischen Interventionen entzieht, geht es vor allem darum, präsent zu bleiben, schweigend anwesend zu sein, zumal Worte angesichts des Leids ohnehin meist versagen. Das Schweigen mit einer leidenden Patientin zu teilen, kann eine starke tröstende Wirkung haben. Es erfordert aber einen mentalen Wechsel vom Fokus, „etwas für die Patient*innen zu tun", zur Konzentration darauf, „mit den Patient*innen zu sein". Dies erfordert einen gewissen persönlichen Mut.

3 Beispiele internationaler Praxis der Suizidassistenz

3.1 Assistierter Suizid und MAID in Kanada

In Kanada ist medizinische Hilfe zur Beendigung des Lebens seit mehreren Jahren legal und wird meist von sogenannten MAID-Teams unter Mitwirkung von Pflegepersonen geleistet. Da sich das kanadische Modell von allen anderen staatlichen Regelungen unterscheidet, soll es hier dargestellt werden.

Im Jahr 2014 entschied der Canadian Supreme Court, die Strafbarkeit der „medizinischen Hilfe beim Sterben" – MAID – Medical Assistance in Dying – zunächst in der Provinz Québec aufzuheben (Carpenter et al., 2020, S. 1). Dieser höchstgerichtlichen Entscheidung war ein jahrelanger Diskussionsprozess unter aktiver Beteiligung der Bevölkerung vorausgegangen, in der es auch immer wieder um die Wahl der verwendeten Begriffe ging. Schlussendlich gab es einen Konsens zugunsten des Sammelbegriffes „MAID" (früher MAiD).

Mit dem Begriff „MAID" anstelle des bisherigen „Physician Assisted Suicide" wird der Realität im Gesundheitswesen entsprochen, da komplexe medizinische Leistungen nahezu immer von Teams erbracht werden. Beim Terminus „MAID" wird ethisch-klinisch und juristisch zwischen assistiertem Suizid und Tötung auf Verlangen kaum unterschieden. Seit Juni 2016 gilt die Legalisierung von MAID im Rahmen des Bill C-14 für ganz Kanada (Pesut et al., 2019).

> Unter Bill C-14 ist MAID definiert als:
> (a) die Verabreichung einer den Tod verursachenden Substanz durch einen Arzt oder eine Pflegeperson an eine Person auf deren Ersuchen hin.
> (b) die Verschreibung oder Bereitstellung einer Substanz durch einen Arzt oder eine Pflegeperson auf Ersuchen einer Person, damit sie sich das Mittel selbst verabreichen und so ihren eigenen Tod verursachen kann (Bill C-14, 2016; Pesut et al., 2019, S. 115).

Nach der kanadischen Gesetzeslage ist damit nicht nur Suizidassistenz, sondern auch Tötung auf Verlangen erlaubt. Eine Ausnahme bildet Québec, wo ausschließlich „Voluntary Euthanasia", also Tötung auf Verlangen, durch die Injektion eines tödlichen Mittels unter bestimmten Voraussetzungen als legal gilt.

Im Jahr 2022 wurden in Kanada 13.241 Fälle von MAID gemeldet, was 4,1 % aller Todesfälle entspricht. Gegenüber dem Vorjahr entspricht das einer Zunahme von 31,2 %. In einigen Gebieten Kanadas ist MAID bereits bei mehr als 7 % die Ursache aller Todesfälle.

Die Gesamtzahl der gemeldeten Fälle von assistiertem Suizid und Tötung auf Verlangen seit der Einführung der MAID-Gesetzgebung im Jahr 2016 beträgt 44.958 (Health Canada, 2023).

Wie schon in den Berichten der letzten Jahre wird auch im Jahresbericht 2022 betont, dass die Mehrheit der durch MAID verstorbenen Patient*innen (77,6 %) zuvor in Palliative-Care-Betreuung war.

Jene Patient*innen (19,6 %), die keine Palliativversorgung erhielten, gaben zu 87,5 % an, dass sie Zugang zu diesen Leistungen gehabt hätten, wenn sie die Palliativversorgung in Anspruch hätten nehmen wollen (Health Canada, 2023). Diese Daten legen nahe, dass die Entscheidung, dem Leben durch MAID ein Ende zu setzen, zumindest vordergründig meist nicht aufgrund mangelnder Palliativversorgung getroffen wurde.

Allerdings wird wiederholt behauptet, dass Palliative Care erst zum Zeitpunkt der MAID-Anfrage erfolgte. Auch eine Studie aus dem Jahr 2018 bestätigte, dass eine palliative Versorgung bei den meisten Patient*innen erst im letzten Lebensmonat eingesetzt wird (Canadian Institute for Health Information, 2018).

Im Gegensatz zur wiederholten Behauptung von Health Canada, dass Patient*innen, die an MAID starben, Zugang zu Palliative Care gehabt hätten, zeigte eine unabhängige Studie, dass der Zugang zur Palliativversorgung vor der Bereitstellung von MAID tatsächlich viel geringer war als behauptet (Munro et al., 2020).

In letzter Zeit mehren sich auch zutiefst beunruhigende Berichte, nach denen Patient*innen ungefragt MAID als Möglichkeit angeboten wurde.

> Einer der Onkologen erklärte dem Patienten, dass er wahrscheinlich nur noch wenig Zeit zu leben hätte, dass sein Tumor höchstwahrscheinlich schnell fortschreiten würde und dass seine letzten Tage „sehr sehr viel schwieriger" werden würden, mit zunehmenden Schmerzen. Der Onkologe schlug von sich aus vor, MAID in Betracht zu ziehen, um das zu vermeiden, was mit Sicherheit eine Zeit erheblichen Leidens bedeuten würde (Chochinov, 2022, S. 854).
>
> Ein Psychologe der Universität Ottawa, der an einer Tumorerkrankung leidet, berichtet, dass er nach der Diagnose Krebs im Endstadium vor die Wahl zwischen Palliative Care und MAID gestellt wurde (Gardner & Herx, 2024).

Der im kanadischen Jahresbericht 2022 am häufigsten genannte Grund für den Wunsch nach MAID waren der Verlust der Fähigkeit, sinnvolle Tätigkeiten auszuüben (86,3 %), gefolgt vom Verlust der Fähigkeit, Aktivitäten des täglichen Lebens auszuführen (81,9 %). Aber auch unzureichende Schmerzkontrolle bzw. die Sorge um die Schmerzkontrolle (59,2 %) waren Gründe für die Entscheidung zu assistiertem Suizid oder Tötung auf Verlangen.

Laut dem Bericht von Health Canada aus dem Vorjahr gaben 17,3 % der Menschen auch „Isolation oder Einsamkeit" als Grund für ihren Sterbewunsch an. In 35,7 % der Fälle glaubten die Patient*innen, dass sie eine „Belastung für Familie, Freunde oder Pflegepersonal" seien (Health Canada, 2022).

Auch wenn der Großteil der Patient*innen, die ihr Leben durch MAID beendet haben, zuvor unter Betreuung von Palliative-Care-Teams war, so werfen diese Angaben zu den Motiven für einen MAID doch gewisse Fragen hinsichtlich der Qualität der palliativen Betreuung auf.

Zu erwähnen ist aber auch, dass 298 Patient*innen im Jahr 2022 ihren Antrag auf MAID zurückgezogen haben. Die Hauptgründe für die Rücknahme eines MAID-Antrags waren, dass die Person ihre Meinung geändert hat (75,9 %) oder dass die Palliativversorgung ausreichend war (41,8 %). Bei 15,6 % der Rücknahmen (46 Personen) erfolgte die Rücknahme ganz kurz vor der Durchführung. Die Anzahl der Ärzt*innen und der Pflegepersonen, die dazu bereit sind, MAID durchzuführen, nimmt weiter zu. In 90,6 % der Fälle im Jahr 2022 wurde MAID von Ärzt*innen durchgeführt, bei 9,4 % waren es Pflegepersonen (Health Canada, 2023).

3.1.1 Voraussetzungen für die Zulassung zu MAID

Derzeit kann ein Antrag auf MAID nur von Personen gestellt werden, die mindestens 18 Jahre alt sind und einen Leistungsanspruch des kanadischen Gesundheitssystems haben. Weitere Voraussetzungen sind die Entscheidungskompetenz in medizinischen Belangen und das Vorliegen einer schweren unheilbaren Erkrankung oder Behinderung, die dauerhaft zu unerträglichem Leiden führt.

Zunächst galt die Absehbarkeit des Lebensendes als eines der Kriterien für die Zulassung zu MAID. Im Jahr 2021 wurde die bestehende Regelung zu MAID jedoch ergänzt. Seither gilt ein zweigleisiger Ansatz für die Zulassung, je nachdem, ob der natürliche Tod einer Person zeitlich absehbar ist oder nicht. Das bedeutet, dass auch Patient*innen, deren Tod nicht absehbar ist, wie zum Beispiel bei Menschen mit Behinderung, MAID erlaubt ist. Die neue Regelung betrifft aber auch Patient*innen, bei denen das Risiko besteht, dass sie ihre Geschäftsfähigkeit zu verlieren drohen. Im Jahr 2022 war der Tod bei 463 Patient*innen, die MAID beantragt haben, nicht absehbar (Health Canada, 2023).

Das als unerträglich erlebte Leiden kann physischer und/oder psychischer Natur sein. Angebotene Entlastungen, wie Palliative Care, müssen sich als nicht zielführend erwiesen haben oder für die Betroffenen nicht akzeptabel sein (Downar et al., 2020).

Für die Zulassung zu MAID ist eine schriftliche Antragstellung erforderlich und die Entscheidung, das Leben zu beenden, muss frei von äußerem Druck getroffen sein. Der schriftliche Antrag muss von zwei unabhängigen Zeug*innen bestätigt und unterzeichnet werden. Nach einer Beratung, auch über die vielfältigen Möglichkeiten von Palliative Care, ist eine Erklärung im Sinne eines informierten Einverständnisses zum MAID erforderlich (Landry et al., 2015).

Zunehmend erfolgen die Beurteilung zur Zulassung und auch die Durchführung durch eigene MAID-Teams. Sie bestehen aus Ärzt*innen und Pflegepersonen, die sich freiwillig dazu bereit erklärt haben (Li et al., 2017, S. 2083).

Besonders bewährt haben sich die sogenannten MAID-Assessment-Teams. Sie bestehen aus freiwilligen MAID-Fachärzt*innen, Palliativmediziner*innen und Psychiater*innen, die den Antrag auf MAID und die Entscheidungsfähigkeit des/der Patient*in nach den Vorgaben des University Health Network beurteilen. Entsteht der Eindruck, dass die Urteils- und Entscheidungsfähigkeit des/der Patient*in durch eine psychiatrische oder psychologische Erkrankung, wie etwa eine Depression, beeinträchtigt sein könnte, muss ein weiteres psychiatrisches Gutachten eingeholt werden.

Meist entscheiden dann zwei der Assessment-Ärzt*innen innerhalb von ein oder zwei Wochen über die Zulässigkeit des Antrages. Diese Frist kann aber verkürzt sein, wenn zu erwarten ist, dass der Tod früher eintritt oder der Verlust der Geschäftsfähigkeit der Patient*innen droht (Health Canada, 2021).

Wird der Antrag abgelehnt, weil Zweifel an der Freiwilligkeit der Entscheidung des/der Patient*in zu einem MAID bestehen oder weil die Entscheidung möglicherweise nicht frei von äußerem Druck getroffen wurde, kann psychosoziale Betreuung oder bioethische Beratung in Anspruch genommen werden. Personen, deren Antrag auf MAID abgelehnt wurde, erhalten einen Bescheid, in dem die Gründe für die Ablehnung ihres Antrages angegeben sind. Dieser Bescheid enthält auch Informationen über die Möglichkeit einer neuerlichen Antragstellung und über das Recht der Patient*innen, über das Gesundheitsministerium eine weitere Begutachtung durch alternative MAID-Ärzt*innen zu beantragen (Feichtner et al., 2022).

3.1.2 Durchführung von MAID

Eine Besonderheit der kanadischen Gesetzgebung ist, dass nicht nur Ärzt*innen berechtigt sind, lebensbeendende Maßnahmen durchzuführen, sondern auch Pflegepersonen (Nurse Practioners). Diese Regelung gilt für den assistierten Suizid durch die eigenständige Einnahme einer letalen Substanz, wie auch für die Tötung auf Verlangen durch eine Injektion (Downar et al., 2020, S. 1). Damit ist Kanada weltweit das erste Land, das es bestimmten Pflegepersonen, den Nurse Practioners, erlaubt, Euthanasie (sic!) durchzuführen (Pesut et al., 2020, S. 152). Die Anzahl der Pflegepersonen, die dazu bereit sind, ist kontinuierlich zunehmend.

Im Allgemeinen reichen die Aufgaben der Pflegepersonen von der Information der Patient*innen zu MAID über die Beurteilung der Entscheidungskompetenz und die Koordination des gesamten Prozesses bis hin zur Vorbereitung und zur Anlage eines intravenösen Zuganges. Auch die gesamte Dokumentation, die Trauerbegleitung der Angehörigen und die Gewährleistung der postmortalen Pflege zählen zu den Aufgaben der Pflegepersonen. Damit spielen Pflegepersonen in Kanada eine zentrale Rolle bei der Suizidassistenz und bei Tötung auf Verlangen (Pesut et al., 2019). Und während die beteiligten Ärzt*innen bei der Durchführung eines MAID nicht unbedingt anwesend sein müssen, gilt die Präsenz einer Pflegeperson als wichtigster Prädiktor für ein gutes (komplikationsloses) Sterben durch MAID (Pesut et al., 2019, S. 216).

Wird einem Antrag auf MAID stattgegeben, erhalten die Patient*innen erneut ein Antragsformular und auch die Kontaktdaten eines/einer MAID-Clinical-Koordinator*in. Diese Koordinator*innen vereinbaren mit dem/der Patient*in eine verpflichtende Reflexionsphase von zehn Tagen, in der eine bestmögliche palliative Begleitung und Unterstützung geboten werden soll. Das Gesetz lässt aber einen Verzicht auf diese Bedenkzeit zu, wenn beide MAID-Begutachter*innen übereinstimmend feststellen, dass der Tod des/der Patientin unmittelbar bevorsteht oder er/sie vor Ablauf der vorgeschriebenen Reflexionszeit handlungsunfähig zu werden droht (Health Canada, 2021).

Exkurs
Organspende

Wenn einem Antrag auf Lebensbeendigung durch MAID stattgegeben wurde, stimmen sich MAID-Assessment-Team und MAID-Interventionsteam ab. Danach werden der Termin und die Vorbereitungen von dem/der Koordinator*in gemeinsam mit der sterbewilligen Person geplant (Schiller, 2017, S. 630).

Wie schon in den vergangenen Jahren erfolgten auch 2022 die meisten assistierten Suizide (39,5 %) und Tötungen auf Verlangen im privaten Umfeld. Aber auch in Krankenhäusern (30,5 %), in stationären Pflegeeinrichtungen (7,6 %), in ambulanten Einrichtungen (1,5 %) und in Palliativeinrichtungen (20,8 %) wurden lebensbeendende Maßnahmen durchgeführt (Health Canada, 2022).

Einige Krankenhäuser erlauben allerdings ausschließlich eine intravenöse Verabreichung des letalen Mittels. Diese Entscheidung wird mit der besseren Vorhersehbarkeit des Ergebnisses dieser Methode und mit einer geringeren Komplikationsrate gegenüber einer oralen Verabreichung begründet (Li et al., 2017, S. 2082). Von den Krankenhäusern des University Health Network wird diese Argumentation durch die Zeitersparnis bei Injektionen gegenüber oraler Verabreichung ergänzt (Ministry of Health, Ministry of Long-Term Care Ontario, 2021). Die Wahl der Mittel für MAID wird in den Richtlinien der jeweiligen Provinzen und Organisationen festgelegt.

Für Patient*innen, die den assistierten Suizid bzw. die Tötung auf Verlangen weder zu Hause noch im Krankenhaus durchführen wollen, bietet das sogenannte MAID House in Toronto Räumlichkeiten zur Beendigung ihres Lebens an. MAID House versteht sich jedoch nicht als medizinisches Dienstleistungsunternehmen und bietet auch keine Durchführung von MAID an. Das Angebot dieser Organisation beschränkt sich auf die zur Verfügungstellung entsprechender Räumlichkeiten. Sie bietet sich aber auch als Zentrum für Trauerbegleitung, für Forschung, Aus- und Weiterbildung an.

Wie in vielen Ländern gibt es auch in Kanada Bestrebungen, die Zulassungskriterien zu MAID auszuweiten. Noch 2024 sollen auch Menschen mit psychischen Erkrankungen und „mündige Minderjährige" für MAID zugelassen werden.

3.1.3 Kontrolle und Verhinderung von Missbrauch

Wie in den meisten Staaten, in denen assistierter Suizid und/oder Beihilfe zum Suizid legal ist, erweisen sich die Bemühungen um Kontrolle auch in Kanada als unzureichend.

Alle MAID-Todesfälle müssen in einem standardisierten Bericht an das Coroner-Office gemeldet werden. Dabei sind auch detaillierte Angaben über den Zulassungs- und Entscheidungsprozess, über alle Bedenken der Angehörigen und auch über den Verlauf des MAID zu übermitteln (Downar et al., 2020, S. 2).

Die Daten zu den MAID-Fällen werden jedoch per Selbstauskunft der Anbietenden erhoben. Es gibt keinen Mechanismus, um Fehler oder Missbräuche des

Prozesses objektiv, prospektiv oder rückwirkend zu identifizieren oder aufzudecken. Eine Beihilfe zum Suizid und Tötung auf Verlangen außerhalb der gesetzlichen Grenzen bleiben verboten. MAID-Anbieter, die die Formulare ausfüllen, wissen, dass jede Abweichung von den gesetzlichen Kriterien zu einer strafrechtlichen Verfolgung führen kann, was Selbsterklärungen von Fehlern oder Abweichungen unwahrscheinlich macht.

Aus dem Bericht der Prüfungskommission aus dem Jahr 2019 geht hervor, dass 13 der gemeldeten Fälle von MAID nicht gesetzeskonform erfolgt sind. Vier der verstorbenen Personen hätten keine Zulassung zu MAID erhalten dürfen; drei der durch MAID verstorbenen Personen hatten keine schwere, unheilbare Krankheit, sondern Hüftfrakturen (Commission sur les soins de fin de vie, 2019). In neun Fällen wurden Sicherheitsrichtlinien verletzt. So führte ein Arzt z. B. das erforderliche Gespräch zur Beurteilung der Stabilität des Sterbewunsches nicht durch, in einem anderen Fall kam es erst am Tag der Durchführung zur ersten Begegnung zwischen Arzt und Patient. In einem weiteren Fall hatte der zweite konsultierte Arzt eine familiäre Beziehung zum ersten begutachtenden Arzt. Die erforderliche Unabhängigkeit der Beurteilung war damit nicht gewahrt. Im Jahresbericht von 2022 finden sich keine Angaben zu unrechtmäßigen MAIDs. Allerdings wird in den kanadischen Medien immer wieder über problematische Fälle von MAID berichtet. So etwa auch, dass zahlreiche Kanadier*innen MAID aufgrund von Armut und unzureichender medizinisch-pflegerischer Versorgung in Anspruch nähmen, obwohl sie unter anderen Umständen am Leben bleiben wollen würden (Zhu, 2022).

Der Bericht der Prüfungskommission zeigt auch die Tendenz, dass Anträge auf MAID bevorzugt bei bestimmten Hausärzt*innen gestellt werden, die MAID bei Personen leisten, selbst wenn sie diese gar nicht kennen. Diese Ärzt*innen führen jedes Jahr eine große Anzahl an Tötungen auf Verlangen und assistierten Suiziden durch. So haben etwa im Berichtszeitraum April 2018 bis März 2019 insgesamt 43 Ärzt*innen bei jeweils 10 oder mehr Personen eine Lebensbeendigung durch MAID durchgeführt (Commission sur les soins de fin de vie, 2019).

Das weist auf eine Tendenz zu möglichst niederschwelligen Zugängen für MAID hin. Damit besteht auch das Risiko, dass bestehende Sorgfaltspflichten nicht eingehalten werden.

Die betreffende Kommission stellt auch fest, dass es unklar ist, wie begutachtende Ärzt*innen entscheiden, ob eine Person einem „externen Druck" ausgesetzt ist, um MAID zu beantragen, und ob neben Zwang und Missbrauch auch psychosoziale, wirtschaftliche und diskriminierungsbedingte Faktoren berücksichtigt werden (Commission sur les soins de fin de vie, 2019). Auch Downar et al. (2020, S. 7) stellen fest, dass die vorliegenden Daten die Möglichkeit nicht ausschließen, dass Entscheidungen zu MAID, zumindest in einzelnen Fällen, unter Druck getroffen wurden.

Kanadische Behindertenorganisationen beklagen, dass Versicherungen die Kostenübernahme für teure, lebenserhaltende medizinische Behandlungen ablehnen, aber durchaus dazu bereit sind, die Medikamente für MAID zu bezahlen (National Council on Disability, 2019, S. 11). Auch ein Sonderberichterstatter der UNO hat 2019 ernsthafte Bedenken geäußert, dass Menschen mit Behinderungen in Kanada sich einem Druck ausgesetzt sehen, MAID anstelle von Betreuungsoptionen in Anspruch zu nehmen (United Nations Human Rights Office, 2019).

Sowohl die kanadische Bundesregierung als auch die Regierung von Québec haben Ausschüsse eingesetzt, um über die bedenkliche Ausweitung von Medical Assistance in Dying in Kanada zu beraten. Zugleich ist MAID seit 2021 aber auch bei Menschen mit kognitiven Einschränkungen und Verlust der Entscheidungsfähigkeit legal, wenn eine entsprechende Vorausverfügung vorliegt.
Ein weiterer Diskussionspunkt betrifft die Zulassung für Kinder zu MAID und eine Regelung für die Durchführung von MAID bei Personen mit psychischen Erkrankungen. Es ist zu erwarten, dass noch 2024 eine Ausweitung der Zulassung auf diese besonders vulnerablen Gruppen von Patient*innen erfolgen wird (Feichtner et al., 2022).

Zunehmend gibt es alarmierende Medienberichte über Menschen mit Behinderungen, die MAID beantragen, weil sie in Armut leben und keine entsprechenden Betreuungsoptionen haben, eine Situation, vor der Behindertengruppen seit Jahren warnen.

Studien haben wiederholt gezeigt, dass einige Anträge auf MAID aufgrund unzumutbaren Bedingungen in der Langzeitpflege, aufgrund von Obdachlosigkeit und mangelndem Zugang zu angemessener Pflege und unzureichender Behindertenfürsorge erfolgt sind (Schreiber, 2024). Das bestätigt: wo Suizidbeihilfe legal ist, wird sich die Praxis unweigerlich ausweiten. Zuerst sind die lebensbeendenden Maßnahmen nur bei schwer und terminal Kranken erlaubt, nach und nach erfolgt häufig eine Ausweitung der Kriterien, auf Menschen mit Behinderung, auf Menschen mit Demenz und auch auf schwerkranke Kinder. Es entsteht der Eindruck, dass auch ökonomischer Druck und Einsamkeit wesentliche Einflussfaktoren sind. So gaben im Jahr 2022 laut Jahresbericht 2.264 (17,1 %) Personen Einsamkeit als Motiv für die Beendigung ihres Lebens an (Health Canada, 2023). Die oft argumentierte schiefe Ebene, die sich durch die Legalisierung ergibt, das „Slippery-Slope-Argument", scheint damit durchaus seine Berechtigung zu haben.

3.2 Assistierter Suizid und Tötung auf Verlangen in den Niederlanden

Die Niederlande waren weltweit das erste Land, das 2002 die sogenannte „Euthanasie" unter bestimmten Voraussetzungen außer Strafe gestellt hat. Dieser Gesetzesänderung ging ein langer, über 30 Jahre andauernder und öffentlich geführter Diskurs voraus. Die Beteiligung der als säkular und liberal bekannten niederländischen Bevölkerung an diesem durchaus kontrovers geführten Diskussionsprozess war groß. In den Niederlanden wird, zumindest umgangssprachlich, bis heute der Begriff „Euthanasie" bevorzugt und es wird meist nicht zwischen Tötung auf Verlangen, assistiertem Suizid und Lebensbeendigung (Tötung) ohne Verlangen unterschieden. Obwohl der Terminus „Euthanasie" historisch sehr belastet ist, wird er im folgenden Text weitgehend beibehalten, um dem niederländischen Original zu entsprechen.

> Nach Artikel 293, Absatz 1 gilt: „Wer vorsätzlich das Leben eines anderen beendet, wird mit einer Gefängnisstrafe bis zu zwölf Jahren oder mit einer Geldstrafe der fünften Kategorie bestraft." In Absatz 2 erfolgt jedoch die Einschränkung: „Die Handlung nach Absatz 1 ist nicht strafbar, wenn sie von einem Arzt durchgeführt wurde, der dabei die Sorgfaltskriterien im Sinne von Artikel 2 des Gesetzes über die Kontrolle der Lebensbeendigung auf Verlangen und der Hilfe bei der Selbsttötung eingehalten und (...) Meldung erstattet hat."

Die öffentliche Auseinandersetzung über Fragen der aktiven Beendigung des Lebens begann aber bereits 1969 mit Erscheinen des Buches „Medische macht en medische ethiek" des Arztes und Psychiaters Jan Hendrick van den Berg (Gavela, 2013, S. 114). Der Autor forderte den Abbruch nutzloser medizinischer Interventionen und die Beendigung lebenserhaltender und -verlängernder Maßnahmen, wenn damit kein Nutzen für die Kranken verbunden ist. Weiters forderte van den Berg, die Tötung auf Verlangen zu legalisieren. Beide Forderungen erhielten viel Zustimmung, nicht nur aus der Bevölkerung, sondern auch aus Fachkreisen und sie gaben den Anstoß zu dem jahrzehntelangen, öffentlich geführten Diskussionsprozess (Feichtner et al., 2022).

Durch ein aufsehenerregendes Gerichtsverfahren zum Fall „Postma" im Jahr 1971 ergab sich eine zusätzliche Dynamik in den Diskussionen. Es ging dabei um die Ärztin Geertruida Postma-van Boven, die vor Gericht stand, weil sie ihre 78-jährige Mutter auf deren Bitte hin durch eine Morphin-Injektion getötet hatte. Bereits vor Prozessbeginn erhielt die angeklagte Ärztin viel Zustimmung und Sympathiebekundungen von ärztlichen Kolleg*innen und auch vonseiten der Bevölkerung.

Obwohl das niederländische Strafrecht zu diesem Zeitpunkt für Tötung auf Verlangen ein Strafmaß von bis zu zwölf Jahren Haft (§293) vorsah, fiel das Urteil des Provinzgerichts Leeuwarden nach Art. 293 nl. StGB mit einer Woche Freiheitsentzug auf Bewährung überraschend milde aus. Das Urteil hatte keine standesrechtlichen Folgen für die verurteilte Ärztin, sie durfte weiter praktizieren. In der Begründung des Gerichts wurde festgehalten, dass lebensverkürzendes Handeln unter bestimmten Voraussetzungen gerechtfertigt sein kann. Das kann dann der Fall sein, wenn sich die sterbewillige Person in einer medizinisch aussichtslosen Lage befindet, wenn das körperliche oder geistige Leiden für die betroffene Person unerträglich ist, wenn sie zum Ausdruck gebracht hat, dass sie ihr Leben beenden will und wenn die lebensbeendenden Maßnahmen durch eine/n Ärzt*in erfolgt (Feichtner et al., 2022).

Infolge des Gerichtsurteils im Fall „Postma" und weiteren, ähnlich gelagerten Fällen und der anhaltenden äußerst leidenschaftlich geführten Diskussionen um die in der niederländischen Bevölkerung umgangssprachlich „Euthanasie-Gesetz" genannte Legalisierung von Suizidassistenz und Tötung auf Verlangen kam es zur Gründung der Niederländischen Vereinigung für Freiwillige Euthanasie (NVVE) im Jahr 1973. Gemeinsam mit der Niederländischen Gesellschaft zur Förderung der Heilkunde (KNMG) setzte sich die NVVE für die soziale und gesellschaftliche Akzeptanz der Tötung auf Verlangen und des ärztlich assistierten Suizids ein.

Im Jahr 2002 trat das Gesetz zur Prüfung der aktiven Lebensbeendigung und der Hilfe zur Selbsttötung in Kraft. Diese gesetzliche Änderung bedeutete jedoch keine generelle Legalisierung der Tötung auf Verlangen und der Beihilfe zum Suizid. Der oberste Gerichtshof der Niederlande betonte in seiner Begründung, dass Euthanasie grundsätzlich rechtswidrig sei, räumte aber zugleich die Möglichkeit einer Rechtfertigung wegen Notstandes und damit Straffreiheit ein (Art. 40 nlStGB).

Unter bestimmten Voraussetzungen kommen Strafausschließungsgründe zum Tragen. Das niederländische Strafgesetzbuch sieht einen Strafausschließungsgrund zum Beispiel dann vor, wenn eine Person aus einem „übergesetzlichen Notstand" heraus eine Straftat begeht (Grundmann, 2004, S. 26). Ein derartiger Notstand kann z. B. vorliegen, wenn verschiedene ärztliche Pflichten kollidieren, etwa wenn die Pflicht zur Erhaltung des Lebens im Widerspruch zum Recht der Kranken auf Selbstbestimmung und zur Pflicht zur Leidenslinderung steht (Feichtner et al., 2022). Die genannten Strafausschließungsgründe gelten jedoch ausschließlich für Ärzt*innen, nicht für Pflegepersonen oder für Angehörige anderer Gesundheitsberufe.

Schon vor Inkrafttreten des „Euthanasie-Gesetzes" wurden Bedenken hinsichtlich der Gefahr eines möglichen Missbrauchs und Forderungen nach einer umfassenden Kontrolle geäußert. Daher entwickelte die Niederländische Gesellschaft zur Förderung der Heilkunde (KNMG) bereits 1990 zusammen mit dem Justizministerium ein landesweites Meldeverfahren für ärztlich durchgeführte Suizidbeihilfe und Tötung auf Verlangen.

Zugleich wurde von Regierungsseite die sogenannte „Remmelink-Kommission" einberufen, deren Aufgabe die Kontrolle der Euthanasie-Praxis war. In der ersten 1991 veröffentlichten Remmelink-Studie wurde dokumentiert, dass es in 1.000 Fällen zu Tötungen ohne Verlangen gekommen war (Benzenhöfer, 1999, S. 181). Daraufhin kam es zu einer gesetzlichen Verankerung des verpflichtenden Meldeverfahrens und Ärzt*innen, die Tötung auf Verlangen und Suizidassistenz unter Einhaltung der Sorgfaltskriterien und Meldepflicht durchführten, machten sich nun nicht mehr strafbar.

Die Einhaltung der Sorgfaltskriterien ist die wichtigste Voraussetzung dafür, dass Suizidassistenz und Tötung auf Verlangen von Ärzt*innen straffrei durchgeführt werden können.

Der Arzt bzw. die Ärztin muss ...

a. zu der Überzeugung gelangt sein, dass es sich um eine freiwillige und wohlüberlegte Bitte des/der Patient*in handelt.
b. zu der Überzeugung gelangt sein, dass es sich um ein aussichtsloses und unerträgliches Leiden des/der Patient*in handelt.
c. die Patient*innen über die Situation, in der sich diese befinden, und deren Aussichten aufgeklärt haben.
d. mit dem/der Patient*in zu der Überzeugung gelangt sein, dass es für die Situation, in der dieser/diese sich befindet, keine vernünftige andere Lösung gibt.
e. mindestens eine/n andere/n unabhängige/n Ärzt*in zu Rate gezogen haben, der oder die den/die Patient*in gesehen und ein schriftliches Urteil über die Sorgfaltskriterien gemäß der Punkte a bis d abgegeben hat.

Sollte die sterbewillige Person zu diesem Zeitpunkt nicht mehr zu einem Gespräch in der Lage sein, müssen die Konsiliarärzt*innen ihr Urteil anhand aller anderen relevanten Umstände und verfügbaren Informationen abgeben. Das Gesetz verlangt also nicht, dass in jedem Fall eine verbale oder nonverbale Kommunikation mit dem/der Patient*in möglich sein muss (RTE, 2018, S. 33).

f. die Lebensbeendigung oder Beihilfe zur Selbsttötung medizinisch sorgfältig ausgeführt haben.

Bei allen gemeldeten Fällen von Suizidassistenz und Tötung auf Verlangen wird die Einhaltung dieser Sorgfaltskriterien überprüft. Diese retrospektiven Überprüfungen durch die RTE (Regionale Toetsingscommissies Euthanasie) betreffen jedoch ausschließlich die von Ärzt*innen selbst gemeldeten Daten. Es geht dabei weniger darum, ob die jeweilige Lebensbeendigung zulässig war, sondern vielmehr darum, ob das verpflichtende Procedere eingehalten wurde. Mit den vorgeschriebenen Sorgfaltskriterien soll einerseits möglichem Missbrauch vorgebeugt werden, andererseits soll damit auch gewährleistet werden, dass die lebensbeendenden Maßnahmen fachgerecht erfolgen.

Bereits bei der Verabschiedung des „Gesetzes über die Kontrolle der Lebensbeendigung auf Verlangen und der Hilfe auf Selbsttötung" 2002 legte die niederländische Regierung die Rahmenbedingungen für größtmögliche Transparenz und Kontrolle fest. So wurde nicht nur das verpflichtende Meldeverfahren eingeführt, es wurden auch fünf regionale Kontrollkommissionen installiert. Zu ihren Aufgaben zählen die Prüfung aller gemeldeten Euthanasiefälle, die Überprüfung der Einhaltung der Sorgfaltskriterien und auch die Erstellung eines jährlichen Berichts, um so die Öffentlichkeit über die Häufigkeit der Euthanasie, über die konkreten Fälle (anonymisiert) sowie über die getroffenen Urteile zu informieren (Feichtner et al., 2022). Jede dieser Kontrollkommissionen entscheidet selbst, ob sie Kontrollverfahren mit der Übermittlung ihrer Beurteilung des Falles abschließt oder das Verfahren unter weiterer Befragung des/der Ärzt*in und zusätzlicher Nachforschungen wiederholt. Ebenso obliegt es der jeweiligen Kommission, zu entscheiden, ob sie die Generalstaatsanwaltschaft und die Regionale Gesundheitsinspektion über zweifelhafte Fälle informiert.

Die regionalen Kontrollkommissionen müssen dem Gesundheits- und dem Justizministerium alljährlich einen gemeinsamen Jahresbericht mit anonymisierten Darstellungen der abgeschlossenen oder weitergeleiteten Fälle und der Statistiken zusammen mit Verbesserungsvorschlägen vorlegen. Diese Jahresberichte werden veröffentlicht.

Das Jahr 2022 markiert den 20. Jahrestag des Inkrafttretens des Gesetzes zur Lebensbeendigung auf Verlangen und den assistierten Suizid. Die RTE prüfen jeden Bericht auf der Grundlage der im Gesetz festgelegten Kriterien. In diesen 20 Jahren wurden insgesamt 91.565 Berichte über durchgeführte Lebensbeendigungen bei den RTE eingereicht. Bei 133 Fällen wurden die gesetzlichen Sorgfaltskriterien nicht erfüllt. Ein Fall führte zu einem Strafverfahren (RTE, 2023).

Im Jahr 2023 erhielten die regionalen Euthanasie-Prüfungsausschüsse (RTE) 9.068 Berichte über Tötung auf Verlangen bzw. über assistierte Suizide. Das entspricht einem Anstieg von 4 % im Vergleich zum Vorjahr und 5,4 % von sämtlichen Todesfällen in den Niederlanden. (RTE, 2023).

Laut diesem Jahresbericht der RTE für das Jahr 2023 wurden 8.860 Fälle von Tötung auf Verlangen gemeldet, 190 assistierte Suizide und in 18 Fällen eine Kombination aus beiden Verfahren. Zu einer derartigen Kombination kann es kommen, wenn der Tod bei einem assistierten Suizid nicht innerhalb der zuvor vereinbarten Zeit eintritt. Die Ärzt*innen verabreichen dann eine letale Dosis intravenös.

Die RTE stellten 2023 fest, dass die Ärzt*innen bei 5 Fällen nicht im Einklang mit den Kriterien der Sorgfaltspflicht gehandelt haben. Insgesamt wurden 4,4 % der eingereichten Berichte als fragwürdig eingestuft. Es ist zu bedenken, dass dabei natürlich nur die tatsächlich gemeldeten Fälle von assistierten Suiziden und Tötungen auf Verlangen erfasst wurden.

In den Niederlanden besteht großes Bemühen um Transparenz und um bestmögliche Kontrolle. Trotzdem kann Missbrauch keineswegs verhindert werden, wie die Praxis zeigt. Es liegen derzeit zwar noch keine aussagekräftigen Studien über die Einhaltung der Richtlinien und über eventuell aufgetretene Komplikationen bei assistiertem Suizid und Tötung auf Verlangen vor, aber es ist davon auszugehen, dass die Sorgfaltskriterien nicht immer eingehalten werden (Riley et al., 2019).

So kann sich zum Beispiel ein/e Ärzt*in jeglicher Kontrolle entziehen, wenn die Tötung auf Verlangen oder die Suizidassistenz nicht gemeldet wird. Auch ist davon auszugehen, dass jene Ärzt*innen, die sich nicht entsprechend an die Sorgfaltskriterien halten, keine Meldung über die erfolgte Lebensbeendigung machen. Aber selbst dann, wenn Ärzt*innen eine Tötung auf Verlangen oder eine Suizidassistenz melden, bei der die Sorgfaltskriterien nicht eingehalten wurden, sind keinerlei rechtliche Konsequenzen vorgesehen (Miller et al., 2017).

Ein besonderes Problem ist die Tatsache, dass auch nach Einführung des Euthanasiegesetzes und den entsprechenden Kontrollmechanismen Tötung ohne Verlangen keineswegs verhindert werden kann. So zeigte eine Untersuchung (van der Heide et al., 2017), dass es 2015 in den Niederlanden in 431 Fällen zu Tötung ohne Verlangen kam. Schätzungen zufolge könnte es in den Niederlanden jährlich etwa 1.000 Fälle von Tötung ohne Verlangen geben (Mason, 2020, S. 538, 561).

Eine nicht unerhebliche Dunkelziffer dürfte es bei Sedierungen mit Tötungsabsicht geben. Werden Patient*innen kontinuierlich tief sediert, mit dem Ziel, den Tod herbeizuführen, können damit nicht nur die Sorgfaltskriterien umgangen werden, es besteht auch keine Meldepflicht nach dem Euthanasiegesetz. Hinzu kommt, dass Ärzt*innen, die Medikamente mit der expliziten Absicht, den Tod zu beschleunigen, verabreichen, dies selten als Euthanasie oder als Lebensbeendigung klassifizieren, wenn sich die Patient*innen bereits in der Sterbephase befinden. In diesen Fällen werden die Handlungen meist als „palliative oder terminale Sedierung" eingestuft. Dies deutet darauf hin, dass die rechtliche Unterscheidung zwischen Euthanasie und Palliativmedizin in der klinischen Praxis nicht immer eindeutig ist (Overbeek et al., 2021). Die unscharfe Trennung zwischen Palliative Care und Euthanasie in den Niederlanden wird international kritisiert.

Auch bei der ärztlichen Totenbeschau ist Missbrauch möglich, etwa wenn das Versterben von Patient*innen als natürlicher Tod deklariert wird, obwohl aktiv lebensbeendende Maßnahmen gesetzt wurden. Seit Inkrafttreten des Euthanasiegesetzes wurde nur ein einziger Arzt zu einer Geldstrafe verurteilt, wegen Urkundenfälschung – er hatte „natürlicher Tod" auf dem Totenschein angegeben, obwohl es sich dabei um eine Tötung auf Verlangen mit Natrium-Pentobarbital gehandelt hatte (Feichtner et al., 2022).

Ungeachtet aller staatlichen Kontrolle und der Verpflichtung, assistierte Suizide und Tötungen auf Verlangen in den Niederlanden zu melden, entziehen sich zahlreiche Fälle jeglicher Kontrolle, indem schlicht eine Meldung unterbleibt. Das wirft die Frage auf, ob der Missbrauch nicht gerade durch die gesellschaftliche Akzeptanz und die Legalisierung der Tötung gefördert wird (Oduncu, 2007, S. 147).

Die 9.068 offiziell gemeldeten Euthanasie-Fälle, die im Jahr 2023 bereits über 5 % der gesamten Todesfälle ausmachen, zeigen, dass es längst nicht mehr um besondere Ausnahmefälle geht, sondern dass es fast schon normal geworden ist, auf diese Weise zu sterben.

3.2.1 Voraussetzungen für Zulassung zu assistiertem Suizid und Tötung auf Verlangen in den Niederlanden

In den Niederlanden ist die Zulassung von sterbewilligen Personen zu assistiertem Suizid und zu einer Tötung auf Verlangen nicht an das Vorliegen einer schweren und lebenslimitierenden Erkrankung gebunden. Es genügt ein von den Patient*innen als unerträglich erlebtes Leiden, das im Gesetzestext jedoch nicht näher definiert wird, um den konkreten Umständen des Einzelfalls Raum zu lassen (Gavela, 2013, S. 120). Das bedeutet, dass nicht nur terminal erkrankte Personen um eine Beendigung des Lebens ansuchen können, sondern zum Beispiel auch alte Menschen, die ihr Leben als sinnlos oder vollendet betrachten.

Eine wesentliche Voraussetzung für die Zulassung ist die Entscheidungsfähigkeit der sterbewilligen Person und auch, dass der Wunsch nach Tötung auf Verlangen oder Suizidassistenz frei und unbeeinflusst von äußerem Druck entstanden ist. Allerdings kann die Entscheidungskompetenz der Patient*innen bei bestimmten Erkrankungen zunehmend eingeschränkt sein oder zumindest schwanken. In diesem Fall sind das aktuelle Verhalten des/der Patient*in sowie eventuell zu einem früheren Zeitpunkt getätigte Äußerungen zu berücksichtigen. Besteht eine vollständige Unfähigkeit zur Kommunikation, kann unter bestimmten Umständen eine schriftliche Vorausverfügung anstelle einer mündlichen Anfrage gültig sein (Regional Euthanasia Review Committees, 2018, S. 18). Das gilt insbesondere für Personen mit fortgeschrittener Demenzerkrankung und Verlust ihrer Entscheidungskompetenz. Laut dem RTE-Bericht für 2023 wurde in diesem Jahr bei insgesamt 328 Patient*innen mit Demenz eine Euthanasie durchgeführt, 8 dieser Patient*innen waren nicht mehr entscheidungsfähig (RTE, 2023).

Liegt eine psychiatrische Erkrankung vor, durch die die Entscheidungsfähigkeit des/der Patient*in beeinträchtigt ist, muss neben dem obligatorischen Gutachten eines/einer zweiten Ärzt*in auch eine psychiatrische Beurteilung eingeholt werden.

Anders als in nahezu allen anderen Staaten sind in den Niederlanden nicht nur volljährige Personen zu assistiertem Suizid und zu Tötung auf Verlangen zugelassen, sondern auch Kinder und Jugendliche. Bei Minderjährigen im Alter zwischen 12 und 15 Jahren muss jedoch das Einverständnis der Eltern zur Lebensbeendigung vorliegen. Bei Jugendlichen im Alter von 16 bis 18 Jahren ist die Zustimmung der Eltern nicht erforderlich. Die Eltern müssen aber in die Entscheidungsfindung miteinbezogen werden.

Im Jahr 2023 gab es laut RTE-Jahresbericht zwei Fälle von Lebensbeendigungen bei Minderjährigen.

3.2.2 Tötung von Neugeborenen und Säuglingen

Die Tötung von Kindern unter 12 Jahren war bis 2004 auch in den Niederlanden ein Straftatbestand. Ungeachtet dessen kam es in mehreren Fällen zu Euthanasie an Neugeborenen mit schweren Behinderungen, die meisten dieser Fälle wurden jedoch nicht gemeldet. Seit Einführung des „Groningen Protokolls für Euthanasie an schwerkranken Neugeborenen" im Jahr 2004 bleibt die Tötung von Neugeborenen unter bestimmten Voraussetzungen ohne strafrechtliche Konsequenzen. Die ausführenden Ärzt*innen können nicht wegen Tötung Unmündiger (die nicht um Tötung auf Verlangen ersucht haben) belangt werden (Chervenak et al., 2009).

Bei der Entscheidung zur Lebensbeendigung von Neugeborenen und Säuglingen werden drei Kategorien unterschieden. Zur ersten Kategorie zählen Kinder, die trotz maximaler Pflege keine Überlebenschance haben, wie etwa Säuglinge mit Lungen- und Nierenhypoplasie. Kinder der zweiten Gruppe sind Säuglinge, die mit lebenserhaltenden Maßnahmen zwar überleben können, aber ohne Intensivtherapie in Kürze versterben werden. Es handelt sich dabei um Säuglinge mit schweren Hirnanomalien oder umfangreichen Organschäden, oft durch eine extreme Hypoxämie verursacht. Die dritte Kategorie betrifft jene Kinder, bei denen eine aussichtslose Prognose besteht und die nach Beurteilung der medizinischen Expert*innen und der Eltern ein als unerträglich empfundenes Leiden erfahren (Verhagen et al., 2005).

Seit Einführung des Groningen-Protokolls wurden relativ wenige Fälle von Tötungen bei terminal kranken oder schwerbehinderten Säuglingen gemeldet, in den RTE-Jahresberichten der Jahre 2007 bis 2017 wird von acht Fällen berichtet, und im Jahresbericht von 2021 scheint die Meldung eines Falles auf (RTE, 2022).

Die Entscheidung niederländischer Gerichte, die Tötung von Neugeborenen und Säuglingen unter bestimmten Voraussetzungen außer Strafe zu stellen, hat weltweit Protest und Empörung ausgelöst. Auch in der niederländischen Bevölkerung ist diese Praxis bis heute nicht unumstritten.

Zugleich wird aber auch darüber diskutiert, ob auch Kinder im Alter von bis zu 12 Jahren unter bestimmten Voraussetzungen Zugang zu assistiertem Suizid und Tötung auf Verlangen haben sollten. Auf Empfehlung von Kinderärzt*innen entschied das niederländische Gesundheitsministerium in Anlehnung an das Groningen Protokoll im Februar 2024, dass auch das Leben von Kindern bis zum

Alter von 12 Jahren auf Wunsch der Eltern aktiv beendet werden kann. Voraussetzungen dafür sind, dass sich das Kind in einer unerträglichen Leidenssituation befindet und dass alle Möglichkeiten der pädiatrischen Palliativbetreuung, einschließlich einer palliativen Sedierung, ausgeschöpft wurden (Staatscourant, 2024)

3.2.3 Assistierter Suizid und Tötung auf Verlangen bei Demenz

In den Niederlanden sind auch an Demenz erkrankte Personen dazu berechtigt, Suizidassistenz oder Tötung auf Verlangen zu beantragen, vorausgesetzt sie befinden sich in einem frühen Stadium der Erkrankung und sind noch entscheidungsfähig. Ist die Erkrankung jedoch fortgeschritten und mit einer Einschränkung oder dem Verlust der Entscheidungsfähigkeit verbunden, gilt mittlerweile auch eine vorab verfasste Verfügung.

Diese Vorausverfügungen für den Fall einer künftigen demenzbedingten Entscheidungsunfähigkeit sind ethisch und auch juristisch umstritten. Nach einem Entscheid des niederländischen Obersten Gerichtshofes vom 21. April 2020 gilt die Tötung auf Verlangen aufgrund einer Vorausverfügung aber unter bestimmten Voraussetzungen auch bei Menschen mit fortgeschrittener Demenz als zulässig.

Die für die Durchführung der Lebensbeendigung verantwortlichen Ärzt*innen müssen jedoch belegen, dass die sterbewillige Person (derzeit) tatsächlich unerträglich leidet. Als Beispiele, aus denen dieses Leiden abgeleitet werden kann, gelten Trauer, Ablehnung von Essen und Trinken oder Abwendung (Feichtner et al., 2022).

Das ist insofern bemerkenswert, als es bei Menschen mit Demenz zahlreiche andere Gründe für die Ablehnung von Essen und Trinken gibt. Ebenso kann die Tatsache, dass sich ein/e Patient*in mit Demenz abwendet, vielfältige Ursachen haben. Dies als „unerträgliches Leiden" zu interpretieren, erscheint mehr als fragwürdig.

> „Die Ärztin hatte einer Demenzpatientin zunächst ohne deren Zustimmung ein Beruhigungsmittel in den Kaffee gemischt. Als sich die 80-Jährige mit Händen und Füßen gegen die tödliche Injektion wehrte, holte die Ärztin die Angehörigen zu Hilfe, um die Frau festzuhalten. Wie sich herausstellte, gab es keine gültige Erklärung, wonach die Frau den Wunsch hatte, getötet zu werden. Die Ärztin begründete ihre Vorgangsweise, dass die Frau aus ihrer Sicht unerträglich leide. Da die Medizinerin laut Ansicht der Regionalen Tötungskommission Euthanasie „in gutem Glauben gehandelt" habe, wurde der Fall nicht weiter verfolgt" (APA-Meldung, 10.2.2017 zit. nach DER STANDARD vom 10.02.2017).

Die Ausweitung der Zulassung von Tötung auf Verlangen auf Personen mit Demenz ist insgesamt als sehr kritisch zu betrachten, insbesondere wenn sie auf einer Vorausverfügung basiert. Die allgemeinen Vorstellungen von einem Leben mit Demenz sind meist sehr angstbesetzt und es besteht nur ein geringes Wissen darüber, dass Menschen mit Demenz bei adäquater Betreuung durchaus Freude und Lebenszufriedenheit erfahren können.

Bereits 2017 hat der Psychiater Boudewijn Chabot, ein klarer Befürworter des Euthanasie-Gesetzes der Niederlande, sein Erschrecken über die Zunahme der Lebensbeendigungen bei Personen mit Demenz geäußert. Er stellt fest: „Das System in den Niederlanden ist entgleist" (Chabot, 2017).

Im niederländischen Jahresbericht 2021 sind 215 Tötungen auf Verlangen bei Menschen mit Demenz dokumentiert. Sechs dieser Patient*innen wurden als nicht mehr entscheidungsfähig beurteilt. Im Jahr 2023 waren es 336 Fälle von Euthanasie bei Patient*innen mit Demenz. Acht dieser Meldungen betrafen Personen in einem fortgeschrittenen oder sehr fortgeschrittenen Stadium der Demenz. Sie waren weder entscheidungsfähig, noch waren sie dazu in der Lage, einen eventuellen, diesbezüglichen Wunsch zu kommunizieren. Bei diesen Patient*innen wurde der Wunsch nach Tötung auf Verlangen aus ihren Patientenverfügungen entnommen.

> Aufgrund der Symptome einer ca. 70-jährigen Patientin wurde etwa zweieinhalb Jahre vor ihrem Tod eine Demenzerkrankung diagnostiziert. Sie errichtete eine sogenannte Demenzverfügung bei einem Notariat. In dieser Verfügung hatte die Patientin angegeben, dass sie sterben wolle, wenn sie sich im Endstadium der Erkrankung befindet, in dem keine wirksame Behandlung mehr möglich ist.
>
> Die Patientin hatte außerdem eine zusätzliche Patientenverfügung mit dem Titel „Angst vor der Zukunft" verfasst. Darin hatte sie geschrieben, dass sie den Verlust ihrer Würde befürchtet, wenn sie nicht mehr richtig denken und sich nicht mehr selbst versorgen könne. Die Patientin wollte nicht von anderen Menschen abhängig sein; sie wollte ein würdevolles Ende ihres Lebens.
>
> Der Ehemann der Patientin wandte sich an das Euthanasia Expertise Centre (EE), weil ihr Hausarzt bei Demenz nicht dazu bereit war, Euthanasie zu leisten. Ein Arzt dieser Organisation besuchte die Patientin erstmals neun Monate vor ihrem Tod und einen Monat später erneut. Während dieser beiden Besuche sagte die Patientin Dinge, die darauf hindeuteten, dass sie bei ihrem Ehemann bleiben wollte. Zweieinhalb Monate vor ihrem Tod nahm der Ehemann der Patientin erneut Kontakt zu dem Arzt auf. Er bat den Arzt, dem Wunsch seiner Frau nach Euthanasie zu gewähren. Die Patientin war nicht mehr in der Lage, ihren Wunsch selbst zu äußern. Der Arzt besuchte die Patientin noch vier weitere Male und er kam zu dem Schluss, dass die Patientin in Bezug auf

> ihren Wunsch nach Euthanasie nicht entscheidungsfähig war. Ihr Zustand hatte sich stark verschlechtert. Nach Ansicht des Arztes entsprach die aktuelle Situation dem, den die Patientin in ihrer Patientenverfügung beschrieben hatte. Die Tötung auf Verlangen wurde durchgeführt (RTE, 2023).

Ohne Zweifel wirft die Tötung von nicht entscheidungsfähigen Personen mit Demenz besondere ethische und moralische Fragen auf. Daher betont die KNMG, die niederländische Berufsorganisation für Ärzt*innen, in ihren aktuellen Richtlinien die Notwendigkeit einer besonderen Sorgfalt in der Beurteilung von Anträgen auf Euthanasie, wenn sie Personen mit Demenz betreffen. Und ergänzend wird festgehalten, dass eine Euthanasie bei einem/einer nicht einwilligungsfähigen Patient*in mit fortgeschrittener Demenz immer nur auf der Grundlage eines schriftlichen Antrags möglich ist, den der/die Patient*in selbst gestellt hat, als er/sie noch bei klarem Verstand und entscheidungskompetent war (KNMG/KNMP, 2021).

3.2.4 Assistierter Suizid und Tötung auf Verlangen aufgrund von Leiden am Leben

Ein weiterer sehr kontrovers diskutierter Aspekt der niederländischen Euthanasie-Praxis ist die Tatsache, dass assistierter Suizid und Tötung auf Verlangen auch ohne zugrundeliegende Erkrankung durchgeführt werden. Zunehmend gilt auch das „Leiden am Leben" als ausreichende Motivation für eine Beendigung des Lebens. Die Royal Dutch Medical Association (KNMG) definiert das Leiden am Leben wie folgt:

> „Leiden an der Aussicht, weiterleben zu müssen, in einer Weise weiterleben zu müssen, in der keine oder nur eine mangelhafte Lebensqualität vorhanden ist. Eine wahrgenommene Lebensqualität, die zu einem anhaltenden Sterbewunsch führt, auch wenn die fehlende oder mangelhafte Lebensqualität nicht in irgendeinem oder signifikanten Ausmaß durch einen identifizierbaren somatischen oder psychischen Zustand erklärt werden kann" (Royal Dutch Medical Association – KNMG, 2017, S. 6).

Im öffentlichen Diskurs gelten Begriffe wie „abgeschlossenes Leben" (completed life) oder „am Leben leidend" als Synonym für die Lebensmüdigkeit oder Lebenssattheit alter und hochaltriger Menschen. Bereits 2011 plädierte die KNMG dafür, auch eine Kumulation von altersbedingten Beschwerden, von funktionellen Verlusten und die Wahrnehmung, mit dem Leben „fertig" (completed life) zu sein, als Grund für eine Tötung auf Verlangen oder einen assistierten Suizid zuzulassen.

Im Jahr 2020 gab es den neuerlichen Vorschlag einer linksliberalen Partei, nach dem Personen ab 75 Jahren mit „einem langfristigen und unveränderlichen Wunsch zu sterben" grundsätzlich eine Zulassung zu Euthanasie haben sollten, wenn sie den Eindruck haben, ihr Leben sei „vollständig", auch dann, wenn keine physischen oder psychischen Leiden vorliegen (Satalkar & van der Geest, 2020). Künftig soll gelten: wer am Leben leidet, darf es legitim beenden lassen.

3.2.4.1 Assistierter Suizid und Tötung auf Verlangen bei multiplen geriatrischen Syndromen

Eine andere Ausweitung der Zulassungskriterien betrifft altersbedingte Einschränkungen oder, wie es in den RTE-Berichten heißt, multiple geriatrische Syndrome. Darunter fallen die Verminderung der Seh- und Hörfähigkeit, Osteoporose und ihre Folgen, Arthrose, Gleichgewichtsstörungen und altersbedingte kognitive Beeinträchtigungen.

Es wird argumentiert, dass diese Symptome, je nach Lebensgeschichte, Persönlichkeit, Wertvorstellungen und Belastbarkeit der alten Menschen ein Leiden hervorrufen können, das die Betroffenen als unerträglich empfinden. Laut RTE-Jahresbericht 2023 wurde die Euthanasie bei 349 Personen aufgrund eines multiplen geriatrischen Syndroms durchgeführt (RTE, 2024).

In Anbetracht der auch in den Niederlanden zunehmenden Probleme in der Versorgung alter Menschen und dem steigenden Mangel an qualifiziertem Pflege- und Betreuungspersonal ist zu erwarten, dass die Anträge alter Menschen auf eine Zulassung zur Tötung auf Verlangen oder Suizidassistenz künftig weiter zunehmen werden. Ein wesentlicher und nicht zu unterschätzender Faktor ist dabei auch die wachsende Einsamkeit alter Menschen.

3.2.5 „Lastwillpill" als Lösung?

Im Zusammenhang mit dieser zunehmend prekären Situation in der Versorgung alter Menschen hat die Idee der sogenannten „Lastwillpill" neue Aktualität erlangt. Nach einem Vorschlag von Hub Drion, einem Richter des Obersten Gerichtshofs (1991), sollten Personen ab 75 Jahren und auch Personen mit psychiatrischen Erkrankungen, mit chronischen Erkrankungen und mit Demenz Zugang zu einem kostenlosen tödlichen Medikament haben, ohne dafür eine/n Ärzt*in einbeziehen zu müssen. Die niederländische Voluntary Euthanasia Foundation (NVVE) fordert die Zulassung der „Lastwillpill" seit Jahren, neuerdings mit der Einschränkung, dass die Pillen nur von Apotheken oder Hausärzt*innen ausgegeben werden sollen.

Die NVVE betont auf ihrer Homepage jedoch, dass sie die Forderung um die Zulassung der „Lastwillpill" klar als von der Euthanasie-Diskussion getrennt betrachte, da Euthanasie „als mögliche Lösung eines medizinischen Problems gedacht ist, während die Lastwillpill als mögliche Lösung eines sozialen Problems in den gesellschaftlichen Bereich gehört" (NVVE, 2020).

Es ist ein äußerst bedenklicher Ansatz, dem sozialen Problem der Einsamkeit alter Menschen mit einer frei verfügbaren lebensbeenden Pille zu begegnen. Sterbewünsche und der Wunsch nach assistiertem Suizid sind selten stabil, oft situativ getriggert und nur selten anhaltend. Wenn ein letales Medikament wie die geforderte „Lastwillpill" niederschwellig verfügbar wäre, dann wären auch zahlreiche Suizide alter Menschen aufgrund einer momentanen, überfordernden Situation zu erwarten. Der Einsamkeit der alten Menschen und den Herausforderungen ihrer Versorgung mit dem Angebot einer tödlichen Pille zu begegnen wäre nicht nur zynisch, es würde auch das Ende der Solidargemeinschaft bedeuten.

3.2.6 Das Expertisezentrum Euthanasie

Die NVVE, die niederländische Gesellschaft für das Recht auf Sterben, eröffnete am 1. März 2012 die erste Levenseindekliniek (Lebensende-Klinik), ein Kompetenzzentrum für lebensbeendende Maßnahmen. Die ursprüngliche Idee dahinter war, damit eine stationäre Einrichtung zu schaffen, in der Menschen, für die eine Beendigung des Lebens zu Hause nicht möglich ist, sterben können. Es zeigte sich jedoch, dass dafür kaum Bedarf besteht, da nahezu alle der sterbewilligen Patient*innen die häusliche Umgebung bevorzugten.

Im September 2019 wurde der Name der „Levenseindekliniek" in Expertisezentrum Euthanasie geändert. Dieses Expertisezentrum berät und unterstützt Ärzt*innen und Pflegefachpersonen bei der Beantragung und Durchführung von Tötung auf Verlangen und Suizidassistenz. Darüber hinaus werden auch Schulungen und Fortbildungen dazu angeboten. Das Expertisezentrum unterstützt aber auch Patient*innen, deren Hausärzt*in eine Durchführung lebensbeendender Maßnahmen ablehnt.

Das Expertisezentrum Euthanasie verfügt über ein landesweites Netzwerk mit 150 Ärzt*innen und Pflegepersonen. Die einzelnen Teams, jeweils bestehend aus Medizin und Pflege, prüfen die Anträge und innerhalb von 24 Stunden nach Erhalt der Anfrage setzt sich der/die Ärzt*in mit den Hausärzt*innen der sterbewilligen Personen in Verbindung. Es wird abgeklärt, ob der/die Hausärzt*in die

Anfrage für Euthanasie mit Unterstützung und Anleitung des Expertisezentrums selbst bearbeiten möchte.

Falls das von hausärztlicher Seite abgelehnt wird, übernimmt das Expertisezentrum die Anfrage und, vorausgesetzt das Ansuchen entspricht den Kriterien, auch die Durchführung. Mehr als die Hälfte aller anfragenden Personen ist älter als 70 Jahre. 60 Prozent der Anfragen kommen von Frauen und jedes zehnte Ansuchen ist von Personen mit psychiatrischen Erkrankungen. Ähnlich hoch sind auch die Anfragen aufgrund von Demenz, wobei derzeit eine von 10 dieser Anfragen eine Zulassung erhält (Feichtner et al., 2022).

Die Anzahl der Ärzt*innen, die eine Beratung des Expertisezentrums in Anspruch nehmen, steigt kontinuierlich. Es nehmen auch zunehmend mehr Psychiater*innen den Beratungsdienst des Expertisezentrums in Anspruch. Da die Anfragen von Personen mit psychiatrischen Erkrankungen insgesamt steigen und die Wartezeit für diese Patient*innen aufgrund des Mangels an psychiatrischen Fachärzt*innen inzwischen bis zu 2 Jahren betragen kann, startete das Expertisezentrum Euthanasie 2020 eine Rekrutierungs- und Sensibilisierungskampagne für psychiatrische Fachärzt*innen.

Im Jahr 2023 erhielt das Kompetenzzentrum Euthanasie insgesamt 4.508 Anfragen. Die Anzahl der Lebensbeendigungen durch Mitarbeiter*innen dieser Organisation lag im Jahr 2023 bei 1.962 (Stichting Expertisecentrum Euthanasie, 2024).

3.2.7 Die Praxis

Im niederländischen Gesundheitssystem sind die Hausärzt*innen von besonderer Bedeutung. Sie, bzw. ihre Vertretung sind rund um die Uhr erreichbar und für viele Patient*innen sind sie langjährige Vertrauenspersonen. Daher sind die Hausärzt*innen auch meist die ersten Ansprechpersonen bei einem Wunsch nach assistiertem Suizid oder nach Tötung auf Verlangen. Die meisten Hausärzt*innen sind auch dazu bereit, ihre Patient*innen bis zur Beendigung des Lebens zu betreuen und zu begleiten und häufig erfolgt auch die Durchführung der Suizidassistenz oder der Tötung auf Verlangen durch den/die jeweilige Hausärzt*in.

Im Jahr 2022 erfolgten über 80 Prozent der Lebensbeendigungen durch Hausärzt*innen (RTE, 2023). Ärzt*innen sind jedoch keineswegs dazu verpflichtet und die Patient*innen haben auch keinen Anspruch auf eine Unterstützung ihrer Hausärzt*innen bei aktiver Beendigung des Lebens. Die Entscheidung zu einer Euthanasie wird von den Patient*innen in Absprache mit dem/der jeweiligen Ärzt*in getroffen. Ärzt*innen können ihre Beteiligung an Euthanasie aus Gewissensgründen ablehnen, allerdings sind sie verpflichtet, die sterbewilligen Patient*innen an andere, dazu bereite Kolleg*innen zu überweisen.

Bei Bedarf steht den Ärzt*innen eine Beratung und Unterstützung durch sogenannte SCEN-Ärzt*innen zur Verfügung. SCEN ist ein Programm des Niederländischen Ärzteverbandes (KNMG), das vom Gesundheitsministerium finanziert wird. Im Rahmen des SCEN-Programmes werden Ärzt*innen darin ausgebildet, Kolleg*innen fachkundig und unabhängig zu beraten und sie supervisorisch zu begleiten, wenn diese mit einem Ansuchen um Euthanasie oder Beihilfe zum Suizid konfrontiert werden. SCEN-Ärzt*innen führen selbst jedoch keine lebensbeendenden Maßnahmen durch, ihre Aufgabe ist die Beratung der Kolleg*innen, nicht nur in Fragen um Euthanasie und Suizidassistenz, sie stehen auch beratend in Fragen zur palliativen Betreuung zur Verfügung (Feichtner et al., 2022).

Zur Einhaltung der Sorgfaltspflichten müssen Ärzt*innen, die eine Tötung auf Verlangen oder auch eine Suizidassistenz durchführen, zuvor zumindest eine andere unabhängige Ärztin zu Rate gezogen haben. In den meisten Fällen wird diese Zweitmeinung und Begutachtung, wie von der KNMG gefordert, von SCEN-Ärzt*innen geleistet. Der Bericht des/der konsiliarischen SCEN-Ärzt*in und deren Schlussfolgerungen sind für die Entscheidung der behandelnden Ärzt*innen hinsichtlich einer Lebensbeendigung jedoch nicht bindend, auch bei einer negativen Beurteilung durch den/die SCEN-Ärzt*in können sich die behandelnden Ärzt*innen dazu entscheiden, die Lebensbeendigung durchzuführen (Giese et al., 2011, S. 105).

Die meisten der sterbewilligen Patient*innen entscheiden sich dafür, ihr Leben in der vertrauten häuslichen Umgebung zu beenden. Laut Jahresbericht der RTE für 2023 waren das fast 80 % (RTE, 2024). Für die Durchführung gelten die Guidelines for the Practice of Euthanasia and Physician-Assisted Suicide der Royal Dutch Medical Association (KNMG).

Im Jahr 2023 erfolgten 9.068 Meldungen. Bei 8.860 der Fälle handelte es sich um Tötung auf Verlangen, 190 Berichte betrafen assistierten Suizid und bei 18 der gemeldeten Fälle handelte es sich um eine Kombination aus beiden Verfahren.

Zu einer Kombination aus Suizidbeihilfe und Tötung auf Verlangen kann es kommen, wenn Patient*innen bei einem assistierten Suizid nicht innerhalb der vorgesehenen Zeit versterben und der/die Ärzt*in daraufhin eine Tötung auf Verlangen vornimmt (RTE, 2022). Meist wird zwischen Patient*in und Ärzt*in eine Zeitspanne von der Einnahme des Suizidmittels bis zum Eintritt des Todes von maximal 2 Stunden vereinbart. Für den Fall, dass der/die suizidwillige Patient*in nicht innerhalb dieses Zeitraumes verstirbt, wird empfohlen, zusätzliche Medikation für eine Tötung auf Verlangen bereitzuhalten. Alle bisher vorliegenden Daten zeigen, dass es sich bei nahezu allen in den Niederlanden gemeldeten Fällen um Tötung auf Verlangen handelt, vergleichsweise wenige Patient*innen beenden ihr Leben durch einen assistierten Suizid.

Den Richtlinien der KNMG entsprechend wird bei einem assistierten Suizid nach der empfohlenen, prophylaktischen Gabe eines Antiemetikums Secobarbital oder Pentobarbital meist oral verabreicht. Der/die verantwortliche Ärzt*in muss in unmittelbarer Nähe des/der Patient*in bleiben, um bei Auftreten von Komplikationen rasch eingreifen zu können. Verstirbt der/die Patient*in nicht innerhalb der erwarteten und zuvor vereinbarten Zeitspanne, müssen die Ärzt*innen aktiv Maßnahmen setzen, um das Leben zu beenden. Daher wird bei jedem/jeder Patient*in im Vorfeld standardmäßig ein intravenöser Zugang angelegt (RTE, 2018).

Auch für eine Tötung auf Verlangen gelten die Guidelines for the Practice of Euthanasia and Physician-Assisted Suicide der Royal Dutch Medical Association (KNMG). Fakultativ kann eine Prämedikation durch Midazolam intravenös oder oral erfolgen, danach wird ein Koma-induzierendes Mittel wie Thiopental oder Propofol empfohlen (KNMG/KNMP, 2021). Wenn Ärzt*innen sich dazu entscheiden, von diesen Vorgaben der KNMG abzuweichen, müssen sie dies hinreichend begründen können.

Es ist nicht zulässig, dass Ärzt*innen die Verabreichung der letalen Substanzen an andere Personen, wie etwa Pflegefachpersonen oder Angehörige, delegieren. Alle Schritte des Prozesses müssen von den Ärzt*innen selbst durchgeführt werden. Der/die verantwortliche Ärzt*in muss bei dem/der Patient*in anwesend bleiben, bis der Tod eingetreten ist. Nach dem Versterben des/der Patient*in müssen die verantwortlichen Ärzt*innen eine Meldung an die kommunale Pathologie und auch an die zuständige Regionale Kontrollkommission (Regionale Euthanasia Review Committee) machen. Anstelle eines Totenscheines ist dem Totenbeschauer eine „Mitteilung der Todesursache", ein vom Bundesministerium vorformulierter Bericht über die „Einhaltung der [...] Sorgfaltskriterien", zu übergeben (RTE, 2018, S. 37).

Wurde die Euthanasie bei einer entscheidungsunfähigen Person durchgeführt, müssen die Ärzt*innen zusätzlich ein frei formuliertes schriftliches Dokument beifügen, in welchem die sterbewillige Person die Bitte um Tötung auf

Verlangen vorsorglich im Sinne einer Vorausverfügung festgehalten hat. Jene Ärzt*innen, die die Totenbeschau durchführen, sind verpflichtet, die vollständige Meldung über die erfolgte Euthanasie unverzüglich und zusammen mit den von den behandelnden Ärzt*innen erhaltenen Dokumenten an die zuständige Regionale Kontrollkommission zu senden. Bei Verdacht auf eine außerhalb des Kontrollverfahrens durchgeführte Tötung auf Verlangen oder Suizidbeihilfe besteht die Verpflichtung, die zuständige Staatsanwaltschaft zu informieren.

Im niederländischen Euthanasie-Gesetz finden sich keine Angaben zur Rolle von Pflegefachpersonen im Prozess einer Lebensbeendigung. Analog zu internationalen Studien sind auch die Pflegepersonen in den Niederlanden häufig die ersten, die mit einem Wunsch nach Beendigung des Lebens konfrontiert werden und ihre Aufgabe ist es, die Hintergründe des Sterbewunsches zu ermitteln (Pesut et al., 2019). Pflegefachpersonen beraten die Patient*innen und sie überprüfen auch, ob bereits alle Möglichkeiten palliativer Betreuung ausgeschöpft wurden. In den Teams des Expertisezentrums sind Pflegepersonen in allen Fragen zu assistiertem Suizid und Tötung auf Verlangen beratend tätig.

Es ist jedoch die freie Entscheidung der Pflegepersonen, ob sie sich an der Durchführung von Suizidassistenz oder Tötung auf Verlangen beteiligen wollen. Nach älteren Studien stehen Pflegende aus persönlichen und moralischen Gründen einer möglichen Beteiligung an einer Suizidassistenz oder Tötung auf Verlangen eher ablehnend gegenüber (van Bruchem-van de Scheur et al., 2008). Aktuelle Daten aus den Niederlanden sind nicht verfügbar. Es kann aber davon ausgegangen werden, dass sich die Haltung der niederländischen Pflegenden, wie auch in anderen Ländern, im Sinne einer zunehmenden Bereitschaft verändert.

Die bisherige Betreuung und Versorgung der Patient*innen wird aber in jedem Fall auch nach Antragstellung für Euthanasie aufrechterhalten und die Pflegepersonen bieten, unabhängig von ihrer persönlichen Einstellung, den Patient*innen und auch ihren Angehörigen die erforderliche Unterstützung.

Entscheiden sich Pflegepersonen zu einer Beteiligung an der Durchführung eines assistierten Suizides oder einer Tötung auf Verlangen, übernehmen sie oft die Vorbereitungen, wie z. B. die Anlage des venösen Zuganges. Pflegepersonen dürfen jedoch keine Maßnahmen setzen, die unmittelbar zur Beendigung des Lebens führen. Eine der wichtigsten Aufgaben der Pflegepersonen bei assistiertem Suizid und Tötung auf Verlangen ist die Versorgung der Verstorbenen und die Unterstützung der Angehörigen in der Gestaltung des Abschiedes.

3.3 Assistierter Suizid in der Schweiz

Wenn Patient*innen äußern, dass sie „am liebsten in die Schweiz fahren würden", galt das früher oft als Metapher für einen Wunsch nach Suizidassistenz. Bereits seit 1942 besteht in der Schweiz eine besondere Rechtslage zum assistierten Suizid. Es ist damit medizinischen Lai*innen erlaubt, Beihilfe zum Suizid zu leisten, vorausgesetzt dieser Hilfe liegen nicht selbstsüchtige, insbesondere finanzielle Motive zugrunde (Art. 115 StGB). Diese Gesetzeslage ist jedoch nicht das Ergebnis einer bewusst liberalen Politik, sondern das unbeabsichtigte Resultat einer Lücke im Schweizerischen Strafgesetzbuch, das Suizidassistenz nicht bestraft, wenn die unterstützende Person nicht aus selbstsüchtiger Motivation handelt (Andorno, 2013, S. 7).
Die für die Dienste einer Suizidhilfe-Organisation erhobene Aufwandsentschädigung fällt nicht unter das Merkmal des selbstsüchtigen Beweggrundes, sofern die Zahlungen der sterbewilligen Person nur die administrativen Kosten der Organisation decken (Niggli & Wiprächtiger, 2018).

Die Kosten für eine Suizidassistenz sind mit ca. EUR 10.000 keineswegs gering und es werden immer wieder Zweifel geäußert, ob diese Kosten tatsächlich nur zur Deckung des anfallenden Aufwandes dienen. So haben etwa ehemalige ehrenamtliche Mitarbeiter*innen von Dignitas, einer der Suizidhilfe-Organisationen, behauptet, dass die Organisation „Geschäfte mit dem Tod" mache (Hall, 2009).

Die direkte Demokratie in der Schweiz ermöglicht es ihren wahlberechtigten Bürger*innen, in Sachfragen abschließend zu entscheiden. In verschiedenen Volksabstimmungen hat sich die Schweizer Bevölkerung klar für die Beibehaltung der legalen Suizidassistenz ausgesprochen. Obwohl es in den letzten Jahren mehrere Anträge gab, das Gesetz zu erweitern, bleibt Tötung auf Verlangen gemäß Art. 114 StGB in der Schweiz bis auf Weiteres strafbar.

In der Schweiz ist es auch den Angehörigen und Bezugspersonen von sterbewilligen Personen erlaubt, Unterstützung bei einem frei- bzw. eigenverantwortlichen Suizid zu leisten. Suizidhilfe durch Personen, die den Patient*innen nahe stehen, kommt aber kaum vor. Nahezu alle suizidwilligen Patient*innen wenden sich dafür an eine der bekannten Suizidhilfe-Organisationen.

Diese Organisationen sind meist als Vereine oder Stiftungen tätig. Derzeit gibt es in der Schweiz sechs Organisationen, die Beihilfe zum Suizid anbieten. Vier davon haben sich auf die Suizidhilfe bei ausländischen Patient*innen spezialisiert.

- EXIT (deutsche Schweiz) ▸ nur für Schweizer Staatsbürger*innen oder Personen mit nachweislich festem Wohnsitz in der Schweiz

- Exit A.D.M.D. (französische Schweiz) ► Personen mit Hauptwohnsitz in der Schweiz
- EX International ► für Personen aus allen Ländern
- Dignitas ► für Personen aus allen Ländern
- Lifecircle ► in Zusammenarbeit mit Stiftung Eternal Spirit – für Personen aus allen Ländern
- Pegasos Swiss Association ► für Personen aus allen Ländern

So hat der Großteil der Mitglieder von Dignitas einen ausländischen Wohnsitz. Laut offizieller Statistik von Dignitas hat der Verein seit seiner Gründung 1998 bis Ende 2023 bei insgesamt 3.916 Menschen Beihilfe zum Suizid geleistet, darunter waren 86 Personen aus Österreich (Dignitas, 2024).

Die Zulassung zum assistierten Suizid erfolgt nach organisationsinternen Kriterien (Vilpert et al., 2020, S. 2). Das bedeutet auch, dass die jeweilige Organisation, die den Antrag auf Suizidbeihilfe erhält, darüber entscheidet, ob die Voraussetzungen für eine Suizidassistenz gegeben sind. Die Zulassungskriterien der Suizidhilfe-Organisationen sind unterschiedlich, so bietet etwa Dignitas sogenannte „Freitodbegleitungen" nicht nur terminal kranken Personen mit begrenzter Lebenserwartung an, sondern auch psychisch oder psychiatrisch Kranken und Menschen mit Demenz. Laut Statistik ist ca. ein Drittel aller Menschen, die in der Schweiz mit Suizidhilfe aus dem Leben gehen, nicht terminal krank (Büche, 2021, S. 15).

Der Tod durch assistierten Suizid ist in der Schweiz inzwischen zu einer weitgehend gebilligten Form des Lebensendes geworden und in den vergangenen Jahren haben die Todesfälle durch assistierten Suizid in der Schweiz stetig zugenommen. Verantwortlich dafür könnte einerseits das Fehlen einer klaren Reglementierung sein, andererseits aber auch eine zunehmend offene und liberale Haltung der Gesellschaft gegenüber dem assistieren Suizid (Gamondi, 2020, S. 6). Vor allem bei älteren Schweizer*innen zeigt sich eine steigende Akzeptanz (81,7 %) des assistierten Suizids (Vilpert et al., 2020, S. 6). Daher wird das Angebot der Beihilfe zum Suizid zunehmend auch von Bewohner*innen von Pflegeheimen und Behinderteneinrichtungen in Anspruch genommen (Tolmein et al., 2017, S. 302).

Bisher konnten die betreffenden Institutionen gemeinsam mit Heimleitung und Pflegedienstleitung entscheiden, ob sie eine Suizidassistenz durch eine der Organisationen in ihrem Haus zulassen. Es zeigte sich, dass längst nicht alle Altenpflegeheime dazu bereit sind, die Tätigkeit der Suizidhilfe-Organisationen in ihrer Einrichtung zu dulden. Daher kam es wiederholt zur Forderung nach einer gesetzlich verankerten Verpflichtung. In einigen Regionen verlieren Pflegeheime die finanzielle Unterstützung des Kantons, wenn sie Suizidassistenz in ihrer Institution nicht zulassen.

In den Krankenanstalten ist die Umsetzung des assistierten Suizides erschwert. Bisher ist es in zwei öffentlich-rechtlichen Krankenhäusern möglich, Beihilfe zum Suizid in Anspruch zu nehmen: in den Universitätskliniken von Lausanne und Genf (Büche, 2021, S. 15).

Neben den jeweiligen Zulassungskriterien der verschiedenen Organisationen gelten in der Schweiz die Empfehlungen der Nationalen Ethikkommission als Mindestanforderungen und Kriterien für eine Beihilfe zum Suizid:

- Urteilsfähigkeit im Hinblick auf die Entscheidung, das eigene Leben mit Hilfe eines Dritten zu beenden.
- Der Suizidwunsch ist aus einem schweren, krankheitsbedingten Leiden entstanden.
- Psychisch kranken Menschen, bei denen die Suizidalität ein Ausdruck oder Symptom der Erkrankung ist, soll keine Suizidbeihilfe gewährt werden.
- Der Sterbewunsch ist dauerhaft und konstant, er ist nicht aus einem Affekt oder aus einer absehbar vorübergehenden Krise entstanden.
- Der Wunsch zum Suizid ist frei von äußerem Druck zustande gekommen.
- Alle alternativen Optionen sind abgeklärt, mit dem Suizidwilligen erwogen und geprüft, sowie gemäß seinem Wunsch ausgeschöpft.
- Persönliche, mehrmalige Kontakte und intensive Gespräche sind unabdingbar. Eine Abklärung aufgrund einer einmaligen Begegnung oder auf dem Korrespondenzweg ist ausgeschlossen.
- Eine unabhängige Zweitmeinung kommt zum gleichen Schluss

(Nationale Ethikkommission im Bereich Humanmedizin, 2006).

Obwohl Suizidbeihilfe in der Schweiz seit vielen Jahrzehnten legal ist, werden Todesfälle durch assistierten Suizid erst seit 2009 systematisch erfasst. Dabei zeigt sich, dass den genannten Mindestanforderungen nicht immer entsprochen wird. So wird z. B. auch bei Personen mit psychiatrischen Erkrankungen und bei Menschen mit Demenz Beihilfe zum Suizid geleistet. Zunehmend wird auch Hilfe zum sogenannten „Altersfreitod" bei alten, nicht schwer erkrankten Personen geleistet (Feichtner et al., 2022).

Auch ist ein palliativmedizinisches Konsilium nicht in allen Kantonen vorgeschrieben, es wird aber dringend empfohlen. In jenen Kantonen, die den assistierten Suizid in ihrer kantonalen Gesetzgebung geregelt haben, wird ein palliativmedizinisches Konsilium explizit gefordert (Gamondi, 2020, S. 7).

3.3.1 Aufgaben der Ärzt*innen und Pflegepersonen beim assistierten Suizid

Die Beihilfe zum Suizid ist in der Schweiz auch dann straffrei, wenn sie von Ärzt*innen oder Pflegepersonen geleistet wird, vorausgesetzt, es handelt sich dabei um einen frei- bzw. eigenverantwortlichen Suizid und die Beihilfe erfolgt nicht aus eigennützigen Motiven. Gemäß den Richtlinien der Schweizerischen Akademie der Medizinischen Wissenschaften (SAMW) gehört es jedoch nicht zu den ärztlichen Aufgaben, Suizidhilfe anzubieten und es besteht auch keine Verpflichtung, sie zu leisten. Suizidassistenz ist laut SAMW keine medizinische Handlung, auf die Patient*innen Anspruch erheben könnten, sie ist jedoch eine rechtlich zulässige Tätigkeit (SAMW, 2022, S. 7).

„Die genuine Rolle des Arztes (...) besteht jedoch darin, Symptome zu lindern und den Patienten zu begleiten. Es gehört weder zu seinen Aufgaben, von sich aus Suizidhilfe anzubieten, noch ist er verpflichtet, diese zu leisten. Suizidhilfe ist keine medizinische Handlung, auf die Patienten einen Anspruch erheben könnten, auch wenn sie eine rechtlich zulässige Tätigkeit ist" (SAMW, 2022).

Für die Zulassung zum assistierten Suizid ist eine ärztliche Beurteilung der Situation der sterbewilligen Person erforderlich. Dabei muss bestätigt werden, dass die Person urteilsfähig ist und dass der Wunsch wohlerwogen, ohne äußeren Druck entstanden und dauerhaft ist. Der Suizidwunsch muss von einer unabhängigen Drittperson bestätigt werden, wobei diese nicht zwingend ein/e Ärzt*in sein muss. Den konsultierten Ärzt*innen steht es frei, den Zugang der beantragenden Person zum assistierten Suizid abzulehnen, etwa wenn während der Gespräche Zweifel an der Urteilsfähigkeit der sterbewilligen Person auftreten, sodass die rechtlichen Voraussetzungen für eine legale Suizidhilfe nicht mehr gegeben sind.

Schweizer Ärzt*innen sind nur selten unmittelbar an der Durchführung einer Suizidassistenz beteiligt. Ihre Aufgabe beschränkt sich meist auf die Verordnung des Suizidmittels und auf die Beurteilung der Entscheidungsfähigkeit der suizidwilligen Patient*innen. Von den Suizidhilfe-Organisationen unabhängige Ärzt*innen prüfen den Antrag auf Suizidassistenz und führen mindestens zwei umfassende Gespräche mit der sterbewilligen Person. Sind oben genannte

Voraussetzungen erfüllt, stellen die Ärzt*innen das Rezept aus, mit dem die Sterbehilfe-Organisation das für den Suizid benötigte Medikament besorgen kann. Es besteht grundsätzlich kein Anspruch auf Abgabe von Natrium-Pentobarbital ohne ärztliche Verschreibung. Anders als in anderen Staaten gibt es in der Schweiz keine formale Ausbildung für Ärzt*innen bezüglich der Kommunikation mit sterbewilligen Patient*innen. Es gibt auch keine detaillierten Vorgaben und keine klaren, verbindlichen Richtlinien. Die Ärzt*innen handeln in Übereinstimmung mit ihrer jeweiligen individualisierten Ethik (Gerson et al., 2020, S. 1299).

Obwohl Pflegefachpersonen aufgrund der Gesetzeslage prinzipiell Beihilfe zum Suizid leisten dürften, beteiligen sich Pflegende nicht an der Durchführung eines assistierten Suizides.

Der Schweizer Berufsverband der Pflegefachfrauen- und männer vertritt den Standpunkt, dass Beihilfe zum Suizid keinen Teil des Pflegeberufs darstellt. Er schlägt allerdings vor, die Patient*innen mit Wunsch nach assistiertem Suizid nicht im Stich zu lassen und ihnen beizustehen, sich aber nicht konkret bei der Beschaffung, der Zubereitung und der Überreichung des Medikamentes zu beteiligen, auch nicht auf ärztliche Anweisung hin (sbk, 2005). Einige Institutionen stellen es ihren Mitarbeiter*innen jedoch frei, außerhalb der Arbeitszeit und als Privatperson bei einem assistierten Suizid anwesend zu sein.

Der Großteil der assistierten Suizide findet in der häuslichen Umgebung der suizidwilligen Personen statt, aber auch im Krankenhaus oder in Pflegeheimen. Für ausländische Patient*innen stellen die Suizidhilfe-Organisationen eigens dafür eingerichtete Räume zur Verfügung. Dignitas hat nachweislich auch in Hotels und zumindest in zwei Fällen in einem Auto auf einem Parkplatz bei Zürich Beihilfe zum Suizid durchgeführt. Bei Lifecircle erfolgte die Suizidassistenz in einigen Fällen aufgrund von Raummangel in einem Wohnmobil (Feichtner et al., 2022).

3.3.2 Durchführung des assistierten Suizides

Ärzt*innen sind bei der Umsetzung des assistierten Suizides selten präsent. Die Organisation des Ablaufes und die Unterstützung der Patient*innen werden von ehrenamtlichen Mitarbeiter*innen (medizinischen Lai*innen) der jeweiligen Suizidhilfe-Organisation geleistet. Eine Ausnahme stellt Lifecircle dar. Bei dieser Organisation wird die Suizidbeihilfe von einem/einer Ärzt*in meist über eine intravenöse Infusion durchgeführt.

Bei den meisten der anderen Suizidhilfe-Organisationen wird der suizidwilligen Person das letale Mittel (15 g Natrium-Pentobarbital) gereicht. Um einem möglichen Erbrechen vorzubeugen, wird vorab ein Antiemetikum verabreicht.

Wird das Mittel wie bei Lifecircle per Infusion verabreicht, ist es wichtig, dass die Patient*innen die Rollklemme der Infusion selbst öffnen. Ebenso ist es bei der oralen Verabreichung wichtig, dass der/die Patient*in den Becher mit dem Barbiturat selbst zum Mund führt. Aus forensischen Gründen wird diese Handlung oft durch eine Videoaufnahme dokumentiert.

Nach dem Eintritt des Todes muss die Staatsanwaltschaft bzw. die Polizei informiert werden. Daraufhin führt die Polizei mit dem/der Amtsärzt*in die Legalinspektion durch, um zu überprüfen, ob die gesetzlichen Vorgaben eingehalten wurden.

3.3.3 Transparenz und Kontrolle

Wenn bei einer Suizidassistenz Komplikationen auftreten, kann das zu problematischen Situationen führen, wenn kein/e Ärzt*in anwesend ist. Schweizer Suizidhilfe-Organisationen legen aufgetretene Komplikationen jedoch nur selten offen. Auch von staatlicher Seite gibt es vergleichsweise wenig Kontrolle. Aber der Bundesrat entschied 2015, dass er die Vorschrift des Art. 115 StGB für ausreichend erachte, um das Vorliegen von selbstsüchtigen und insbesondere finanziellen Motiven bei Suizidhilfeorganisationen zu kontrollieren. Die Einführung einer speziellen Finanzaufsicht über diese Organisationen sei weder notwendig noch zielführend. Der Bundesrat sprach sich jedoch für eine konsequente Abklärung allfälliger Straftatbestände durch die Strafverfolgungsbehörden aus (Zimmermann et al., 2019, S. 148).

Einzelne mediale Berichte über Komplikationen im Zusammenhang mit Suizidbeihilfe beziehen sich auf bereits länger zurückliegende Fälle. Im Jahr 2004 habe der Sterbeprozess eines Mannes beispielsweise 72 Stunden gedauert. 2007 und 2010 wurde von starken Schmerzen beim assistierten Suizid berichtet, zudem wurde in einem Fall von 2010 ein „qualvolles Sterben“ über 38 Minuten beschrieben (Raup, 2010). Auch gibt es Berichte, die darauf hinweisen, dass ausländische Patient*innen das tödliche Medikament nach nur einem kurzen Interview noch am Tag ihrer Ankunft in der Schweiz erhalten haben (Andorno, 2013, S. 4).

Die aktuell geltende rechtliche Situation wurde von verschiedenen Parlamentarier*innen mehrfach in Frage gestellt. Vor allem wurde, allerdings bislang erfolglos, die Schaffung eines detaillierteren Rechtsrahmens zur Regulierung der Suizidhilfe-Praxis verlangt (Le Conseil fédéral, 2011).

Es wurde aber auch wiederholt eine Ausweitung der Indikationen und eine Zulassung von Tötung auf Verlangen gefordert. Zumindest die Ausweitung der Indikationen scheint sich bereits allmählich zu etablieren. Es werden immer wieder Fälle von Suizidassistenz bei psychisch Kranken bekannt und in zumindest zweifelhaften Situationen wird mitunter kein psychiatrisches Gutachten eingeholt.

3.3.4 Der Altersfreitod

Die Suizidhilfe-Organisation Exit setzt sich seit Jahren für den sogenannten „Altersfreitod" ein und hat dieses Engagement nun auch in den Statuten verankert. Darunter ist der assistierte Suizid alter Menschen zu verstehen, die nicht an einer terminalen Erkrankung leiden, aber aufgrund der Gesamtheit ihrer altersbedingten Beschwerden und Leiden ihrem Leben ein Ende setzen wollen. Das entscheidende Kriterium für die Zulassung ist das subjektiv als unerträglich empfundene „Leiden im und am Alter". Der Begriff „Leiden" umfasst in diesem Zusammenhang die Verminderung von körperlichen Funktionen, abnehmende Sinnesleistungen und starke Defizite in der Leistungsfähigkeit (Wiler & Schafroth, 2020). In der Beurteilung des Leidens im und am Alter werden aber auch psychosoziale Faktoren und das Wissen um zu erwartendes Leiden berücksichtigt.

> „Bereits seit Jahren fällt rund ein Drittel der Freitodbegleitungen von EXIT in die Kategorie des Altersfreitods und wird in der internen Statistik unter der Bezeichnung «Polymorbidität» erfasst" (Wiler & Schafroth, 2020).

Auch wenn der sogenannte Altersfreitod von den Befürworter*innen als „ganz normale Option am Ende des Lebensweges" dargestellt wird, drängt sich die Frage auf, wie „frei" eine derartige Entscheidung der alten Menschen sein kann. Es ist vor allem der zunehmenden sozialen Einsamkeit alter Menschen geschuldet, dass viele ihr Leben nicht mehr als lebenswert erachten. Sie leben in einer Gesellschaft, die ihnen vermittelt, dass sie vor allem einen belastenden Kostenfaktor darstellen und dass ihre Versorgung bald nicht mehr leistbar sein wird. Wenn eine leistungsorientierte Gesellschaft ihre betagten und hilfebedürftigen Bürger*innen vor allem oder gar ausschließlich als Belastung wahrnimmt, kann es nicht überraschen, dass die alten Menschen selbst ihrem Leben keinen Wert beimessen.

In der Schweiz ist der assistierte Suizid zu einer akzeptierten Form des Sterbens und zu einer gewissen Normalität geworden. Seit der Legalisierung der Suizidassistenz haben sich die etablierten Suizidhilfe-Vereine den „Markt" aufgeteilt. Anders als zum Beispiel in den Niederlanden gibt es keine anonymisierte Offenlegung der Fälle und, abgesehen von den formalen Abläufen, auch keine externe, unabhängige Kontrolle. Auch hinsichtlich des Auftretens etwaiger Komplikationen besteht kaum Transparenz. Damit verfügt die Schweiz seit vielen Jahren über ein gut etabliertes Suizidhilfe-System unter Kontrolle der Organisationen, die die Beihilfe zum Suizid gegen eine Aufwandsentschädigung anbieten.

4 Assistierter Suizid und Ökonomie

Wenngleich wirtschaftliche Aspekte einer Legalisierung der Suizidassistenz hierzulande nicht öffentlich, sondern nur hinter vorgehaltener Hand diskutiert werden, zeigen internationale Berichte, dass ökonomische Faktoren durchaus Berücksichtigung finden. So haben etwa Emanuel und Battin bereits im Jahr 1998 berechnet, dass in den USA jährlich 627 Millionen Dollar an Gesundheitskosten eingespart werden könnten, wenn assistierter Suizid bzw. Tötung auf Verlangen legal wären (Emanuel & Battin, 1998).

Auch eine kanadische Studie berechnet, dass bis zu 139 Millionen kanadische Dollar pro Jahr durch assistierten Suizid und Tötung auf Verlangen im Gesundheitssystem eingespart werden können (Trachtenberg et al., 2017). Eine Kostenschätzung für den kanadischen Gesetzentwurf C-7 weist für 2021 sogar eine Einsparung von 149 Millionen kanadischen Dollar aus, das entspricht etwa 103 Millionen Euro.

Noch deutlicher werden ökonomische Faktoren im Artikel „Counting the cost of denying assisted dying" von Shaw und Morton (2020). Die Autoren erwähnen zwar, dass wirtschaftliche Überlegungen nicht die Hauptmotivation zur Legalisierung von Suizidassistenz und Tötung auf Verlangen sein sollten, sie erklären aber auch, dass es unverantwortlich wäre, diese Faktoren nicht zu berücksichtigen. Sie versuchen dies an einem zumindest sehr fragwürdigen Patientenbeispiel aufzeigen:

> „Ein Patient, der wegen einer Krebserkrankung starke Schmerzen und eine Lebenserwartung von etwa zwei Jahren hat, braucht in dieser Zeit Schmerzmittel und Unterstützung durch das Gesundheitspersonal. Bei jedem solchen Patienten würde die Legalisierung des assistierten Sterbens (assisted dying) diese Verschwendung (sic!) von Ressourcen vermeiden" (Shaw & Morton, 2020, S. 3).

Diese problematische Darstellung stellt ethisch bedenkliche Fragen nach dem „Nutzen" eines Menschenlebens und sie impliziert, dass Behandlung, Pflege und Betreuung von Menschen mit einem Sterbewunsch „Verschwendung" von Ressourcen sind. Nach der rhetorischen Frage, wie viele Ressourcen durch die Legalisierung von Suizidassistenz und Tötung auf Verlangen eingespart werden und für andere Bereiche frei werden könnten, betonen die Autoren jedoch, dass damit keineswegs gemeint sei, dass einem/einer Patient*in diese Versorgung verweigert werden soll (Shaw & Morton, 2020).

An dieser Stelle ist darauf hinzuweisen, dass der Zugang zu Palliative Care ein Menschenrecht darstellt und dass die voraussichtlich verbleibende Lebenszeit bei der Entscheidung zu einer palliativen Versorgung nicht maßgeblich ist, entscheidend ist vielmehr der Bedarf an Palliative Care.

Ein weiteres ökonomisches Argument für die Legalisierung lebensbeendender Maßnahmen aus Sicht von Shaw und Morton ist die knappe Verfügbarkeit von Spenderorganen. Nach Vorstellung der Autoren wären Patient*innen nach einem assistierten Suizid oder nach Tötung auf Verlangen durchaus geeignete Organspender. Laut einer belgischen Studie ist davon auszugehen, dass etwa 10 % der Patient*innen nach Euthanasie (assistierter Suizid und Tötung auf Verlangen) zumindest ein Organ spenden könnten (Bollen et al., 2017). Damit könnte der zunehmenden Knappheit an Spenderorganen begegnet werden (siehe Kapitel „Organ- und Gewebetransplantation nach assistiertem Suizid", S. 161).

Erfahrungen aus anderen Ländern zeigen, dass sich nach einer entsprechenden Beratung Palliative Care oft als gute Alternative zum assistierten Suizid erweist. Wenn aber wirtschaftliche Überlegungen mit der Legalisierung von assistiertem Suizid verbunden werden, öffnen sich neue ethische Problemfelder.

In der Diskussion um wirtschaftliche Aspekte der Suizidbeihilfe wird auch deutlich, dass es in Wahrheit weit weniger um das Recht auf Selbstbestimmung geht, sondern vielmehr um die Senkung von Kosten im Gesundheitswesen. So wird auch immer wieder darauf hingewiesen, dass die letzten Wochen im Leben eines schwerkranken Menschen die teuersten für die Gesellschaft sind. Durch das wiederholte Vorrechnen der Kosten können sich alte und schwer oder chronisch kranke Menschen ökonomisch als Belastung für die Gesellschaft wahrnehmen. Damit können sie sich unter Druck gesetzt fühlen, einen assistierten Suizid zu beantragen, anstatt die Leistungen des Gesundheitssystems – zu dem sie beigetragen haben – weiter in Anspruch zu nehmen.

Angesichts der gegenwärtigen, bereits äußerst prekären Situation in der Altenpflege, dem generell zunehmenden Mangel an Pflegepersonal und den permanent steigenden Kosten im Gesundheitssystem ist es geradezu erwartbar, dass der assistierte Suizid künftig weniger als ein Akt freier Selbstbestimmung, sondern vielmehr unter dem Druck unerträglicher Rahmenbedingungen in der Versorgung erfolgen wird. Ökonomische und strukturelle Probleme in der Versorgung dürfen jedoch genauso wenig ein Kriterium für die Entscheidung zu einem assistierten Suizid sein wie die Annahme der Patient*innen, eine Belastung für die Gesellschaft darzustellen.

5 Mögliche künftige Entwicklungen

In allen Staaten, in denen Suizidassistenz und/oder Tötung auf Verlangen legalisiert wurde, war bereits innerhalb relativ kurzer Zeit eine Tendenz zur Ausweitung der Indikationen zu beobachten. Galt zunächst die Vorgabe, dass suizidwillige Personen uneingeschränkt entscheidungsfähig sein müssen, um die Zulassung zum assistierten Suizid zu erhalten, wird zunehmend auch bei Minderjährigen und bei Menschen mit Demenz Suizidassistenz und Tötung auf Verlangen durchgeführt. Auch in Österreich wurde unmittelbar nach Legalisierung der Beihilfe zum Suizid eine Ausweitung des Gesetzes gefordert. Es sollen Gesunde und auch an Demenz erkrankte Personen Suizidassistenz in Anspruch nehmen können. Außerdem gibt es Bestrebungen, auch Tötung auf Verlangen zu legalisieren.

5.1 Assistierter Suizid bei Demenz

Laut österreichischem Sterbeverfügungsgesetz muss die sterbewillige Person sowohl bei der erforderlichen ärztlichen Aufklärung bzw. Beratung wie auch bei der Errichtung der Sterbeverfügung entscheidungs- und urteilsfähig sein. Nach der WHO-Klassifikation (ICD-11) ist eine Demenzerkrankung mit einem dauerhaften und zunehmenden Verlust kognitiver Fähigkeiten verbunden. Daher können Menschen mit fortgeschrittener Demenz in Österreich aufgrund eingeschränkter Entscheidungs- und Urteilsfähigkeit keine Sterbeverfügung errichten.

In einigen anderen Staaten, wie etwa in den Niederlanden und in Belgien, sind Suizidassistenz und Tötung auf Verlangen auch bei fortgeschritten demenzkranken Personen zulässig, werden aber vergleichsweise selten geleistet und wenn, dann überwiegend in frühen Stadien der Erkrankung.

Während eine Studie aus dem Jahr 2014 belegt, dass die Mehrheit der niedergelassenen Ärzt*innen in den Niederlanden zu diesem Zeitpunkt eine grundsätzliche Bereitschaft zeigte, EAS (Euthanasie und Suizidassistenz) bei Patient*innen mit körperlichen Erkrankungen zu leisten, war nur eine Minderheit bereit, Tötung auf Verlangen oder Suizidassistenz bei psychiatrischen Erkrankungen und bei Demenz durchzuführen (Bolt et al., 2015). Das hat sich jedoch verändert, in den letzten Jahren gibt es eine zunehmende Bereitschaft der Ärzt*innen, die Euthanasie auch bei Menschen mit Demenz durchzuführen.

Unter allen 9.068 in den Niederlanden erfassten Fällen von assistiertem Suizid beziehen sich 336 auf Patient*innen mit Demenz. Acht dieser Patient*innen befanden sich in einem fortgeschrittenen Stadium ihrer Demenzerkrankung. Sie waren nicht mehr entscheidungsfähig, auch konnten sie ihre Wünsche hinsichtlich einer Beendigung ihres Lebens nicht mehr mitteilen. Die RTE hat entschieden, dass die Ärzt*innen bei der Durchführung der Euthanasie im Einklang mit den gesetzlichen Sorgfaltskriterien gehandelt haben (RTE, 2024).

Maßgeblich für eine Zulassung zur Euthanasie sind das Leiden der Patient*innen und der geäußerte Wunsch nach Lebensbeendigung. Sind Personen mit Demenz nicht mehr in der Lage, ihren Wunsch bzw. die „Zustimmung" zu assistiertem Suizid oder Tötung auf Verlangen verbal mitzuteilen, wird in einigen Fällen auch die Körpersprache als Beleg für ihr Einverständnis herangezogen. Bei der Durchführung der Lebensbeendigung war den betroffenen Personen jedoch oft nicht bewusst, dass damit der Tod herbeigeführt wird. So zitieren Mangino et al. einige Aussagen von Teilnehmenden ihrer Studie: „Der Patient war sich nicht bewusst, dass Euthanasie durchgeführt wurde" und „Es war nicht ganz klar, ob [der] Patient ... sich dessen bewusst war, was passieren würde" (Mangino et al., 2020, S. 6).

Anders als in Österreich ist es in den Niederlanden und in Belgien auch möglich, dass Patient*innen ihren Wunsch nach Suizidassistenz oder Tötung auf Verlangen für den Fall eines künftigen Verlustes der Entscheidungs- und Kommunikationsfähigkeit als Vorausverfügung schriftlich festhalten. Das gerichtliche Grundsatzurteil, dass auch Personen mit Demenz nicht nur berechtigt sind, Suizidassistenz und Tötung auf Verlangen in Anspruch zu nehmen, sondern dies auch im Voraus verfügen können, führte zu intensiven und sehr kontrovers geführten Diskussionen.

Obwohl in vielen Ländern umstritten, ist in den Niederlanden und auch in Belgien eine Tötung auf Verlangen oder ärztlich assistierter Suizid bei Personen mit Demenz auf Basis einer Vorausverfügung erlaubt. Tatsächlich kommt es aber vergleichsweise selten vor, dass so einem Antrag auf der Grundlage einer Vorausverfügung stattgegeben wird, wenn die Patient*innen nicht mehr urteils- und entscheidungsfähig sind. Allerdings ist eine kontinuierliche Zunahme der lebensbeendenden Maßnahmen bei Menschen mit Demenz, auch im fortgeschrittenen Stadium der Erkrankung, zu beobachten.

Die Initiative zur Umsetzung der Lebensbeendigung kam in den meisten Fällen von den Angehörigen der Patient*innen. Mit dem Verweis auf früher getätigte

Äußerungen der nun dementiell veränderten Menschen, auf ihr Leiden und auf die schriftliche Vorausverfügung, stellten Angehörige den Antrag auf Suizidassistenz bzw. auf eine Tötung auf Verlangen.

> Eine 74-jährige, fortgeschritten demenzkranke Frau hatte in einer Vorausverfügung schriftlich festgehalten, dass sie ihr Leben im Fall unerträglichen Leidens aufgrund der Demenz beenden wolle. Jahre später aber, als sie bereits schwer erkrankt war, hatte sie widersprüchliche Angaben zu ihrem Sterbewunsch gemacht. Nach Abstimmung mit den Angehörigen beschloss die behandelnde Ärztin, das Leben der Frau zu beenden. Zum Zeitpunkt der Tötung auf Verlangen war die Patientin nicht mehr fähig, verbal zu kommunizieren, es hatte jedoch Signale gegeben, dass sie leben wollte (Evers, 2019). Die Ärztin wurde vom Vorwurf des Mordes freigesprochen. Das Urteil wurde vom Hohen Rat bestätigt.

In den letzten Jahren kam es in den Niederlanden und in Belgien zu mehreren Fällen von Tötung auf Verlangen bei nicht entscheidungsfähigen und kommunikativ stark eingeschränkten Patient*innen mit Demenz. Aber auch in der Schweiz wurde 2023 durch Exit bei 29 Personen mit Demenz Suizidbeihilfe durchgeführt (Exit Jahresbericht, 2023).

Bei der Zulassung von dementiell veränderten Menschen zur Suizidassistenz oder zu Tötung auf Verlangen ist zu bedenken, dass das Hauptmotiv für den Sterbewunsch meist nicht nur gegenwärtig erlebtes Leid ist, sondern vielmehr die Angst vor möglichen, künftigen Leiderfahrungen. Bei Menschen mit Demenz ist zu berücksichtigen, dass sie bei entsprechender Betreuung eine durchaus zufriedenstellende Lebensqualität erleben können. Für dementiell veränderte Personen ist die Gegenwart entscheidend, sie machen sich keine Gedanken über Zukünftiges. Eine bedürfnisorientierte Betreuung ermöglicht diesen Patient*innen ein hohes Maß an Wohlbefinden, auch in fortgeschrittenen Stadien der Erkrankung.

Die große Angst vieler Menschen vor einem möglichen Verlust kognitiver Fähigkeiten, verbunden mit geringer Kenntnis über das Erleben Demenzkranker, kann aber dazu führen, dass der Tod einem Leben mit Demenz vorgezogen wird.

In einer kleinen kanadischen Studie wurden Patient*innen mit einer Demenz in einem frühen Stadium zu ihrer Haltung gegenüber MAID (Assistierter Suizid und Tötung auf Verlangen) befragt. Die befragten Patient*innen befürworteten einen legalen Zugang zu MAID, wenngleich aus unterschiedlichen Gründen. Alle der Befragten äußerten aber Befürchtungen hinsichtlich der negativen Folgen der Demenz, wie erwartetes Leiden, die Belastung für Angehörige und die gesamte Gesellschaft (Thériault et al., 2021). Ein Teilnehmer an dieser Studie sah einen gesellschaftlichen Nutzen darin, dass Menschen mit Demenz zu Suizidassistenz und Tötung auf Verlangen zugelassen werden. Er formulierte die potentielle Entlastung für die versorgenden Strukturen besonders scharf: „(..) Wir als Gesellschaft könnten sie (die Menschen mit Demenz, Anm.) zur letzten Ruhe bringen (sic!) und dann die Zeit den Menschen geben, die es wirklich brauchen" (Thériault et al., 2021, S. 6).

Diese abwertende Haltung den Menschen mit Demenz gegenüber macht betroffen und zeigt, wie überaus wichtig ein gesellschaftlicher Schutz für diese Patient*innen ist.

In Anbetracht des unvorhersehbaren Verlaufs der Demenz äußerten zwei Teilnehmer der erwähnten Studie von Thériault et al., dass sie persönlich erleichtert wären, wenn sie ihr Einverständnis zu MAID zu einem bestimmten Zeitpunkt im Voraus festlegen könnten. Auch in den Niederlanden, wo derartige Vorausverfügungen bereits legal sind, betonen Menschen mit Demenz, dass ihnen eine vorausverfügte Euthanasie die Möglichkeit bietet, eine gewisse Kontrolle über ihr Leben zu behalten (van Wijngaarden et al., 2019).

Menschen mit Demenz zählen zu den verletzlichsten Patientengruppen. Sie sind besonders schutzbedürftig, vom Wohlwollen der Gesellschaft und insbesondere von der Fürsorge ihres Umfeldes abhängig. In den Medien wird wiederholt darüber berichtet, wie hoch die Kosten für die Betreuung und Versorgung demenzkranker Menschen sind und auch, dass mit einer weiteren, enormen Steigerung dieser Kosten zu rechnen ist. Damit wird die Grundlage dafür geschaffen, dass ein Leben mit Demenz ausschließlich als leidvoll und für die Gesellschaft als Last betrachtet wird. Diese eingeschränkte Sichtweise und die durchaus gefährliche Entwicklung, eine Demenz als Kriterium für die Zulassung zu lebensbeendenden Maßnahmen zu akzeptieren, bedeutet letztlich ein gesellschaftliches Urteil über den Wert eines Lebens mit Demenz.

5.2 Assistierter Suizid bei Strafgefangenen

In den europäischen Staaten ist die Todesstrafe verboten und nach europäischem Recht gelten für Personen in Haft alle grundlegenden Menschenrechte, allerdings mit Ausnahme des Rechts auf Bewegungsfreiheit. Langjährige Haftstrafen ohne Aussicht auf eine Entlassung führen bei vielen Strafgefangenen zu schwerwiegenden psychischen Problemen. Depressionen, Selbstverletzungen und Suizidalität sind, vor allem bei älteren Strafgefangenen, häufig (Hawton et al., 2014).

Derzeit (Jänner 2024) sind in Österreich laut Statistik des Bundesministeriums für Justiz 8.306 Personen in Haft. Viele der inhaftierten Personen mit langjährigen Haftstrafen berichten, dass sie unerträglich an Lebensmüdigkeit leiden, an einem Gefühl von Bedeutungs- oder Sinnlosigkeit sowie an Langeweile aufgrund ihrer Situation in Haft (Handtke & Wangmo, 2014). Dieses als unerträglich wahrgenommene Leiden kann nicht nur einen allgemeinen Sterbewunsch auslösen, sondern auch den Wunsch nach einem vorzeitigen Sterben durch assistierten Suizid. Aus mehreren Studien ist bekannt, dass die Prävalenz psychischer Störungen im Straf- und Maßnahmenvollzug im Vergleich zur Allgemeinbevölkerung deutlich erhöht ist (Tag, 2008). Bei Strafgefangenen sind auch schwere und unheilbare Erkrankungen relativ häufig. Nach österreichischer Rechtslage wären sie zur Errichtung einer Sterbeverfügung grundsätzlich berechtigt.

Anders als in einigen anderen Ländern ist die Errichtung einer Sterbeverfügung in Österreich an das Vorliegen einer schweren Erkrankung mit anhaltendem Leiden gebunden. In der Schweiz kann Suizidbeihilfe aber auch dann beantragt werden, wenn keine physische Erkrankung besteht. Es genügen Kriterien wie Unerträglichkeit, Lebensmüdigkeit und Hoffnungslosigkeit. Daher haben Strafgefangene, auch wenn sie nicht an einer terminalen Erkrankung leiden, in der Schweiz wie auch in Belgien und in den Niederlanden das Recht, einen Antrag auf Suizidbeihilfe zu stellen. In der Schweiz haben inhaftierte Personen mit langen Haftstrafen und Verwahrung bereits um einen assistierten Suizid gebeten (Handtke & Wangmo, 2014).

Auch in Kanada ist es für Strafgefangene möglich, einen Antrag auf assistierten Suizid oder Tötung auf Verlangen (MAID) zu stellen. Bis 2022 haben 11 Personen in Haft einen derartigen Antrag gestellt (Driftmier et al., 2021) und bis März 2022 wurde dem Antrag von 9 Strafgefangenen in Kanada stattgeben und deren Leben beendet (Martens, 2023).

Es bestehen aber auch Bedenken von Opferschutzverbänden, dass sich Strafgefangene mit dem assistierten Suizid einer langjährigen Haftstrafe entziehen könnten. Andere Bedenken sind, dass die Beihilfe zum Suizid in der Haftanstalt zu einer Art „freiwilliger" Todesstrafe werden könnte.

Die Frage, ob Personen in Haft grundsätzlich ein Recht darauf haben, einen assistierten Suizid in Anspruch zu nehmen, wird derzeit in mehreren Ländern diskutiert und tendenziell befürwortet. Nicht offen wird aber darüber gesprochen, dass assistierte Suizide bei Strafgefangenen auch die Kosten für die Haftunterbringung senken würden.

5.3 Organ- und Gewebetransplantation nach assistiertem Suizid

Bislang galt, dass ein Mensch nur dann Organspender*in sein kann, wenn der Hirntod zweifelsfrei festgestellt wurde. Dabei wird die Herztätigkeit wenn erforderlich bis zur Explantation der Organe künstlich aufrechterhalten. Eine Organentnahme nach Herzstillstand, wenn noch Hirnfunktion vorhanden ist oder der Hirntod noch nicht festgestellt wurde, war bisher verboten.

In den Niederlanden, in Belgien und Luxemburg wurde aber bereits 2016 geregelt, dass Patient*innen, die Euthanasie wünschen, ihre Organe spenden können (Bollen et al., 2016).

Grundsätzlich gilt die „dead donor rule", der ethische Grundsatz, dass lebenswichtige Organe ausschließlich von toten Spender*innen entnommen werden dürfen und dass die Organbeschaffung nicht zum Tod des/der Spender*in führen darf. Bei der Kombination von Tötung auf Verlangen mit einer Organspende werden die Organe jedoch oft von den noch lebenden Spender*innen entnommen. Die Entnahme von wichtigen Organen vor Eintritt des Todes könnte daher mit einem Tötungsdelikt gleichgesetzt werden, denn in diesen Fällen tritt der Tod durch die Organentnahme ein. Die Spender*innen sterben dann also nicht an der Euthanasie, sondern infolge der Organentnahme.

Nach Kant gebietet die Würde eines Menschen, dass er als Selbstzweck betrachtet und behandelt wird. Menschen haben einen individuellen und unschätzbaren Wert, einfach, weil sie Menschen sind. Sie dürfen nicht als Mittel (zum Zweck) behandelt werden, selbst dann nicht, wenn dieser Zweck ist, dem Nutzen anderer zu dienen (Kant et al., 2012, S. 90). Bei einer Euthanasie mit folgender Spende lebenswichtiger Organe werden die Spender*innen jedoch zweifellos für einen anderen Zweck eingesetzt, wenngleich mit ihrem Einverständnis.

In den Benelux-Staaten werden Organ- und Gewebetransplantationen in Verbindung mit Euthanasie bereits seit Jahren durchgeführt. Auch in der Schweiz wird bereits über eine Kombination der ärztlichen Suizidbeihilfe mit einer Organentnahme diskutiert. Das wäre in der Schweiz zwar grundsätzlich erlaubt, praktiziert wird es aber bislang nicht. Allerdings trat 2017 ein überarbeitetes Transplantationsgesetz in Kraft, das es ermöglicht, nach 5-minütigem Kreislaufstillstand den Tod eines/einer Patient*in festzustellen und anschließend Organe zu entnehmen.

Grundsätzlich ist eine Organ- und Gewebespende nicht nur nach einer Tötung auf Verlangen, sondern auch nach einem assistierten Suizid möglich. Da die Organe jedoch möglichst rasch nach Eintritt des Todes entnommen werden sollen, müsste die Suizidassistenz im Krankenhaus erfolgen. Bislang wird das allerdings von den meisten Krankenhäusern abgelehnt.

Einige Autor*innen betrachten die Verknüpfung von Tötung auf Verlangen mit einer Organspende als Lösung des Problems der begrenzten Verfügbarkeit von Spenderorganen und damit auch als Argument für die Legalisierung der Tötung auf Verlangen. Die Kombination von Euthanasie und Organspende ist derzeit zwar noch keine ganz übliche Praxis, oft auch durch die Grunderkrankung der Patient*innen nur begrenzt möglich, aber sie wird zunehmend häufiger durchgeführt. So ergab eine im American Journal of Transplantation veröffentlichte Untersuchung der weltweiten Praxis, dass allein bis 2021 in Kanada, den Niederlanden, Spanien und Belgien insgesamt 286-mal eine Organspende, meist nach einer Tötung auf Verlangen, durchgeführt wurde. In Kanada waren es 136 Fälle, in den Niederlanden 86, in Belgien 57 und in Spanien sieben. Insgesamt wurden 1.131 Organe nach lebensbeendenden Maßnahmen für 837 Empfängerpatient*innen gespendet (Mulder et al., 2022).

Die Inzidenz ist steigend und Organspenden, meist nach einer Tötung auf Verlangen, seltener nach einem assistierten Suizid, machen inzwischen einen erheblichen Anteil der Organspenden aus.

Obwohl diese Praxis ethisch problematisch bleibt, ist nicht nur eine zunehmende soziale Akzeptanz zu beobachten, sie wird auch immer öfter eingefordert.

In einigen Staaten, wie z. B. in Kanada, gilt die Verbindung von MAID (medizinisch assistiertes Sterben) mit Organspende als logischer nächster Schritt der Legalisierung von Suizidassistenz und Tötung auf Verlangen. In Kanada werden daher alle Antragsteller*innen für MAID automatisch von einem Organspende-Dienst kontaktiert, um die Bereitschaft der Patient*innen zur Organspende abzuklären. Die Vorteile der Kombination von Tötung auf Verlangen und Organspende liegen laut Bollen et al. in der wesentlich besseren Qualität der Organe aufgrund der sehr verkürzten Zeitspanne zwischen dem Eintritt des Todes und der Organentnahme (Bollen et al., 2016).

Allein im Jahr 2022 wurden in Kanada 13.241 MAID, meist Tötung auf Verlangen, durchgeführt. Damit steigt die Gesamtzahl der Lebensbeendigungen seit der Legalisierung im Jahr 2016 auf 44.958 (Health Canada, 2023).

Es wird stets versichert, dass Medikamente verabreicht werden, um einen „friedlichen und kontrollierten" Tod nach der Organspende zu gewährleisten (BC Transplant, 2020).

Auch nach der niederländischen Gesetzgebung besteht kein Widerspruch von lebensbeendenden Maßnahmen zu einer möglichen Organ- und Gewebespende. Bis Dezember 2020 wurde dieses kombinierte Verfahren mehr als 70-mal durchgeführt (Tajaâte et al., 2021). Im Jahr 2022 gingen bei den Regionalen Euthanasie Review Committees sechs Meldungen ein, die darauf hinweisen, dass eine Organspende nach Euthanasie stattgefunden hat (RTE, 2022).

Das Verfahren wird in der Leitlinie „Organspende nach Euthanasie" in einem umfangreichen Schritt-für-Schritt-Plan beschrieben und von Eurotransplant unterstützt. Anders als in den USA ist es in Europa jedoch nicht möglich, nach einer Euthanasie Organe an eine bestimmte Person direkt zu spenden. Die Zuteilung der Spenderorgane erfolgt immer über Eurotransplant und nach Dringlichkeit.

Unmittelbar nach Durchführung der Euthanasie werden die verstorbenen Spender*innen schnellstmöglich in den Operationssaal gebracht. Diese Tatsache muss den Angehörigen vorab mitgeteilt werden, denn es wird keine Möglichkeit für einen ruhigen persönlichen Abschied geben, da die Zeitspanne zwischen dem Eintritt des Todes und der Entnahme der Organe so kurz wie möglich sein soll. Jede Minute Verzögerung würde die Qualität der Organe reduzieren (Bollen et al., 2016).

Die psychosoziale Motivation von Patient*innen, ihre Organe nach MAID zu spenden, liegt im altruistischen Wunsch, das Leid anderer Patient*innen zu lindern und am Ende ihres Lebens noch etwas Gutes zu tun. Die Organspende wird als rein altruistischer Akt beschrieben, es könnte aber auch sein, dass damit, vielleicht unbewusst, die Problematik der Selbsttötung ausgeglichen werden soll. Möglicherweise sehen manche der sterbewilligen Patient*innen durch die Spende ihrer Organe einen Sinn in ihrem Tod, vielleicht sogar das Gefühl, etwas für andere zu hinterlassen. Einige Organspender*innen äußerten den Wunsch, alle ihre Organe zu spenden, einschließlich ihres Herzens. Damit würde die Euthanasie durch Entfernung des Herzens erfolgen. Die verantwortlichen Ärzt*innen müssen daher überprüfen, ob die Patient*innen nicht allein deshalb um Euthanasie (anstelle von Suizidassistenz) anfragen, um ihre Organe spenden zu können (Bollen et al., 2016).

Es ist durchaus denkbar, dass die Verbindung von Organspende mit lebensbeendenden Maßnahmen Menschen dazu ermutigt, sich für Tötung auf Verlangen oder für einen assistierten Suizid statt eines natürlichen Todes zu entscheiden, oder dazu, Tötung auf Verlangen anstatt eines assistierten Suizids zu wählen, um ihre Organe in geeigneter Qualität spenden zu können. In Staaten, in denen der assistierte Suizid legalisiert wurde, aber Tötung auf Verlangen (noch) verboten ist, könnte die Verknüpfung mit Organspende die Legalisierung der Tötung auf Verlangen fördern (Somerville, 2019). In Österreich wird eine Organspende nach einem assistierten Suizid derzeit (noch) nicht diskutiert.

Internationale Erfahrungen zeigen, dass Berichte in den Medien über Fälle von Organspende nach einem assistierten Suizid bzw. nach Tötung auf Verlangen dazu führen, dass immer mehr suizidwillige Personen bereit sind, ihre Organe oder Gewebe zu spenden. Da die meisten der Sterbe- und Suizidwilligen aber zu Hause in der vertrauten Umgebung sterben möchten, stellt die zu einer Organspende erforderliche Krankenhausaufnahme und damit auch das Sterben im Krankenhaus eine Hürde dar. Daher wird in den Niederlanden die Möglichkeit geboten, das Euthanasieverfahren zu verlangsamen und die zur Organspende bereiten Patient*innen erst nach dem Verlust des Bewusstseins zur Organentnahme ins Krankenhaus zu transferieren. Mit dieser sogenannten „Anästhesiebrücke" wird der biologische Tod ins Krankenhaus verlegt, der Abschied kann aber zu Hause erfolgen.

Es mag sein, dass der Entscheidung zu einem assistierten Suizid oder Tötung auf Verlangen auch oder vielleicht sogar überwiegend altruistische Motive zugrunde liegen. Das belegt auch die Tatsache, dass die Sorge, eine Last für andere zu sein, einer der häufig genannten Gründe für diese Entscheidung ist. Es steht zu befürchten, dass einige Patient*innen, die sich sonst nicht für Euthanasie entscheiden würden, sich deshalb dafür entscheiden, weil sie sich verpflichtet fühlen, ihren Angehörigen nicht mehr zur Last zu fallen (ein allgemeines Anliegen), ihre Organe spenden, um anderen zu helfen, die in größerer Not sind (ein allgemeines Anliegen der Euthanasie bei Organspenden), oder durch häusliche Sedierung zu spenden, um die Anzahl und Lebensfähigkeit der gespendeten Organe zu maximieren (ein spezifisches Anliegen der Organspende) (Tajaâte et al., 2021).

Patient*innen die Möglichkeit zu bieten, zu Hause sediert zu werden, bevor sie ins Krankenhaus gebracht werden und die Euthanasie direkt neben dem Operationssaal zur Organentnahme auf Wunsch der Patient*innen durchzuführen, trägt laut Tajaâte et al. (2021) zu deren Autonomie bei. Diese Vorstellung der Autoren von „Autonomie" ist nicht leicht nachzuvollziehen. Sie erläutern dazu: Auch wenn diese Ausweitung des kombinierten Euthanasie- und Organspendeverfahrens zu einer ohnehin schon komplexen Situation noch weitere medizinische, rechtliche und ethische Herausforderungen hinzufügt, biete sie den Patient*innen die Möglichkeit, zu Hause „einzuschlafen" und anderen Patient*innen zu helfen, die auf der Warteliste für eine Transplantation stehen (Tajaâte et al., 2021, S. 5).

Diese merkwürdige Interpretation von Autonomie lässt jedoch völlig außer Acht, dass die Entscheidung zu einem assistierten Suizid oder zu einer Tötung auf Verlangen nur für eine sehr kleine Minderheit ein Akt einer freien, bilanzierenden Entscheidung ist, sondern vielmehr aus innerer Not, aus tiefem Leid und aus Verzweiflung getroffen wird.

Die Achtung der Autonomie und des Rechts der Patient*innen auf Selbstbestimmung ist zweifellos wichtig, sie stellt aber keinen absoluten Wert dar (Low & Pang, 1999). Und schließlich ist die Beendigung des Lebens zugleich auch das Ende jeglicher Selbstbestimmung. Der assistierte Suizid und auch eine Tötung auf Verlangen müssen daher vor allem als Flucht vor dem Leid, der Angst, der Verzweiflung und der Ungewissheit betrachtet werden. Es ist eine Flucht in den Tod, der in dieser Situation als das geringere Übel erscheint.

5.4 Überlegungen zum „guten" Sterben

Zu allen Zeiten und in allen Kulturen haben sich Menschen mit dem Sterben und dem Tod beschäftigt und dabei Vorstellungen über ein „gutes" Sterben entwickelt. Während etwa noch im Spätmittelalter die Furcht vor einem plötzlichen und damit unvorbereiteten Sterben vorherrschte, begann sich ab dem 19. Jahrhundert die Einstellung zum Tod grundlegend zu verändern. Aries nannte es eine „Verwilderung des Todes", denn zunehmend wurde der Anblick von Sterbenden als Zumutung empfunden (Ariès et al., 1997). Das Sterben wurde allmählich aus dem alltäglichen Leben verdrängt und wenn der Tod unvermeidbar geworden war, sollte er möglichst rasch, am besten plötzlich und unerwartet eintreten. Bis heute verbinden viele Menschen Vorstellungen von einem guten Sterben mit einem raschen und möglichst angst- und schmerzfreien Tod, der bevorzugt nicht bewusst erlebt wird. Aber immer mehr gilt auch ein Sterben am Ende eines langen und erfüllten Lebens, ein wohlvorbereitetes (und palliativ begleitetes) Sterben in der vertrauten Umgebung und in Anwesenheit nahestehender Personen als gutes Sterben.

Das Sterben fürchten viele Menschen mehr als den Tod. Es ist die Furcht vor einem langen Leiden, vor Pflegebedürftigkeit und Abhängigkeit in der Zeit des Sterbens. Der Wunsch nach einem unerwarteten und plötzlichen Versterben ist Ausdruck dieser Furcht, ebenso wie auch die Tendenz, den Sterbeprozess durch aktives Beenden abzukürzen. Das Wissen um die Bedeutung dieses Prozesses ist nahezu verloren gegangen, er soll möglichst kurz sein und nicht bewusst durchlebt werden müssen (Feichtner, 2019).

Zweifellos stellt das Sterben die größte Herausforderung im Leben eines Menschen dar. Es ist ein schmerzhafter Prozess, das Leben loslassen zu müssen und bestehende Bindungen zu lösen. Sterben bedeutet die endgültige Trennung von allem und es ist ungewiss, was im Sterben mit uns geschieht.

Geburt und Sterben sind aus dem gleichen Stoff gemacht, schreibt Isabell Allende (Allende, 2002) und bei näherer Betrachtung sind die Analogien zwischen Geburt und Sterben unübersehbar. Beim Versuch, die Geburt aus der Perspektive des Kindes zu betrachten wird deutlich, dass es sich dabei nicht nur um ein schmerzvolles und äußerst bedrohliches Geschehen handelt, sondern auch um einen „todesähnlichen" Übergang in bisher Unbekanntes. In der Grenzsituation der Geburt, wie auch in der des Sterbens, geschieht Transformation.
Trotz aller wissenschaftlichen Erkenntnisse sind die Geburt und das Sterben noch immer die geheimnisvollsten Ereignisse des Lebens. Die moderne Medizin bietet inzwischen verschiedene Möglichkeiten, in den Ablauf der Geburt einzugreifen, bis hin zum terminlich planbaren Wunsch-Kaiserschnitt, also einer Kaiserschnittentbindung ohne medizinische Indikation. Lange galt ein Kaiserschnitt als eine „sanfte" Geburtsmethode für das Kind, da ihm der mühevolle Weg durch den Geburtskanal erspart bleibt.

In Analogie zur Kaiserschnitt-Geburt scheint auch das Sterben durch assistierten Suizid vordergründig ein leichterer Weg aus dem Leben zu sein. Das Ziel ist auch hier die Umgehung des oft mühsamen und leidvollen Sterbeprozesses. Und ähnlich wie beim assistierten Suizid, bei dem die Sterbestunde geplant werden kann, kann bei einer Geburt durch elektiven Kaiserschnitt der Geburtstermin nach Wunsch festgelegt werden.

Neuere Forschungen belegen jedoch beträchtliche Nachteile einer Sectio für die Mutter, insbesondere aber für das Kind (Schumacher, 2020). Im Unterschied zur natürlichen Geburt fehlt bei einem Kaiserschnitt die Weitergabe lebenswichtiger Mikroorganismen von der Mutter zum Kind. Es kommt häufiger zu Autoimmunerkrankungen des Kindes, zu einem erhöhten Risiko für respiratorische Komplikationen und insgesamt zu einer erhöhten Mortalität des Neugeborenen. Das führt zu Überlegungen, dass vielleicht nicht nur der Geburtsprozess, sondern auch der Prozess des Sterbens bedeutsam sein könnte. Das Wissen um die Bedeutung des Sterbeprozesses ist nahezu verloren gegangen, er soll möglichst kurz sein und nicht bewusst durchlebt werden müssen. Das zeigt sich auch im Wunsch nach einem raschen, am besten plötzlichen Versterben, in den Bestrebungen, den Sterbeprozess aktiv abzukürzen und auch in der zunehmenden Tendenz, Sterbende zu sedieren.

Eine ähnliche Entwicklung ist bei Geburten zu beobachten. Auch bei der steigenden Rate von Sectio-Geburten ohne medizinische Indikation geht es um Planbarkeit und darum, den natürlichen Prozess der Geburt zu beeinflussen, was sich, wie erwähnt, nach heutigem Wissensstand nachteilig auswirken kann (Keag et al., 2018).

Das Sterben eines Menschen ist, wie auch die Geburt, kein Momentereignis, sondern immer auch das Ergebnis eines mehr oder weniger langen Prozesses. An beiden Polen des Lebens geht es um das Geschehen-Lassen, um das Zulassen und um das Einlassen auf Unbekanntes und Bedrohliches. Während das Bewusstsein für die Bedeutung des Geburtsprozesses in den letzten Jahrzehnten deutlich gewachsen ist, wird der Zeit des Sterbens oft keine Bedeutung mehr beigemessen, sie gilt vielfach als Lebensphase, die selbstbestimmt abgekürzt und nach Möglichkeit nicht bewusst erlebt werden soll. Es könnte eine positive kulturelle Entwicklung darstellen, wenn dem Sterben ebenso viel gesellschaftliche Beachtung und Aufmerksamkeit geschenkt würde wie der Geburt.

An dieser Stelle ist noch einmal zu betonen, dass die Vorstellungen von einem erstrebenswerten Sterben individuell und sehr unterschiedlich sein können und sie sind vom Alter, von Religion, Kultur, Lebenserfahrung und der Art der Erkrankung beeinflusst.

Der Begriff des „guten" Sterbens entzieht sich einer allgemeingültigen Definition und „Sterbeideale" sind daher nur bedingt hilfreich. Bei Bewertungen eines guten oder weniger guten Sterbens ist zu bedenken, dass diese stets nur die Wahrnehmung von außen durch die Beobachtenden darstellen. Auch bei dem, was wir als ein „friedliches und ruhiges" Sterben bezeichnen, wissen wir in Wahrheit nichts über das innere Erleben des sterbenden Menschen. Umgekehrt wissen wir das natürlich auch bei „schwierigen", von Unruhe geprägten Sterbeprozessen nicht. Bei den Bewertungen über ein ruhiges oder mühsames Sterben geht es also immer um die Außensicht.

Das Sterben markiert das Ende der ganz individuellen Lebensgeschichte eines Menschen. Jeder Mensch stirbt seinen eigenen Tod, manche scheinbar ruhig, andere wiederum erst nach einem längeren Ringen.

Sterben ist immer ein höchst individuelles Geschehen. Und während manche Menschen die Kraft und den Mut haben, ihr Leben in seiner Ganzheit zu Ende zu leben, wünschen andere, sich dem Prozess des Sterbens durch assistierten Suizid zu entziehen. Das ist nicht zu bewerten, denn die Entscheidung, dem eigenen Leben durch assistierten Suizid ein Ende zu setzen, beruht auf Ängsten und sie ist letztlich auch Produkt und Resultat dessen, was der Mensch in der

Konfrontation mit seiner Umwelt erlebt und in der Reflexion des Gesamten seiner Welt erfahren hat (Maio, 2011). Im Sterben geht es, wie auch bei der Geburt, um das Zulassen, Geschehen-Lassen und um das Aufgeben jeglicher Kontrolle. Und je mehr das gelingt, umso „ruhiger" wird das Leben enden.

Auseinandersetzung mit dem eigenen Sterben ist eine Herausforderung, zugleich ist sie aber auch lohnend und bereichernd. Das eigene Ende zu akzeptieren und das unvermeidbar gewordene Sterben anzunehmen, ist wohl die schwierigste Aufgabe des Lebens.

Wir alle haben Wünsche hinsichtlich unserer letzten Lebenszeit. Wir wünschen uns ein Umfeld, das uns Sicherheit und Geborgenheit bietet, Beistand durch mitfühlende, gewaltlose Betreuende und eine fachlich kompetente medizinische und pflegerischer Versorgung.

> Ja, natürlich habe ich Wünsche für mein Sterben: dass es nicht zu qualvoll ist; dass ich den Menschen, die ich liebe, nicht zu lange eine unerträgliche Last bin. Ich möchte sterben, bevor sie meinen Tod herbeisehnen. Aber all das ist nicht in meiner Hand. Dass es nicht in meiner Hand liegen muss, ist eine meiner Freiheiten (Steffensky, 2018).

6 Alternativen zum assistierten Suizid

6.1 Therapiebegrenzung

Die enormen medizinisch-technologischen Fortschritte, die eine Lebensverlängerung ermöglichen, die steigenden Kosten im Gesundheitssystem und auch die Herausforderungen in der Langzeitpflege verändern den Kontext der Entscheidungen am Lebensende. Vor allem im Zusammenhang mit einer progredienten, lebenslimitierenden Erkrankung sind wiederholt Entscheidungen über das weitere therapeutische Vorgehen zu treffen. Grundsätzlich braucht es für jede Behandlung eine medizinische Indikation und auch die Einwilligung des/der Patient*in. Die Abwägung von Nutzen und Belastungen einer Behandlung erfolgt gemeinsam mit den Patient*innen und die Entscheidung wird möglichst im Sinne eines sogenannten „informed consent", also mit dem informierten Einverständnis der Patient*innen, getroffen.

Daher bestehen für Patient*innen verschiedene Möglichkeiten, einen medizinisch verlängerten Sterbeprozess zu vermeiden, indem sie über den Beginn, die Fortsetzung oder auch die Beendigung medizinischer Maßnahmen bestimmen. Wenn die Belastungen den Nutzen einer therapeutischen Intervention übersteigen, stellt eine Therapiebegrenzung nicht nur eine legale, sondern vielmehr eine gebotene Therapieziel-Änderung dar. Das Behandlungsziel könnte dann „Sterben zulassen" lauten.

6.2 Palliative Sedierung als Alternative zur Suizidassistenz?

Die Angst vor dem, was im Sterben geschieht, kann zum Wunsch führen, das eigene Sterben zumindest nicht bewusst erleben zu müssen. Und die zunehmende Tendenz, Sterbende auch ohne klare medizinische Indikation zu sedieren, ist Ausdruck dieser Angst, die auch die professionell Betreuenden berührt. Mit einer Sedierung wird medikamentös eine Reduktion des Bewusstseins unterhalb der Schwelle der Aufmerksamkeit erreicht. Damit ist aber immer auch das Ende der Selbstbestimmung, der Kommunikation und aller sozialer Beziehungen verbunden. Daher bedarf es vor jeder Sedierung einer sorgfältigen Indikationsstellung entlang der Leitlinien und einer eingehenden ethischen Überprüfung.

Bei therapie-refraktären Symptomen und existenzieller Verzweiflung können Leidenssituationen entstehen, die trotz aller Bemühungen des multiprofessionellen Teams nicht zu lindern sind. Bei derart unerträglichem Leid kann, mit Zustimmung der Patient*innen, die Indikation zu einer gezielten, vorübergehenden

Sedierung vorliegen. Wenngleich die Deutungshoheit darüber, was unerträglich ist, bei den betroffenen Patient*innen liegt, kann deren Forderung nach einem „Schlafenlassen bis zum Tod" aufgrund eines als „unerträglich" empfundenen Leids nicht unbedingt als Indikation gelten (Alt-Epping et al., 2015).

> „Wird die palliative Sedierung als ideale Art zu sterben empfunden, bei der man den Tod „einfach" verschläft und alles Leid beim Sterben ausklammern kann, sollte dies kritisch hinterfragt werden" (Radbruch, 2019, S. 24).

Bei der Indikationsstellung zu einer eventuellen Sedierung geht es oft weniger um therapie-refraktäre körperliche Symptome, sondern mehr um existenzielle Leidenssituationen. Die daraus resultierende existenzielle Not kann definiert werden als ein psychologischer Aufruhr, den Menschen angesichts des bevorstehenden Todes erleben können, der sie auf körperlicher, persönlicher, relationaler, spiritueller oder religiöser Ebene bedroht (Pessin et al., 2015).

Temporäre Phasen existenziellen Leidens am Lebensende scheinen mitunter Teil eines Übergangsphänomens zu sein, sie können jedoch nicht nur für betroffenen Patient*innen äußerst belastend sein, sondern auch für die professionell Betreuenden. Beobachtetes Leid kann ansteckend sein und die Betreuenden erleben einen starken Impuls zur Linderung dieses Leidens.

Nicht alle Form von Leid erfordern medizinische Interventionen und wie die Erfahrungen zeigen, sprechen existenzielle Leiderfahrungen nicht auf Psychopharmaka an (Bruce & Boston, 2011). Da existenzielles Leid nicht durch die Verabreichung eines Medikamentes therapierbar ist, fühlen sich Betreuende (ohne entsprechende Schulung) diesem Leid gegenüber oft hilflos. Das trifft vor allem auf Pflegende zu, die durch die Nähe zu den Patient*innen ganz unmittelbar mit dem Leid in Berührung kommen. Daher ist es nicht überraschend, dass die Frage einer möglichen Sedierung oft vonseiten der Pflege aufgeworfen wird. Obwohl es keineswegs sicher ist, dass die Patient*innen durch eine Sedierung von ihrem Leid befreit werden können, vermittelt eine „schlafende" Patientin den Eindruck von Leidfreiheit oder auch den eines ruhigen Sterbens.

Die normative und kraftvoll-appellative Wirkung, die der Begriff des „Leidens" und erst recht der Begriff des „unerträglichen Leidens" entfalten, dürfen nicht verdecken, dass das Leiden auch ein wesentlicher Bestandteil des Lebens ist. Wenn der Leidenslinderungsauftrag der Medizin als ein Auftrag zur umfänglichen Leidensvermeidung oder Leidensabschaffung verstanden wird, dann muss man sich klarmachen, dass dieser Auftrag in letzter Konsequenz nur durch die „Abschaffung" der leidenden Person selbst eingelöst werden kann. Damit ist zwar keineswegs gemeint, dass deshalb jegliche Form von Leiden einfach hinzunehmen und zu erdulden wäre. Genauso wenig aber darf die Normativität des Leidensbegriffs einen Automatismus in Gang setzen, durch den die Linderung von Leiderlebnissen undifferenziert eingefordert oder in Aussicht gestellt wird (Weixler et al., 2017).

Existenzielles Leid stellt eine multidimensionale Erfahrung dar, die aufgrund von empfundener Hoffnungslosigkeit, Sinnlosigkeit und Verzweiflung zu einem Sterbewunsch führen kann. Eine pharmakologische Behandlung oder Sedierung werden den ganzheitlichen Bedürfnissen existenziell Leidender nicht gerecht. Das Risiko schädlicher Wirkungen durch anhaltende tiefe Sedierung scheint bei existenziell leidenden Patient*innen deutlich erhöht zu sein. Der appellative Charakter des existenziellen Leidens, die begrenzten therapeutischen Möglichkeiten und empathisches Mitempfinden stellen vor allem für Pflegepersonen eine hohe Belastung dar.

Ohne ein ganzheitliches Verständnis der menschlichen Leiderfahrungen kann existenzielles Leid nicht grundlegend gelindert werden, und existenziell Leidende haben keine Möglichkeit, ihren Zustand zu verändern und damit zu mildern.

Umfassende Schulungen für professionelle Pflegekräfte über existenzielle Leiderfahrungen sind unerlässlich, um sie in die Lage zu versetzen, über ihre eigenen existenziellen Ängste und ihre Endlichkeit sowie die ihrer Patient*innen zu reflektieren. Die kontinuierliche tiefe Sedierung von Patient*innen aufgrund existenzieller Leiderfahrungen stellt einen schwerwiegenden Eingriff dar, der auch bei sorgfältigster Indikationsstellung eine Ausnahme bleiben muss, gleichbedeutend mit einer Option als letztes Mittel. Eine Sedierung wird den ganzheitlichen Bedürfnissen existenziell Leidender nicht gerecht (Gabl et al., 2024).

Palliative Sedierungstherapie stellt keine medizinische Standardmaßnahme dar, um das Sterben zu erleichtern. Der Einsatz bewusstseinsdämpfender Medikamente darf nur nach sorgfältiger Indikationsstellung erfolgen. Eine Sedierung auf Wunsch des/der Patient*in, um das Sterben nicht bewusst zu erleben, wäre nicht im Rahmen der Indikation. Und es gilt, dass Patient*innen keine Behandlung verlangen können, die nach ärztlicher Einschätzung nicht indiziert ist. Selbst wenn sich im Zusammenhang mit dem Sterbeprozess leidvolle Situationen ergeben können, die eine palliative Sedierung erforderlich machen, erfolgt die Indikationsstellung immer nach den Leitlinien zur palliativen Sedierungstherapie (Weixler et al., 2017). Daher kann eine Sedierung keine Alternative zum assistierten Suizid darstellen.

6.3 Freiwilliger Verzicht auf Nahrung und Flüssigkeit

Die Angst vor Übertherapie und einem medizinisch verlängerten, leidvollen Sterbeprozess kann zu einem Wunsch nach einem Notausgang als Option „of last resort" führen. Der bewusste und freiwillige Verzicht auf Nahrung und Flüssigkeit (FVNF) stellt eine derartige, legale Möglichkeit dar.

Der freiwillige Verzicht auf Nahrung und Flüssigkeit (FVNF) ist eine Handlung, die von einer zurechnungsfähigen Person ohne kognitive Einschränkungen freiwillig und bewusst gewählt wird, um den Tod frühzeitig aufgrund unerträglichen anhaltenden Leidens herbeizuführen (Ivanović et al., 2014). Die sterbewillige Person ist physisch dazu in der Lage, oral Flüssigkeit und Nahrung zu sich zu nehmen, sie entscheidet sich jedoch bewusst dagegen, um ihr Sterben zu beschleunigen. Damit kann dieser Verzicht auf Essen und Trinken als eine mögliche legale Form des selbstverfügten Sterbens betrachtet werden.

Häufig wird der freiwillige Verzicht auf Nahrung und Flüssigkeit als „Sterbefasten" oder als „terminales Fasten" bezeichnet. Diese Begriffe sind jedoch missverständlich, denn es geht dabei nicht um ein Fasten, wie es aus religiösen oder gesundheitlichen Gründen und stets nur befristet durchgeführt wird. Auch ist das Fasten, anders als der freiwillige Verzicht auf Nahrung und Flüssigkeit, nicht mit der Intention des Todes verbunden (Feichtner et al., 2022).

In der Auseinandersetzung über die Zulässigkeit des assistierten Suizides ist die Selbstbestimmung eines der Schlagworte. Das aktive Beendigen des eigenen Lebens wird oft als Ausdruck größtmöglicher Selbstbestimmung dargestellt. Auch De Ridder (De Ridder, 2010, S. 227) nennt den assistierten Suizid einen „Akt letzter Selbstbehauptung". Einem assistierten Suizid gehen jedoch immer tiefgreifende Ängste und Nöte voraus – der Suizid muss vielmehr als ein Akt der Verzweiflung betrachtet werden.

Zur Durchführung eines assistierten Suizides muss die Unterstützung einer anderen, hilfeleistenden Person in Anspruch genommen werden. Damit wird aber auch ein Teil der Verantwortung auf diese Person übertragen. Demgegenüber bleiben die Tatherrschaft und auch die Durchführung des freiwilligen Verzichts auf Nahrung und Flüssigkeit zur Gänze in der Verantwortung der sterbewilligen Person selbst. In diesem Prozess, der sich über mehrere Tage bis Wochen hinziehen kann, müssen sich die Patient*innen täglich erneut für diesen Verzicht entscheiden.

Ob der FVNF als Suizid zu betrachten ist, wird kontrovers diskutiert. Von einigen Autor*innen wird der freiwillige Verzicht auf Nahrung und Flüssigkeit als eine Art „passiver Suizid", im Sinne eines sich „selbst sterben Lassens" eingestuft

(Schneider et al., 2019, S. 231). Andere unterscheiden den FVNF deutlich vom Suizid und bezeichnen diesen Verzicht als eine Handlung eigener Art (Coors et al., 2019). Baumann-Hölzle sieht im freiwilligen Verzicht auf Nahrung und Flüssigkeit eine von den Patient*innen gewünschte, extreme Form des Unterlassens von lebenserhaltenden Maßnahmen (Baumann-Hölzle, 2005).

Strafjuristisch handelt es sich beim FVNF nach der Rechtsprechung um keinen Suizid, weil dieser voraussetzt, dass die Person aktiv „Hand an sich legt". Fehlt es daran, weil man keine Tätigkeit setzt, um einen aus dem Unterlassen resultierenden eigenen Tod zu verhindern, liegt kein Suizid vor (Feichtner et al., 2018a).

Für die ethische Einordnung des freiwilligen Verzichts auf Nahrung und Flüssigkeit könnte die Ausgangssituation der sterbewilligen Person maßgeblich sein. Bei Vorliegen einer schweren Erkrankung und insbesondere wenn das Sterben bereits absehbar ist, wird die Entscheidung zum FVNF nicht als Suizid gewertet, sondern eher als eine Art von Behandlungsveto, als Verzicht auf lebenserhaltende Maßnahmen. Dagegen kann ein FVNF ohne Vorliegen einer lebensbegrenzenden Erkrankung als suizidale Handlung gewertet werden (Feichtner et al., 2022). Aus ethischer wie auch aus juristischer Sicht ist es zu respektieren, wenn sich entscheidungskompetente Patient*innen gegen lebensverlängernde Maßnahmen entscheiden und damit ihr Sterben beschleunigen. Bei einer terminalen, in absehbarer Zeit zum Tod führenden Erkrankung stellt der FVNF einen ähnlichen Verzicht dar wie der Verzicht auf lebensverlängernde Maßnahmen, etwa eine künstliche Ernährung (Quill et al., 2018).

Der Ausweg aus einem als unerträglich erlebten Leiden durch einen freiwilligen Verzicht auf Nahrung und Flüssigkeit erfordert jedoch Willensstärke und auch ein beträchtliches Durchhaltevermögen. Eines der belastendsten Symptome bei einem FVNF ist der anhaltende und oft auch quälende Durst. Das Hungergefühl reduziert sich hingegen rasch und verschwindet bereits nach etwa drei bis vier Tagen ganz. Durch die vermehrte Ausschüttung körpereigener Endorphine kann es auch zu einer gewissen Euphorisierung kommen.

In den ersten Tagen besteht noch eine klare Bewusstseinslage und der Prozess ist ohne bleibende Schäden reversibel. Danach kommt es zu Elektrolytverschiebungen, zu einer Eintrübung des Bewusstseins und die Patient*innen werden zunehmend schläfrig. In weiterer Folge kommt es zu einem allmählichen Versagen der Nierenfunktionen. Es besteht in den meisten Fällen eine umfassende Pflegebedürftigkeit (Feichtner et al., 2018b). Komplikationen, die bei einem freiwilligen Verzicht auf Nahrung und Flüssigkeit auftreten können, sind Unruhe, Agitation und auch unterschiedlich lange Phasen von Deliranz.

Die Praxis zeigt, dass je nach Allgemeinzustand und allenfalls eintretenden Komplikationen der Tod durch Herzrhythmusstörungen, Urämie oder Pneumonie nach ein bis zwei Wochen eintritt. Werden jedoch auch nur geringe Mengen Flüssigkeit aufgenommen, so kann dies den Sterbeprozess erheblich verlängern (Royal Dutch Medical Association and Dutch Nurses' Association, 2014).

Der freiwillige Verzicht auf Nahrung und Flüssigkeit ist eine legale und ethisch akzeptable Form der Beschleunigung des Sterbens, die grundsätzlich auch ohne ärztliche Unterstützung durchgeführt werden kann, allerdings ist ärztlicher und auch pflegerischer Beistand dringend zu empfehlen, um leidvollen Erfahrungen vorzubeugen bzw. sie palliativmedizinisch zu behandeln. Ungeachtet möglicher moralischer Bedenken besteht für Ärzt*innen und Pflegepersonen eine berufsethische Verpflichtung zur bestmöglichen Symptomlinderung im Sinne von Palliative Care (Heinemann et al., 2018).

Da die betreuenden Ärzt*innen und Pflegepersonen nicht darauf abzielen, das Sterben herbeizuführen, sondern die mit dem FVNF verbundenen Symptome zu lindern, handeln sie im Einklang mit ihrer Standesethik und sie machen sich damit auch nicht strafbar. Die medizinische Betreuung von Patient*innen bei einem freiwilligen Verzicht auf Nahrung und Flüssigkeit stellt keine Hilfe zur Selbsttötung dar, sondern ist Teil der ärztlichen und pflegerischen Versorgung in der Sterbephase.

Die reflektierte freiwillige Entscheidung zum FVNF ist als Ausdruck der Selbstbestimmung einer Person grundsätzlich zu respektieren. Eine Missachtung des Patientenwillens bzw. ein Zuwiderhandeln würde als strafbare eigenmächtige Heilbehandlung bewertet werden (Hoekstra et al., 2015). Und anders als beim assistierten Suizid liegen die Tatherrschaft und die Verantwortung beim bewussten und freiwilligen Verzicht auf Nahrung und Flüssigkeit ausschließlich bei der sterbewilligen Person selbst. Allerdings ist aus Sicht der sterbewilligen Person ein assistierter Suizid vermutlich leichter durchzuführen als ein freiwilliger Verzicht auf Nahrung und Flüssigkeit mit allen damit verbundenen Belastungen. Dieser Prozess erfordert deutlich mehr an Konsequenz und Durchhaltevermögen.

Die zugrundeliegenden Motive, die zu einem assistierten Suizid führen, sind ähnlich wie beim freiwilligen Verzicht auf Nahrung und Flüssigkeit. In beiden Fällen entsteht der Sterbe- bzw. Suizidwunsch aufgrund von erlebtem Leid, insbesondere von existenziellem Leid. Dabei zeigt sich, dass sich die Belastung nicht nur durch aktuell erlebtes Leid ergibt – die Angst vor möglichem zukünftigem Leiden kann selbst eine Quelle gegenwärtigen Leidens darstellen und zu einem Sterbe- bzw. Suizidwunsch führen (Gaignard & Hurst, 2019).

Der Wunsch nach Suizidassistenz spiegelt nicht nur die große Not wider, in der sich die sterbewillige Person aktuell befindet, sondern auch das Bedürfnis, die Kontrolle, auch über das Sterben, zu behalten. Der bewusste und freiwillige Verzicht auf Nahrung und Flüssigkeit kann dieses Gefühl von Selbstwirksamkeit und Kontrolle vermitteln.

Mit der Planbarkeit des eigenen Todes wird die naturgegebene Unverfügbarkeit des Sterbens aufgehoben. Demgegenüber geht es beim freiwilligen Verzicht auf Nahrung und Flüssigkeit vor allem um eine Beschleunigung des Sterbeprozesses, der Zeitpunkt des Todes ist nicht planbar und bleibt ungewiss. Damit wird dem Unverfügbaren Raum eingeräumt (Bickhardt & Hanke, 2014). Die Patient*innen durchleben einen Sterbeprozess, der dem physiologischen Prozess des Sterbens gleichzusetzen ist.

Nicht nur die Person mit einem Sterbe- bzw. Suizidwunsch steht vor der Entscheidung, ob sie sich dem Geschehen im Sterbeprozess überlässt oder ihr Leben aktiv beendet, auch für die professionell Betreuenden gewinnt die intuitionistische Doktrin des Tuns und Lassens an Bedeutung (Birnbacher, 2020). Die Beihilfe zum Suizid erfordert eine mehr oder weniger aktive Beteiligung der hilfeleistenden Person, bei einem FVNF bieten die Betreuenden medizinische, pflegerische und psychosoziale Versorgung im Sinne von Palliative Care. Es besteht eine ethische Verpflichtung, die Patient*innen während eines freiwilligen Verzichts auf Nahrung und Flüssigkeit bestmöglich zu betreuen und es ist unerheblich, warum ein Mensch sterbend ist. Entscheidend ist der Bedarf an palliativer Versorgung.

6.3.1 Der FVNF – keine Alternative für alle Suizidwilligen

Wie die bisherigen Erfahrungen zeigen, ist der freiwillige Verzicht auf Nahrung und Flüssigkeit ein beschwerlicher Prozess, der ein erhebliches Maß an Willensstärke und Durchhaltevermögen verlangt. Insbesondere bei Auftreten von belastenden Symptomen müssen sich die Patient*innen immer wieder neu für diesen Prozess entscheiden.

Zudem ist der bewusste und freiwillige Verzicht auf Nahrung und Flüssigkeit eher eine Möglichkeit für Menschen in fortgeschrittenem Alter und/oder bei Vorliegen einer schweren, fortgeschrittenen Erkrankung. Für jüngere und nicht schwer erkrankte Menschen ist z. B. das ausgeprägte Durstgefühl kaum auszuhalten (Coors et al., 2019).

Zusammenfassend ist festzuhalten, dass die Hürden für die Umsetzung eines freiwilligen Verzichts auf Nahrung und Flüssigkeit höher sind als für einen assistierten Suizid. Der FVNF stellt daher für viele Personen mit Sterbe- oder Suizidwunsch keine akzeptable Alternative dar. Vor allem dann, wenn es das Ziel ist, das eigene Sterben nicht bewusst zu erleben und sich einem möglicherweise mühevollen Sterbeprozess zu entziehen, wird ein freiwilliger Verzicht auf Nahrung und Flüssigkeit keine Option sein.

6.4 Palliative Care und assistierter Suizid – ein Widerspruch?

Zu den Grundsätzen in der Hospiz- und Palliative-Care-Betreuung gehört, dass das Sterben nicht hinausgezögert, aber auch nicht beschleunigt werden soll. Damit stehen die Suizidassistenz und auch die Tötung auf Verlangen im direkten Widerspruch zu Palliative Care. Das spiegelt sich nicht nur in der WHO-Definition von Palliative Care wider, auch im Positionspapier der EAPC wird betont, dass Euthanasie und ärztlich unterstützter Suizid nicht Bestandteil der Praxis von Palliative Care sind (Radbruch et al., 2016). Von nahezu allen internationalen Hospiz- und Palliative-Care-Organisationen wird diese Haltung geteilt. Auch für Cicely Saunders, die Begründerin von sowohl der modernen Hospizbewegung als auch der Palliative Care, galt Palliative Care stets als Antagonist und als Prävention gegen alle Formen der damals sogenannten Sterbehilfe (Saunders, 1976).

In einigen Ländern, wie etwa in Belgien, gibt es aber bereits seit vielen Jahren Bestrebungen, diesen Widerspruch aufzulösen. Das Konzept der „Integralen Palliative Care" von Bernheim et al. (2014) und Vanden Berghe et al. (2013) stellt Suizidassistenz und Tötung auf Verlangen als eine Option der palliativen Betreuung dar.

Als weltweit erste Palliative-Care-Organisation setzte die Federation for Palliative Care Flandern (FPCF) die Integration von Euthanasie im Rahmen von Palliative Care in die Praxis um. Grundlage dafür war ein Positionspapier der FPCF von 2003, mit der Feststellung: „Palliative Care und Euthanasie sind weder Alternativen noch antagonistisch [...]. Sterbehilfe kann [...] Teil der Palliativversorgung sein [...]" (Federatie Palliatieve Zorg Vlaanderen, 2003).

Obwohl dieses synergistische Modell international zu großer Empörung geführt hat, betonen verschiedene Autor*innen den Vorteil einer Beteiligung von Palliative-Care-Teams am Procedere des assistierten Suizids (Vanden Berghe et al., 2013, S. 7). In einer weiteren Erklärung der FPCF wird betont: „Das Palliative-Care-Team ist offen für die Betreuung jedes Patienten, auch des Patienten, der um Sterbehilfe bittet. Palliative Care ist eine Garantie dafür, dass Euthanasieanfragen auf eine sorgfältige und fürsorgliche Weise behandelt werden" (FPCF, 2013).

Wie die Berichte aus Oregon, USA, Kanada, Belgien und den Niederlanden zeigen, befindet sich eine erhebliche Anzahl der suizidwilligen Patient*innen bereits zum Zeitpunkt der Anfrage für einen assistierten Suizid in Betreuung von Palliative-Care-Teams (Dierickx et al., 2018, S. 7). Nicht alle diese Teams betrachten Palliativversorgung und Suizidassistenz als widersprüchlich und es bestehen unterschiedlich enge Kooperationen zwischen Palliative-Care-Teams und den Anbietern von Suizidassistenz (Antonacci et al., 2019, S. 1). Auch Protagonist*innen der Föderation der Palliativmedizin Flandern berichten über eine wachsende Bereitschaft von Palliativmediziner*innen und Palliativteams, eine Betreuung der Patient*innen auch bei einem assistierten Suizid oder bei einer Tötung auf Verlangen zu leisten.

Die Entscheidung eines/einer Patient*in für einen assistierten Suizid kann für das betreuende Palliativ-Team eine große ethische und moralische Herausforderung bedeuten. Auch wenn der Suizidwunsch nachvollziehbar erscheint, befinden sich die Betreuenden in einem Dilemma. Einerseits besteht die Bereitschaft, das Recht der Patient*innen auf Selbstbestimmung zu achten und sie in ihrem Entscheidungsprozess zu unterstützen, andererseits kann eine Bitte um Unterstützung beim assistierten Suizid die Betreuenden in moralische Konfliktsituationen bringen.

Im Interesse der Patient*innen, und um die Kontinuität der Versorgung zu gewährleisten, entscheiden sich Palliative-Care-Teams dafür, ihre Patient*innen auch nach ihrer Entscheidung für einen assistierten Suizid bis zu dessen Umsetzung weiter zu betreuen. Auch wenn sich Suizidassistenz und Palliative Care fundamental unterscheiden, so kann es gelegentlich bei demselben/derselben Patient*in doch zu einer Überschneidung der beiden Bereiche kommen[2] (Berghe et al., 2017).

Für diese Schnittstellen prägten Vanden Berghe et al. den Begriff „Euthanasia Accompaniment". Diese „Begleitung" umfasst die Abklärung einer Anfrage um Suizidassistenz, die palliative Versorgung der Patient*innen, sowie die Unterstützung der Angehörigen vor und nach dem Suizid (Vanden Berghe et al., 2013, S. 266). Eine unmittelbare Beteiligung an der Suizidassistenz wird jedoch von den meisten Palliative-Care-Teams abgelehnt.

Wie die Praxis und auch verschiedene Studien zeigen, sind Palliative-Care-Teams relativ häufig in die Entscheidung der Patient*innen zum assistierten Suizid involviert. Das führt zu neuen kommunikativen Herausforderungen, für die

2 Im Original: euthanasia and palliative care remain two distinct matters, but that they can 'occasionally be considered together when caring for one and the same patient'.

sich viele der in Palliative Care Tätigen nicht ausreichend geschult fühlen (Gamondi et al., 2019). Diese beratenden Gespräche erfordern nicht nur entsprechende kommunikative Kompetenz und zeitliche Ressourcen, sie können auch zu beträchtlichen emotionalen Belastungen des betreuenden Teams führen (Mathews et al., 2021). Zu diesen Belastungen kommt es vor allem dann, wenn keine klare Haltung der jeweiligen Organisation zur Suizidassistenz vorliegt.

Die Legalisierung der Beihilfe zum Suizid stellt einen Paradigmenwechsel dar und sie beeinflusst auch die Praxis von Palliative Care und Hospizarbeit. Die nun legale Möglichkeit eines assistierten Suizides führt dazu, dass Palliative-Care-Teams seit Einführung des Sterbeverfügungsgesetzes viel Zeit für Gespräche darüber aufbringen müssen. Auch die Erfahrungen in anderen Ländern belegen, dass nicht unerhebliche Ressourcen der Palliativversorgung für die Beratung und Unterstützung von Patient*innen mit einem Wunsch nach assistiertem Suizid aufgewendet werden müssen (Mathews et al., 2020). Angesichts der derzeit bereits bei Weitem nicht ausreichenden Ressourcen für die Palliativversorgung in Österreich sind diese zusätzlichen Anforderungen für die Palliative-Care-Teams kaum zu bewältigen.

Mitunter gehen Patient*innen irrtümlich davon aus, dass Palliative Care eine Unterstützung beim assistierten Suizid miteinschließt. Es ist daher wichtig, dass sich Hospiz- und Palliative-Care-Organisationen unmissverständlich deklarieren, den Patient*innen mit einem Wunsch nach assistiertem Suizid aber auch mit Achtung und mit dem Angebot bestmöglicher palliativer Betreuung begegnen. Es ist ethisch geboten, die umfassende Palliative-Care-Betreuung und die Unterstützung der Angehörigen bis zur Umsetzung des Suizides aufrecht zu erhalten. Ebenso sollte die Nachbetreuung der Angehörigen durch das Palliative-Care-Team erfolgen.

Die Entscheidung eines/einer Patientin für einen assistierten Suizid stellt kein Versagen der Palliativbetreuung dar und es ist nicht Aufgabe der Palliative-Care-Teams, Patient*innen von einem assistierten Suizid abzuhalten. Die Entscheidung ist zu respektieren. Es stimmt aber nachdenklich, wenn in Österreich viele Patient*innen mit einem Bedarf an palliativer Betreuung, sozusagen auf der Warteliste, versterben, bevor sie auf einer Palliativstation oder in einem Hospiz aufgenommen werden können. Die Entscheidung zum Sterbeverfügungsgesetz wurde mit dem politischen Auftrag zum Ausbau der Hospiz- und Palliativversorgung in Österreich verknüpft. Nicht zuletzt wird es von der Verfügbarkeit und auch von der Qualität der palliativen Versorgung abhängen, wie viele assistierte Suizide in Österreich umgesetzt werden.

7 Perspektiven

Pflege stellt nicht nur die größte Gruppe der im Gesundheitswesen Tätigen dar, die Pflegepersonen sind auch jene Berufsgruppe, die in besonderer Weise mit den Sterbe- und Suizidwünschen von Patient*innen konfrontiert wird. Die ethischen und rechtlichen Fragen um Suizidassistenz sind daher durchaus pflegerelevant, zumal die Legalisierung der Suizidassistenz die pflegerische Praxis beeinflusst. Es ist daher nur schwer zu verstehen, dass die Pflege als unmittelbar betroffene Berufsgruppe nicht deutlicher Stellung nimmt und auch in den entscheidenden Gremien zum Sterbeverfügungsgesetz nicht vertreten war. Die Legalisierung der Suizidassistenz wird jedoch nicht nur Konsequenzen für die pflegerische Praxis haben, eine direkte oder indirekte Beteiligung von Pflegepersonen an lebensbeendenden Handlungen wird das pflegerische Selbstverständnis mittelfristig verändern.

Werden Pflegepersonen konkret um Beihilfe zum Suizid gebeten, können sie in ein beträchtliches moralisches Dilemma und in ein ethisches Spannungsfeld geraten. Einerseits wollen sie das Recht der Patient*innen auf Selbstbestimmung achten, andererseits bestehen möglicherweise moralische Bedenken gegen eine Suizidassistenz. Dadurch, dass Pflegepersonen oft in ganz unmittelbarer Weise mit dem Leid der Patient*innen in Berührung kommen, kann eine eigene Betroffenheit entstehen, die den Wunsch nach assistiertem Suizid nachvollziehbar macht.

Obwohl sich Pflegende durch ihre Ausbildungen meist relativ gut auf die Linderung von belastenden körperlichen Symptomen vorbereitet fühlen, stehen sie existenziellen Leiderfahrungen der Patient*innen oft hilflos gegenüber. Das Leid ist weit mehr als eine Frage von Schmerzen und anderen körperlichen Symptomen. Die psychologische, soziale und existenzielle Dimension des Leiderlebens erfordert einen gänzlich anderen Zugang der Betreuenden. Es braucht daher eine reflektierte Haltung der Pflegepersonen zum Leid-Phänomen, es braucht Pflegepersonen, die dem Leid standhalten können, auch wenn es unerträglich zu sein scheint. Das beobachtete, als unerträglich empfundene Leid kann geradezu ansteckend wirken und für die Pflegepersonen, die in täglichem, sehr direktem Kontakt mit den leidenden Patient*innen stehen, eine enorme Belastung darstellen. Die Unerträglichkeit des Leidens führt dann nicht nur bei den betroffenen Patient*innen, sondern auch bei ihren Pflegenden dazu, dass Suizidassistenz als Lösung gewertet wird.

Pflegepersonen dürfen hier nicht alleine gelassen werden. Sie müssen eine reflektierte Haltung zum Leid-Phänomen entwickeln können, um eine leid-sensible Pflege und Betreuung leisten zu können. Das erfordert neben dem Angebot von Supervision auch Schulungen zu existenziellem Leid und zum Umgang mit Sterbe- und Suizidwünschen von Patient*innen. Das wiederholte und ungeschützte Erleben der ansteckenden Natur von Leiden führt zu Burn-out und zur Erschöpfung des Mitgefühls (Cherny et al., 2015), was letztlich nicht nur die Betreuungsqualität dramatisch verschlechtert, sondern längerfristig auch zum Ausstieg aus dem Beruf führt.

Die Akzeptanz der Tatsache, dass Leid, Sterben und Tod integrale Bestandteile des Lebens sind, schwindet zunehmend und wo eine leid-sensible Pflege erforderlich wäre, drängt sich vielleicht der Gedanke an eine Beendigung des Lebens durch assistierten Suizid als scheinbar einzige Lösung auf.

In der Auseinandersetzung mit dem assistierten Suizid darf nicht außer Acht gelassen werden, welche gesellschaftlichen Entwicklungen, Haltungen und Rahmenbedingungen dazu führen, dass ein selbst herbeigeführter Tod dem Leben vorgezogen wird. In vielen Fällen ist der Suizidwunsch eng mit einer fundamentalen Einsamkeit, mit dem Verlust der Gemeinschaft und mit der Erfahrung von sozialer Desintegration verbunden. Auch entwickeln sich Sterbe- und Suizidwünsche häufig im Zusammenhang mit einer Depression. Nicht selten wird die einem Suizidwunsch zugrundeliegende Depression jedoch nicht erfasst und daher auch nicht adäquat behandelt.

Der US-Bundesstaat Oregon gilt als Beispiel für eine sichere Regelung der Suizidassistenz. Aus dem Jahresbericht 2022 geht hervor, dass 431 Personen Verschreibungen für ein Suizidmittel erhalten haben. Mit Stand des 20. Januars 2023 lagen Berichte über 278 Personen vor, die im Jahr 2022 an der Einnahme dieses Mittels verstarben. Zum Zeitpunkt des Erscheinens dieses Jahresberichtes war jedoch bei 101 Patient*innen unklar, ob sie das Mittel eingenommen hatten oder nicht (Oregon Health Authority, 2023).

Obwohl Oregon detaillierte und regelmäßige Berichte über assistierte Suizide erstellt, gibt es wie in fast allen Ländern erhebliche Lücken in den Daten. Vor allem wird die Qualität der Beratung, durch die die Entscheidung über die Verschreibung tödlicher Medikamente getroffen wird, in keiner Weise überwacht. Detaillierte, prospektive Studien, die auch sozioökonomische und klinische Informationen enthalten, sind jedoch unerlässlich, um die Auswirkungen der nun legalen Suizidbeihilfe vollständig zu verstehen.

Im Rahmen einer irischen Längsschnittstudie über 6 Jahre hinweg wurden die Sterbewünsche bei 8.174 Personen im Alter über 50 Jahren untersucht. Dabei zeigte sich, dass fast drei Viertel der Personen mit einem Sterbewunsch angaben, unter Einsamkeit zu leiden, und 60 % der Befragten wiesen signifikante depressive Symptome auf. Weitere maßgebliche Faktoren, die zu einem Sterbewunsch führten, waren funktionelle Behinderungen und chronische Schmerzen (Briggs et al., 2021). Bemerkenswert waren die Ergebnisse der Folgeuntersuchung zwei Jahre später. Dabei gaben nun 72 % der Personen an, dass Einsamkeit und Depression zurückgegangen waren, was auch frühere Studien bestätigt, die belegen, dass ein Sterbewunsch meist instabil ist (Briggs et al., 2022).

Damit ergibt sich die Frage, welche Angebote und Möglichkeiten der Unterstützung wir als Gesellschaft unerträglich leidenden und einsamen, kranken Menschen bieten. Der legale Zugang zu Suizidassistenz mutet etwa angesichts der prekären Situation in der Altenpflege oder dem zunehmenden Mangel an Pflegekräften geradezu zynisch an. Für die bestehende Diskrepanz zwischen dem Bedarf an palliativer Versorgung und den noch immer unzureichend verfügbaren Palliative-Care-Angeboten stellt die Legalisierung des assistierten Suizids keine Antwort dar.

Es bleibt abzuwarten, ob und vor allem auch wie rasch der zeitgleich mit dem Sterbeverfügungsgesetz beschlossene Ausbau der Palliativ- und Hospizbetreuung in Österreich erfolgen wird. Wenn die Ängste der Menschen vor Abhängigkeit, Angewiesenheit und Pflegebedürftigkeit ernst genommen werden, dann ist erkennbar, wo angesetzt werden muss.

Das zeitgleich mit dem Sterbeverfügungsgesetz beschlossene Hospiz- und Palliativfondsgesetz sieht folgende Maßnahmen zum Ausbau der Hospiz- und Palliativversorgung in Österreich vor:

- Überführung dieser Bereiche in eine Regelfinanzierung.
- Drittelfinanzierung: Ein Drittel der Finanzierung soll vom Bund übernommen werden, mindestens ein weiteres Drittel vom jeweiligen Bundesland und maximal ein Drittel der Kosten von den Sozialversicherungsträger*innen.
- Für das Jahr 2022 waren Bundesmittel von insgesamt 21 Millionen Euro vorgesehen.
- 2023 wurden 36 Millionen Euro und im Jahr 2024 sollen 51 Millionen aus dem Bundesbudget für den Ausbau der Hospiz- und Palliativversorgung aufgewendet werden.
- Der Fonds ist insgesamt mit 108 Millionen Euro dotiert und trat rückwirkend mit 1.1.2022 in Kraft.

Die weitere Entwicklung der Suizidassistenz in Österreich wird entscheidend davon abhängen, wie gut es gelingt, den geplanten Ausbau der Hospiz- und Palliativversorgung umzusetzen. Denn derzeit haben längst nicht alle Menschen, die Palliative Care brauchen, Zugang zu palliativer Versorgung. Es wäre ein schönes Ziel, wenn alte, schwerkranke und pflege- und betreuungsbedürftige Menschen auf die Fürsorge und Solidarität unserer Gesellschaft vertrauen könnten, wenn niemand in unserem Land den assistierten Suizid dem Leben vorziehen müsste, weil diese gesellschaftliche Fürsorge nicht gewährleistet ist.

Der Wert, den ein Mensch seinem Leben beimisst, hängt entscheidend von dem Wert ab, den andere seinem Leben beimessen. Seine Würde hängt wesentlich vom Ansehen ab, das er in den Augen der Umwelt hat. Wenn wir ihm zu verstehen geben, dass wir sein Leben so wenig achten, dass wir bereit sind, ihn zu töten, nehmen wir seiner Existenz bereits im Voraus Würde und Wert. Nicht mehr die Erlösung des anderen, die Erlösung vom anderen würde angestrebt (Husebø et al., 2006).

Literatur

Adams, V., Katz, N. T., Philip, J. A. M., & Gold, M. (2022). Desire to Die Statements in the Era of Voluntary Assisted Dying: An Audit of Patients Known to a Victorian Consultation-Liaison Palliative Care Service. *American Journal of Hospice and Palliative Medicine®*, 104990912110696. https://doi.org/10.1177/10499091211069620

Allende, I. (2002). *Paula*. Perennial.

Allgemeines Bürgerliches Gesetzbuch (ABGB). (2017). § 24. https://ris.bka.gv.at/Dokumente/Bundesnormen/NOR40193041/NOR40193041.pdf [18.03.2024].

Alt-Epping, B., Nauck, F. & Jaspers, B. (2015). Was ist das Problematische an der Palliativen Sedierung? – Eine Übersicht. *Ethik in der Medizin, 27*(3), 219–231. https://doi.org/10.1007/s00481-014-0316-6

ANA Center for Ethics and Human Rights. (2019). ANA Position Statement: The Nurse's Role When a Patient Requests Medical Aid in Dying. *OJIN: The Online Journal of Issues in Nursing, 24*(3). https://doi.org/10.3912/OJIN.Vol24No03PoSCol02

Andorno, R. (2013). Nonphysician-assisted suicide in Switzerland. *Cambridge Quarterly of Healthcare Ethics: CQ: The International Journal of Healthcare Ethics Committees, 22*(3), 246–253. https://doi.org/10.1017/S0963180113000054

Antonacci, R., Baxter, S., Henderson, J. D., Mirza, R. M. & Klinger, C. A. (2019). Hospice Palliative Care (HPC) and Medical Assistance in Dying (MAID): Results from a Canada-Wide Survey. *Journal of Palliative Care*, 082585971986554. https://doi.org/10.1177/0825859719865548

Ariès, P., Henschen, H.-H., Pfau, U. & Ariès, P. (1997). *Geschichte des Todes* (8. Aufl). Dt. Taschenbuch-Verl.

Balaguer, A., Monforte-Royo, C., Porta-Sales, J., Alonso-Babarro, A., Altisent, R., Aradilla-Herrero, A., Bellido-Pérez, M., Breitbart, W., Centeno, C., Cuervo, M. A., Deliens, L., Frerich, G., Gastmans, C., Lichtenfeld, S., Limonero, J. T., Maier, M. A., Materstvedt, L. J., Nabal, M., Rodin, G., Voltz, R. (2016). An International Consensus Definition of the Wish to Hasten Death and Its Related Factors. *PLOS ONE, 11*(1), e0146184. https://doi.org/10.1371/journal.pone.0146184

Balard, F., Pott, M.,Yampolsky, E. (2021). Suicide among the elderly in France and Switzerland: what does the societal context tell us about the place of relatives? *DeathStud 46*(7): 1583–1592.

Barry, L. C., Kasl, S. V. & Prigerson, H. G. (2002). Psychiatric Disorders Among Bereaved Persons: The Role of Perceived Circumstances of Death and Preparedness for Death. *The American Journal of Geriatric Psychiatry, 10*(4), 447–457. https://doi.org/10.1097/00019442-200207000-00011

Bates, A. T. (2016). Addressing existential suffering. *Br Columbia Med J. 58*(5): 268–273.

Baumann-Hölzle, R. (2005). *Positionspapier zum Thema Sterbehilfe. Hilfe beim Sterben – nicht Hilfe zum Sterben!* Dialog Ethik 2005.

BC Transplant (Hrsg.). (2020). Donation after MAID Toolkit for Healthcare Workers. http://www.transplant.bc.ca/Documents/Statistics/MAID-Toolkit-Final.pdf [18.03.2024].

Bellens, M., Debien, E., Claessens, F., Gastmans, C. & Dierckx de Casterlé, B. (2020). „It is still intense and not unambiguous." Nurses' experiences in the euthanasia care process 15 years after legalisation. *Journal of Clinical Nursing*, 29(3–4), 492–502. https://doi.org/10.1111/jocn.15110

Benzenhöfer, U. (1999). *Der gute Tod? Euthanasie und Sterbehilfe in Geschichte und Gegenwart* (Originalausg). Verlag C. H. Beck.

Berghe, P. V., Mullie, A., Desmet, M. & Huysmans, G. (2017). Assisted Dying: The Current Situation in Flanders: Euthanasia Embedded in Palliative Care. In D. A. Jones, C. Gastmans & C. MacKellar (Hrsg.), *Euthanasia and Assisted Suicide* (S. 67–85). Cambridge University Press. https://doi.org/10.1017/9781108182799.005

Bernheim, J. L., Distelmans, W., Mullie, A. & Ashby, M. A. (2014). Questions and answers on the Belgian model of integral end-of-life care: Experiment? Prototype?: „Eu-euthanasia": the close historical, and evidently synergistic, relationship between palliative care and euthanasia in Belgium: an interview with a doctor involved in the early development of both and two of his successors. *Journal of Bioethical Inquiry*, *11*(4), 507–529. https://doi.org/10.1007/s11673-014-9554-z

Bernstein, A. (2001). Love and Death: Letting Go. *Modern Psychoanalysis*, *26*(2), 257–268.

Beuthin, R., Bruce, A. & Scaia, M. (2018). Medical assistance in dying (MAID): Canadian nurses' experiences. *Nursing Forum*, *53*(4), 511–520. https://doi.org/10.1111/nuf.12280

Bickhardt, J. & Hanke, R. M. (2014). Freiwilliger Verzicht auf Nahrung und Flüssigkeit – Eine ganz eigene Handlungsweise. *Deutsches Ärzteblatt*, *14*(111), 590–592.

Bioethikkommission (Hrsg.). (2015). *Sterben in Würde – Empfehlungen zur Begleitung und Betreuung von Menschen am Lebensende und damit verbundene Fragestellungen, Stellungnahme der Bioethikkommission*. www.bka.gv.at/bioethik

Birklbauer, A. (2019). § 78 StGB Mitwirkung am Selbstmord. In: *Wiener Kommentar zum Strafgesetzbuch* (2. Aufl.). MANZ Verlag.

Birnbacher, D. (2020). Doing and Allowing in the Context of Physician-Assisted Suicide. *Erkenntnis*, *85*(3), 575–588. https://doi.org/10.1007/s10670-020-00244-1

BMSGPK. Bundesministerium für Soziales, Gesundheit, Pflege und Konsumentenschutz. (2022). Sterbeverfügung Leitfaden für die Praxis. https://www.sozialministerium.at/Themen/Gesundheit/Medizin-und-Gesundheitsberufe/Medizin/Sterbeverf%C3%BCgung.html [18.03.2024].

Bollen, J., de Jongh, W., Hagenaars, J., van Dijk, G., ten Hoopen, R., Ysebaert, D., Ijzermans, J., van Heurn, E. & van Mook, W. (2016). Organ Donation After Euthanasia: A Dutch Practical Manual. *American Journal of Transplantation*, *16*(7), 1967–1972. https://doi.org/10.1111/ajt.13746

Bollen, J., Ten Hoopen, R., Ysebaert, D., van Mook, W. & van Heurn, E. (2016). Legal and ethical aspects of organ donation after euthanasia in Belgium and the Netherlands. *Journal of Medical Ethics, 42*(8), 486–489. https://doi.org/10.1136/medethics-2015-102898

Bollen, J., van Smaalen, T., ten Hoopen, R., van Heurn, E., Ysebaert, D. & van Mook, W. (2017). Potential Number of Organ Donors after Euthanasia in Belgium. *JAMA, 317*(14), 1476. https://doi.org/10.1001/jama.2017.0729

Bolt, E. E., Snijdewind, M. C., Willems, D. L., van der Heide, A. & Onwuteaka-Philipsen, B. D. (2015). Can physicians conceive of performing euthanasia in case of psychiatric disease, dementia or being tired of living? *Journal of Medical Ethics, 41*(8), 592–598. https://doi.org/10.1136/medethics-2014-102150

Bosshard, G., Ulrich, E. & Bär, W. (2003). 748 cases of suicide assisted by a Swiss right-to-die organisation. *Swiss Medical Weekly, 133*(21–22), 310–317. https://doi.org/2003/21/smw-10212

Bozzaro, C. (2015a). Ärztlich assistierter Suizid: Kann „unerträgliches Leiden" ein Kriterium sein? *DMW – Deutsche Medizinische Wochenschrift, 140*(02), 131–134. https://doi.org/10.1055/s-0041-100030

Bozzaro, C. (2015b). Der Leidensbegriff im medizinischen Kontext: Ein Problemaufriss am Beispiel der tiefen palliativen Sedierung am Lebensende. *Ethik in der Medizin, 27*(2), 93–106. https://doi.org/10.1007/s00481-015-0339-7

Briggs, R., Ward, M. & Kenny, R. A. (2021). The 'Wish to Die' in later life: Prevalence, longitudinal course and mortality. Data from TILDA. *Age and Ageing, 50*(4), 1321–1328. https://doi.org/10.1093/ageing/afab010

Briggs, S., Lindner, R., Goldblatt, M. J., Kapusta, N. & Teising, M. (2022). Psychoanalytic understanding of the request for assisted suicide. *The International Journal of Psychoanalysis, 103*(1), 71–88. https://doi.org/10.1080/00207578.2021.1999773

Bruce, A., Boston, P. (2011). Relieving existential suffering through palliative sedation: discussion of an uneasy practice: Relieving existential suffering. *J Adv Nurs Dec*;67(12):2732–40.

Bundesministerium für Justiz. (2021). Erläuterungen zum Ministerialentwurf betreffend Bundesgesetz, mit dem ein Sterbeverfügungsgesetz erlassen und das Suchtmittelgesetz sowie das Strafgesetzbuch geändert werden. Online unter: https://www.parlament.gv.at/PAKT/VHG/XXVII/ME/ME_00150/ imfname_1006949.pdf [18.03.2024].

Büche, D. (2021). Suizidhilfe – Die „Schweizer Lösung". *Praxis Palliative Care, 50/2021*, 14–17.

Canadian Institute for Health Information. (2018). *Access to palliative care in Canada.* www.cihi.ca/sites/default/files/document/access-palliative-care-2018-en-web.pdf [18.03.2024].

Canetto, S. S. & McIntosh, J. L. (2022). A comparison of physician-assisted/Death-With-Dignity-Act death and suicide patterns in older adult women and men. *The American Journal of Geriatric Psychiatry*, S1064748121003559. https://doi.org/10.1016/j.jagp.2021.06.003

Carpenter, T. & Vivas, L. (2020). Ethical arguments against coercing provider participation in MAID (medical assistance in dying) in Ontario, Canada. *BMC Medical Ethics, 21*(1), 46. https://doi.org/10.1186/s12910-020-00486-2

Cassel, E. J. (1982). The nature of suffering and the goals of medicine. *The New England Journal of Medicine, 306*(11), 639–645. https://doi.org/10.1056/NEJM198203183061104

Chabot, B. (2017). Verontrustende cultuuromslag rond de zelfgekozen dood. *NRC Handelsblad online*. https://www.nrc.nl/nieuws/2017/06/16/de-euthanasiegeest-is-uit-de-fles-11123806-a1563406 [18.03.2024].

Cherny, N. I., Werman, B. & Kearney, M. (2015). *Burnout, compassion fatigue, and moral distress in palliative care* (Bd. 1). Oxford University Press. https://doi.org/10.1093/med/9780199656097.003.0416

Chervenak, F. A., McCullough, L. B. & Arabin, B. (2009). The Groningen Protocol: Is it necessary? Is it scientific? Is it ethical? *Journal of Perinatal Medicine, 37*(3). https://doi.org/10.1515/JPM.2009.058

Chochinov, H. M., Hack, T., Hassard, T., Kristjanson, L. J., McClement, S. & Harlos, M. (2002). Dignity in the terminally ill: A cross-sectional cohort study. *The Lancet, 360*(9350), 2026–2030. https://doi.org/10.1016/S0140-6736(02)12022-8

Chochinov, H. M., Hassard, T., McClement, S., Hack, T., Kristjanson, L. J., Harlos, M., Sinclair, S. & Murray, A. (2009). The Landscape of Distress in the Terminally Ill. *Journal of Pain and Symptom Management, 38*(5), 641–649. https://doi.org/10.1016/j.jpainsymman.2009.04.021

Chochinov, H. M., Kristjanson, L. J., Hack, T. F., Hassard, T., McClement, S. & Harlos, M. (2007). Burden to others and the terminally ill. *Journal of Pain and Symptom Management, 34*(5), 463–471. https://doi.org/10.1016/j.jpainsymman.2006.12.012

Chochinov, H. M., Wilson, K. G., Enns, M., Mowchun, N., Lander, S., Levitt, M. & Clinch, J. J. (1995). Desire for death in the terminally ill. *American Journal of Psychiatry, 152*(8), 1185–1191. https://doi.org/10.1176/ajp.152.8.1185

Chochinov, H. M. (2022). The Platinum Rule: A New Standard for Person-Centered Care. *Journal of Palliative Medicine, 25*(6), 854–856. https://doi.org/10.1089/jpm.2022.0075

Clarke, D. M. & Kissane, D. W. (2002). Demoralization: Its phenomenology and importance. *The Australian and New Zealand Journal of Psychiatry, 36*(6), 733–742. https://doi.org/10.1046/j.1440-1614.2002.01086.x

Colburn, B. (2020). Autonomy, voluntariness and assisted dying. In: *Journal of Medical Ethics*, 46. 316–319.

Commission sur les soins de fin de vie. (2019). *Rapport annuel d' d'activités du 1er avril 2018 au 31 mars 2019*. https://drive.google.com/file/d/1V1T4g_t1wxPR13xONOWBr3K_lbjfxl2u/view [18.03.2024].

Coors, M., Simon, A., Alt-Epping, B., Borasio, G. D., Führer, M., Wasner, M. & Jox, R. J. (2019). *Freiwilliger Verzicht auf Nahrung und Flüssigkeit: Medizinische und pflegerische Grundlagen – ethische und rechtliche Bewertungen*. Kohlhammer Verlag.

De Beauvoir, S. (2008). *Das Alter* (4. Aufl.). Rowohlt Taschenbuch Verlag.

Der andere Film. (2022). https://der-andere-film.ch/filme/filme/titel/pqrs/plan-75 [18.03.2024].

De Ridder, M. (2010). *Wie wollen wir sterben? Ein ärztliches Plädoyer für eine neue Sterbekultur in Zeiten der Hochleistungsmedizin* (1. Aufl). Deutsche Verlags-Anstalt.

Den Hartogh, G. A. (2017). Euthanasie op grond van een schriftelijke wilsverklaring: Oude en nieuwe rechtsvragen. *Nederlands Juristenblad, 92*, 2226–2233.

Deutsche Gesellschaft für Palliativmedizin (Hrsg.). (2021). *Empfehlungen der Deutschen Gesellschaft für Palliativmedizin (DGP) zum Umgang mit dem Wunsch nach Suizidassistenz in der Hospizarbeit und Palliativversorgung*. https://www.dgpalliativmedizin.de/images/211213_Broschuere_Suizidassistenz_100dpi.pdf [18.03.2024].

Dierickx, S., Deliens, L., Cohen, J. & Chambaere, K. (2018). Involvement of palliative care in euthanasia practice in a context of legalized euthanasia: A population-based mortality follow-back study. *Palliative Medicine, 32*(1), 114–122. https://doi.org/10.1177/0269216317727158

Dignitas (Hrsg.). (2022). Dignitas Statistik 1998–2021. http://www.dignitas.ch/images/stories/pdf/statistik-ftb-jahr-wohnsitz-1998-2021.pdf [18.03.2024].

Dignitas (Hrsg.). (2023). Dignitas Statistik 1998–2022. http://www.dignitas.ch/images/stories/pdf/statistik-ftb-jahr-wohnsitz-1998-2022.pdf [18.03.2024].

Doherty, A. M., Axe, C. J. & Jones, D. A. (2022). Investigating the relationship between euthanasia and/or assisted suicide and rates of non-assisted suicide: Systematic review. *BJPsych Open*, 8(4), e108. https://doi.org/10.1192/bjo.2022.71

Dokalik, D. (2022). StVfG | Sterbeverfügungsgesetz: Kurzkommentar. Wien: Linde.

Downar, J., Fowler, R. A., Halko, R., Davenport Huyer, L., Hill, A. D. & Gibson, J. L. (2020). Early experience with medical assistance in dying in Ontario, Canada: A cohort study. *Canadian Medical Association Journal*, cmaj.200016. https://doi.org/10.1503/cmaj.200016

Driftmier, P. & Shaw, J. (2021). Medical Assistance in Dying (MAID) for Canadian Prisoners: A Case Series of Barriers to Care in Completed MAID Deaths. *Health Equity*, *5*(1), 847–853. https://doi.org/10.1089/heq.2021.0117

Dutch News. (2022). Health minister proposes euthanasia protocol for children under 12. *Dutch News.nl*. https://www.dutchnews.nl/news/2022/06/health-minister-proposes-euthanasia-protocol-for-children-under-12/ [18.03.2024].

Emanuel, E. J. & Battin, M. P. (1998). What Are the Potential Cost Savings from Legalizing Physician-Assisted Suicide? *New England Journal of Medicine*, *339*(3), 167–172. https://doi.org/10.1056/NEJM199807163390306

EndofLifeWA.org (Hrsg.). (2020). *DEATH WITH DIGNITY INSTRUCTIONS*. https://endoflifewa.org/wp-content/uploads/2021/03/DEATH-WITH-DIGNITY-INSTRUCTIONS_EOL-WA_Dec-2020.pdf [18.03.2024].

Ethikkomitee der Stiftung Liebenau. (2020). Stellungnahme zum Freiwilligen Verzicht auf Nahrung und Flüssigkeit (FVNF). https://www.stiftung-liebenau.at/fileadmin/benutzerdaten/stiftung-liebenau/pdf/ethik/stiftung-liebenau-ethikkomitee-FVNF-2020.pdf [18.03.2024].

EGMR-Europäischer Gerichtshof für Menschenrechte. (2011). *Haas Ernst G. gegen Schweiz*. http://relevancy.bger.ch/php/clir/http/index.php?type=show_document&highlight_docid=cedh://20110120_31322_07 [18.03.2024].

Evers, M. (2019). War es Sterbehilfe oder Mord? *Der Spiegel, 36*. https://www.spiegel.de/wissenschaft/den-haag-prozess-gegen-aerztin-erlaubte-sterbehilfe-oder-mord-a-00000000-0002-0001-0000-000165695616 [18.03.2024].

Exit. (2022). Selbstbestimmt bis ans Lebensende. Informationen zum Verein. Zürich. https://www.exit.ch/fileadmin/user_upload/download/broschueren/exit_Broschuere_Selbstbestimmung_d_8A_WEB.pdf [19.07.2023].

Exit. (2022). Jahresbericht 2022. https://www.exit.ch/verein/jahresberichte/jahresbericht-2020-1-1/ [18.03.2024].

Fasching, S., & Tschiggerl, W. M. (2022). Sterbeverfügung praxisbezogen. Ärztekammer für Kärnten und Österreichisches Institut für Allgemeinmedizin. https://www.allmed.at/info-arzt/dfp-fortbildung/fachthemen/stvf-praxis [18.03.2024].

Federatie Palliatieve Zorg Vlaanderen. (2003). *Dealing with euthanasia and other forms of medically assisted dying*. http://www.palliatief.be/accounts/143/attachments/Publicaties/euthanasie_standpunt_federatie.doc

Feichtner, A., Körtner, U. H. J., Watzke, H., Weixler, D. & Likar, R. (Hrsg.). (2022). *ASSISTIERTER SUIZID: Hintergründe, Spannungsfelder und Entwicklungen*. Springer.

Feichtner, A., Weixler, D. & Birklbauer, A. (2018a). Bewusster und freiwilliger Verzicht auf Nahrung und Flüssigkeit, um das Sterben zu beschleunigen. *Universum Innere Medizin, 9*, 40–41.

Feichtner, A., Weixler, D. & Birklbauer, A. (2018b). Freiwilliger Verzicht auf Nahrung und Flüssigkeit um das Sterben zu beschleunigen: Eine Stellungnahme der österreichischen Palliativgesellschaft (OPG). *Wiener Medizinische Wochenschrift, 168*(7–8), 168–176. https://doi.org/10.1007/s10354-018-0629-z

FOCUS. (2021). FOCUS Austria Studie. https://www.hospiz.at/wordpress/wp-content/uploads/2021/06/2021_06_26-Sterbehilfe-Grundlagenstudie_Pressekonferenz_Tischvorlage_n2002.pdf [09.07.2023].

Frankl, V. E. (2008). ... trotzdem Ja zum Leben sagen: Ein Psychologe erlebt das Konzentrationslager. 29. Aufl., ungekürzte Ausg. München: Deutscher Taschenbuch-Verlag.

Friesenecker, B., Frühwald, S. & Roden, C. (2023). Assistierter Suizid: Handlungsempfehlungen für den klinischen Alltag. *Anästhesie Nachrichten 5*, 141–154.

Gabl, C. (2020). Existenzielle Verzweiflung von PalliativpatientInnen. *Universum Innere Medizin, 20*(08), 28–29.

Gabl, C., Feichtner, A. & Weixler, D. (2024). Existential suffering: Sedation indicated? Rethinking existential suffering. A narrative review. *Ann Pall Med* (accepted).

Gaignard, M.-E. & Hurst, S. (2019). A qualitative study on existential suffering and assisted suicide in Switzerland. *BMC Medical Ethics, 20*(1), 34. https://doi.org/10.1186/s12910-019-0367-9

Galushko, M., Frerich, G., Perrar, K. M., Golla, H., Radbruch, L., Nauck, F., Ostgathe, C. & Voltz, R. (2016). Desire for hastened death: How do professionals in specialized palliative care react? *Psycho-Oncology, 25*(5), 536–543. https://doi.org/10.1002/pon.3959

Gamondi, C. (2020). Der Assistierte Suizid. *palliative ch, 3/2020*, 6–9.

Gamondi, C., Borasio, G. D., Oliver, P., Preston, N. & Payne, S. (2019). Responses to assisted suicide requests: An interview study with Swiss palliative care physicians. *BMJ Supportive & Palliative Care, 9*(1), e7–e7. https://doi.org/10.1136/bmjspcare-2016-001291

Gamondi, C., Pott, M. & Payne, S. (2013a). Families' experiences with patients who died after assisted suicide: A retrospective interview study in southern Switzerland. *Annals of Oncology, 24*(6), 1639–1644. https://doi.org/10.1093/annonc/mdt033

Gamondi, C., Pott, M., Preston, N. & Payne, S. (2018). Family Caregivers' Reflections on Experiences of Assisted Suicide in Switzerland: A Qualitative Interview Study. *Journal of Pain and Symptom Management, 55*(4), 1085–1094. https://doi.org/10.1016/j.jpainsymman.2017.12.482

Gamondi, C., Pott, M., Forbes, K. & Payne, S. (2015). Exploring the experiences of bereaved families involved in assisted suicide in Southern Switzerland: A qualitative study. *BMJ Supportive & Palliative Care, 5*(2), 146–152. https://doi.org/10.1136/bmjspcare-2013-000483

Ganzini, L., Goy, E. R., Dobscha, S. K. & Prigerson, H. (2009). Mental Health Outcomes of Family Members of Oregonians Who Request Physician Aid in Dying. *Journal of Pain and Symptom Management, 38*(6), 807–815. https://doi.org/10.1016/j.jpainsymman.2009.04.026

Gardner, B. & Herx, L. (2024). *What is going on with MAID in Canada?* Podcast. https://geripal.org/geripal-podcast/ [11.01.2024].

Garcia, A. C. M., Schneiders, M., da Mota, K. S., da Conceição, V. M. & Kissane, D. W. (2023). Demoralization and spirituality in oncology: An integrative systematic review. *Supportive Care in Cancer: Official Journal of the Multinational Association of Supportive Care in Cancer, 31*(5), 259. https://doi.org/10.1007/s00520-023-07722-6

Gavela, K. (2013). *Ärztlich assistierter Suizid und organisierte Sterbehilfe*. Springer.

Gerson, S. M., Koksvik, G. H., Richards, N., Materstvedt, L. J. & Clark, D. (2020). The Relationship of Palliative Care With Assisted Dying Where Assisted Dying is Lawful: A Systematic Scoping Review of the Literature. *Journal of Pain and Symptom Management, 59*(6), 1287-1303.e1. https://doi.org/10.1016/j.jpainsymman.2019.12.361

Giese, C., Koch, C. & Siewert, D. (Hrsg.). (2011). *Pflege und Sterbehilfe: Zur Problematik eines (un-)erwünschten Diskurses* (2., unveränd. Aufl). Mabuse-Verl.

Girma, S. & Paton, D. (2022). Is assisted suicide a substitute for unassisted suicide? *European Economic Review, 145*, 104113. https://doi.org/10.1016/j.euroecorev.2022.104113

Goldberg, R., Nissim, R., An, E. & Hales, S. (2021). Impact of medical assistance in dying (MAID) on family caregivers. *BMJ Supportive & Palliative Care, 11*(1), 107–114. https://doi.org/10.1136/bmjspcare-2018-001686

Goleman, D. (1996). *Emotional intelligence: Why it can matter more than IQ* (1. publ.). Bloomsbury.

gov.bc.ca (Hrsg.). (2020). *Medical Assistance in Dying (MAID) PINs*. https://www2.gov.bc.ca/gov/content/health/practitioner-professional-resources/pharmacare/pharmacies/product-identification-numbers/MAID-pins?keyword=MAID

Grech, A. & Marks, A. (2017). Existential Suffering Part 1: Definition and Diagnosis #319. *Journal of Palliative Medicine, 20*(1), 93–94. https://doi.org/10.1089/jpm.2016.0422

Groenewoud, J. H., van der Heide, A., Onwuteaka-Philipsen, B. D., Willems, D. L., van der Maas, P. J. & van der Wal, G. (2000). Clinical problems with the performance of euthanasia and physician-assisted suicide in The Netherlands. *The New England Journal of Medicine, 342*(8), 551–556. https://doi.org/10.1056/NEJM200002243420805

Grundmann, A. (2004). *Das niederländische Gesetz über die Prüfung von Lebensbeendigung auf Verlangen und Beihilfe zur Selbsttötung*. Shaker.

Haidt, J. (Hrsg.). (2013). *The righteous mind: Why good people are divided by politics and religion* (1. Vintage books ed). Vintage Books.

Halmich, M., & Klein, A. (2023). *Selbstbestimmtes Sterben: Sterbehilfe / Assistierter Suizid / Sterbeverfügung in Österreich: rechtliche & ethische Aspekte* (1. Auflage). Educa Verlag Halmich e.U.

Hall, A. (2009). Cashing in on despair? Suicide clinic Dignitas is a profit obsessed killing machine, claims ex-worker. *The Mail*.

Handtke, V. & Wangmo, T. (2014). Ageing prisoners' views on death and dying: Contemplating end-of-life in prison. *Journal of Bioethical Inquiry, 11*(3), 373–386. https://doi.org/10.1007/s11673-014-9548-x

Harty, C., Chaput, AJ., Buna, D., Trouton, K. & Naik, VN. (2018). *The Oral MAID Option in Canada Part 1: Medication Protocols Review and Recommendations*. https://camapcanada.ca/wp-content/uploads/2019/01/OralMAID-Med.pdf

Hawton, K., Linsell, L., Adeniji, T., Sariaslan, A. & Fazel, S. (2014). Self-harm in prisons in England and Wales: An epidemiological study of prevalence, risk factors, clustering, and subsequent suicide. *Lancet, 383*(9923), 1147–1154. https://doi.org/10.1016/S0140-6736(13)62118-2

Hayakawa, C. (2022). Director of Plan 75. https://cineuropa.org/en/video/426101/ [18.03.2024].

Healey, A., Cypel, M., Pyle, H., Mills, C., Heffren, J., Katz, D., Smith, J., Teranishi, R., Lavery, S., Beitel, J., MacLean, J., Prodger, D., Keshavjee, S. & Yeung, J. C. (2021). Lung donation after medical assistance in dying at home. *American Journal of Transplantation, 21*(1), 415–418. https://doi.org/10.1111/ajt.16267

Health Canada (Hrsg.). (2021). *Second Annual Report on Medical Assistance in Dying in Canada 2020*. https://www.canada.ca/en/health-canada/services/medical-assistance-dying/annual-report-2020.html [18.03.2024].

Health Canada. (2023). *Fourth Annual Report on Medical Assistance in Dying in Canada 2022*. https://www.canada.ca/en/health-canada/services/publications/health-system-services/annual-report-medical-assistance-dying-2022.html [18.03.2024].

Heinemann, T., Höfling, W., Proft, I., Sahm, S., Schockenhoff, E., Schuster, J., Wetzstein, V., Philosophisch-Theologische Hochschule Vallendar, Ethik-Institut & Ethikrat Katholischer Träger von Gesundheits- und Sozialeinrichtungen im Bistum Trier. (2018). *Stellungnahme des Ethikrates: Freiwilliger Verzicht auf Nahrung und Flüssigkeit*.

Hendry, M., Pasterfield, D., Lewis, R., Carter, B., Hodgson, D. & Wilkinson, C. (2013). Why do we want the right to die? A systematic review of the international literature on the views of patients, carers and the public on assisted dying. *Palliative Medicine, 27*(1), 13–26. https://doi.org/10.1177/0269216312463623

Hicks, M. (2006). Physician-assisted Suicide: A review of the literature concerning practical and clinical implications for UK doctors, *BMC Family Practice, 7*: Article number: 39.

Hilpert, K. & Sautermeister, J. (Hrsg.). (2015). *Selbstbestimmung, auch im Sterben? Streit um den assistierten Suizid*. Herder.

Hoekstra, N., Strack, M. & Simon, A. (2015). Bewertung des freiwilligen Verzichts auf Nahrung und Flüssigkeit durch palliativmedizinisch und hausärztlich tätige Ärztinnen und Ärzte. *Zeitschrift für Palliativmedizin, 16*(02), 68–73. https://doi.org/10.1055/s-0034-1387571

Houtepen, R. & ter Meulen, R. (2000). New types of solidarity in the European welfare state. *Health Care Analysis: HCA: Journal of Health Philosophy and Policy, 8*(4), 329–340. https://doi.org/10.1023/A:1026530912872

Hurley, R. (2022). Some groups of terminally ill patients are twice as likely to die by suicide, data show. *BMJ*, o1014. https://doi.org/10.1136/bmj.o1014

Husebø, S. & Klaschik, E. (Hrsg.). (2006). *Palliativmedizin: Mit ... 43 Tab. [Grundlagen und Praxis]* (4., aktualisierte Aufl.). Springer.

Hüther, G., Korittko, A., Wolfrum, G. & Besser, L. (2010). Neurobiologische Grundlagen der Herausbildung psychotraumabedingter Symptomatiken *Trauma & Gewalt, 4*(1), 18–31.

IBM Micromedex (Hrsg.). (2021). https://www.micromedexsolutions.com/home/dispatch [18.03.2024].

ICN – International Council of Nurses. (2021). THE ICN CODE OF ETHICS FOR NURSES. https://www.icn.ch/resources/publications-and-reports/code-ethics-nurses [18.03.2024].

Institute of Medicine (US) Committee on Care at the End of Life. (1997). *Approaching Death: Improving Care at the End of Life* (M. J. Field & C. K. Cassel, Hrsg.). National Academies Press (US). http://www.ncbi.nlm.nih.gov/books/NBK233605/

Ivanović, N., Büche, D. & Fringer, A. (2014). Voluntary stopping of eating and drinking at the end of life – a 'systematic search and review' giving insight into an option of hastening death in capacitated adults at the end of life. *BMC Palliative Care, 13*(1). https://doi.org/10.1186/1472-684X-13-1

Jaspers, K. (1973). *Philosophie II: Existenzerhellung*. Berlin/Heidelberg/New York: Springer Verlag. S. 204f.

Jones, D. A. (2022). Euthanasia, Assisted Suicide, and Suicide Rates in Europe. *Journal of Ethics in Metal Health, 11*, 1–34.

Jones, D. A. & Paton, D. (2015). How Does Legalization of Physician-Assisted Suicide Affect Rates of Suicide? *Southern Medical Journal, 108*(10), 599–604. https://doi.org/10.14423/SMJ.0000000000000349

Joolaee, S., Ho, A., Serota, K., Hubert, M. & Buchman, D. Z. (2021). Medical assistance in dying legislation: Hospice palliative care providers' perspectives. *Nursing Ethics*, 096973302110120. https://doi.org/10.1177/09697330211012049

Jox, R. J. (2013). *Sterben lassen: Über Entscheidungen am Ende des Lebens* (Lizenzausg). Rowohlt-Taschenbuch-Verl.

Kaltman, S. & Bonanno, G. A. (2003). Trauma and bereavement: Examining the impact of sudden and violent deaths. *Journal of Anxiety Disorders, 17*(2), 131–147. https://doi.org/10.1016/s0887-6185(02)00184-6

Kant, I., Korsgaard, C. M., Timmermann, J. & Korsgaard, C. M. (2012). *Groundwork of the metaphysics of morals* (M. J. Gregor & J. Timmermann, Übers.; Revised edition). Cambridge Univ. Press.

Kapitany, T. (2022). Suizidbeihilfe – die Sicht der Suizidprävention. In *Assistierter Suizid: Hintergründe, Spannungsfelder und Entwicklungen*. Springer.

Kapitany, T. (2021). Perspektive der Suizidprävention. Vortrag Online Tagung „Beihilfe zum Suizid" vom 22. April 2021, Institut für Ethik und Recht in der Medizin der Universität Wien.

Karenberg, A., & Leitz, C. (Hrsg.). (2020). *Heilkunde und Hochkultur* (2. Auflage). LIT Verlag.

Keag, O. E., Norman, J. E. & Stock, S. J. (2018). Long-term risks and benefits associated with cesarean delivery for mother, baby, and subsequent pregnancies: Systematic review and meta-analysis. *PLOS Medicine, 15*(1), e1002494. https://doi.org/10.1371/journal.pmed.1002494

Kellehear, A. (2007). *A Social History of Dying* (1. Aufl.). Cambridge University Press. https://doi.org/10.1017/CBO9780511481352

Khakzadeh, L. (2022). Assisted Suicide in Austria – the new legal framework. *BioLaw Journal - Rivista Di BioDiritto*, 135–143 pages. https://doi.org/10.15168/2284-4503-2242

Kissane, D. W., Clarke, D. M. & Street, A. F. (2001). Demoralization Syndrome—A Relevant Psychiatric Diagnosis for Palliative Care. *Journal of Palliative Care, 17*(1), 12–21.

Kissane, D. W. (2014). Demoralization: A Life-Preserving Diagnosis to Make for the Severely Medically Ill. *Journal of Palliative Care, 30*(4), 255–258. https://doi.org/10.1177/082585971403000402

Kissane, D. W., Appleton, J., Lennon, J., Michael, N., Chye, R., King, T., William, L., Poon, P., Kanathigoda, S., Needham, K. & Bobevski, I. (2022). Psycho-Existential Symptom Assessment Scale (PeSAS) Screening in Palliative Care. *Journal of Pain and Symptom Management, 64*(5), 429–437. https://doi.org/10.1016/j.jpainsymman.2022.08.002

Klie, T. & Student, J.-C. (2007). *Sterben in Würde: Auswege aus dem Dilemma Sterbehilfe*. Herder.

KNMG/KNMP. (2021). *Richtlijn Uitvoering euthanasie en hulp bij zelfdoding*. https://www.knmp.nl/media/363

KNMG – Koninklijke Nederlandsche Maatschappij tot bevordering der Geneeskunst (Hrsg.). (2011). *The role of the physician in the voluntary termination of life – KNMG Position Paper*. https://www.consciencelaws.org/archive/documents/2011-08-30%20KNMG-position-paper.pdf [18.03.2024].

KNMG/KNMP. (2012). *Guidelines for the Practice of Euthanasia and Physician Assisted Suicide*. https://www.knmp.nl/downloads/guidelines-for-the-practice-of-euthanasia.pdf

KNMG – Koninklijke Nederlandsche Maatschappij tot bevordering der Geneeskunst. (2021). KNMG/KNMP RICHTLIJN UITVOERING EUTHANASIE EN HULP BIJ ZELFDODING. www.knmg.nl/advies-richtlinijen/dossiers/euthanasie.htm

KNMP – KNMG – Koninklijke Nederlandsche Maatschappij ter bevordering der Pharmacie. (2021). RICHTLIJN UITVOERING EN HULP BIJ ZELFDODING. https://www.knmp.nl/uitvoering-euthanasie-en-hulp-bij-zelfdodoing

Kon, A. A. (2009). Neonatal Euthanasia. *Seminars in Perinatology, 33*(6), 377–383. https://doi.org/10.1053/j.semperi.2009.07.005

Körtner, U. H. J. (2021, April 22). *Die VfGH-Entscheidung aus ethischer Sicht*. Beihilfe zum Suizid, Institut für Ethik und Recht in der Medizin, online. https://www.ierm.univie.ac.at/fileadmin/user_upload/i_ierm/Publikationen/WP_5_Ko__rtner.pdf

Kremeike, K., Perrar, K. M., Lindner, R., Bostroem, K., Montag, T. & Voltz, R. (2019). Todeswünsche bei Palliativpatienten – Hintergründe und Handlungsempfehlungen. Zeitschrift für Palliativmedizin, 20(06), 323–335. https://doi.org/10.1055/a-0733-2062

Kremeike, K., Boström, K., Dojan, T., Romotzky, V., Frerich, G., Galushko, M. & Voltz, R. (2020). *Umgang mit Todeswünschen in der Palliativversorgung – Entwickeln und Konsentieren eines teil-strukturierten Leitfadens [257]*. s-0040-1714995. https://doi.org/10.1055/s-0040-1714995

Kremeike, K., Pralong, A., Boström, K., Bausewein, C., Simon, S. T., Lindner, R. & Voltz, R. (2021). 'Desire to Die' in palliative care patients – Legal framework and recommendations of the national evidence-based guideline on palliative care in Germany. *Annals of Palliative Medicine, 10*(3), 3594–3610. https://doi.org/10.21037/apm-20-381

Kriseninterventionszentrum Wien & Kapitany, T. (2019). CRISIS INTERVENTION – PROFESSIONAL FIRST AID IN ACUTE CRISIS. *Psychiatria Danubina, 31*(4), 479–482. https://doi.org/10.24869/psyd.2019.479

Kriseninterventionszentrum. (2023). Leitfaden zur Berichterstattung über Suizid. https://kriseninterventionszentrum.at/wp-content/uploads/2023/08/2023_Leitfaden_zur_Berichterstattung_ueber_Suizid_BMSGPK.pdf [18.03.2024].

Küchenhoff, J. & Teising, M. (Hrsg.). (2022). *Sich selbst töten mit Hilfe Anderer. Kritische Perspektiven auf den assistierten Suizid.* Psychosozial Verlag. https://public.ebookcentral.proquest.com/choice/PublicFullRecord.aspx?p=7013844 [18.03.2024].

Landry, J. T., Foreman, T. & Kekewich, M. (2015). Ethical considerations in the regulation of euthanasia and physician-assisted death in Canada. *Health Policy, 119*(11), 1490–1498. https://doi.org/10.1016/j.healthpol.2015.10.002

Le Conseil fédéral. (2011). *Soins palliatifs, prévention du suicide et assistance organisée au suicide*. Conférdération suisse.

Leitlinienprogramm Onkologie der Arbeitsgemeinschaft der Wissenschaftlichen Medizinischen Fachgesellschaften e. V. (AWMF), Deutschen Krebsgesellschaft e. V. (DKG) und Deutschen Krebshilfe (DKH). (Hrsg.). (2020). *Erweiterte S3 Leitlinie Palliativmedizin für Patienten mit einer nicht heilbaren Krebserkrankung*.

Levi, Y., Horesh, N., Fischel, T., Treves, I., Or, E. & Apter, A. (2008). Mental pain and its communication in medically serious suicide attempts: An "impossible situation". *Journal of Affective Disorders, 111*(2–3), 244–250. https://doi.org/10.1016/j.jad.2008.02.022

Li, M., Watt, S., Escaf, M., Gardam, M., Heesters, A., O'Leary, G. & Rodin, G. (2017). Medical Assistance in Dying – Implementing a Hospital-Based Program in Canada. *New England Journal of Medicine, 376*(21), 2082–2088. https://doi.org/10.1056/NEJMms1700606

Lindner, R. (2006). *Suizidale Männer in der psychoanalytisch orientierten Psychotherapie: Eine systematische qualitative Untersuchung* (Originalausg). Psychosozial-Verl.

Lindner, R., Schneider, B., Sperling, U., Wolfersdorf, M. &Fiedler, G. (2020). Zur möglichen Neuregelung der Suizidassistenz. Offener Brief an Bundesgesundheitsminister J. Spahn. Online-Dokument 2020: https://www.naspro.de/dl/2020-NaSPro-AssistierterSuizid-Spahn.pdf [23.07.2023].

Lindner, R. & Schneider, B. (2021). Suizidprävention und Palliativmedizin, *Zeitschrift für Palliativmedizin; 22*, S. 115.

Low, J. A. & Pang, W. S. (1999). Is euthanasia compatible with palliative care? *Singapore Medical Journal, 40*(5), 365–370.

Macho, T. (2018). *Das Leben nehmen: Suizid in der Moderne* (2. Auflage). Suhrkamp.

Maio, G. (2021). *Lieber tot als hilfsbedürftig? Ein Plädoyer für den Hospizgedanken als Alternative zum assistierten Suizid*. Bayerischer Hospiz- und Palliativverband. http://www.hospiz-team.de/palliativ/pdf/Lieber_tot_als_hilfsbeduerftig.pdf [18.03.2024].

Maio, G. (2016). Der assistierte Suizid als ethische Resignation der Medizin. In R. M. Kardinal Woelki, C. Hillgruber, G. Maio, C. von Ritter & M. Spieker (Hrsg.), *Wie wollen wir sterben?* (S. 51–70). Paderborn: Schöningh.

Maio, G. (2011). Gutes Sterben erfordert mehr als die Respektierung der Autonomie. *Deutsche Zeitschrift für Onkologie*, *43*(03), 129–131. https://doi.org/10.1055/s-0030-1257671

Mangino, D. R., Nicolini, M. E., De Vries, R. G. & Kim, S. Y. H. (2020). Euthanasia and Assisted Suicide of Persons With Dementia in the Netherlands. *The American Journal of Geriatric Psychiatry: Official Journal of the American Association for Geriatric Psychiatry*, *28*(4), 466–477. https://doi.org/10.1016/j.jagp.2019.08.015

Marchitelli, B. & Pierce, J. (2020). A Comparison of Human and Animal Assisted Dying Protocols. *The Veterinary Clinics of North America. Small Animal Practice*, *50*(3), 617–626. https://doi.org/10.1016/j.cvsm.2019.12.010

Martin, T., Freeman, S., Lalani, N. & Banner, D. (2022). Qualities of the dying experience of persons who access medical assistance in dying: A scoping review. *Death Studies*, 1–11. https://doi.org/10.1080/07481187.2022.2160033

Martens, K. (2023). MAiD in prison. https://www.aptnnews.ca/national-news/maid-in-prison-nine-inmates-have-used-canadas-assisted-death-program/ [18.03.2024].

Masel, E. (2023). *Gut gelaufen. Schöne Tode und wie wir selbst besser sterben können* (1. Auflage). edition a.

Mason, L., A. (2020). Crossing the Rubicon: The Netherlands' Steady March Towards Involuntary Euthanasia. *Brooklyn Journal of International Law, Volume 46, Issue 1*, 534–575.

Mathews, J. J., Hausner, D., Avery, J., Hannon, B., Zimmermann, C. & al-Awamer, A. (2021). Impact of Medical Assistance in Dying on palliative care: A qualitative study. *Palliative Medicine*, *35*(2), 447–454. https://doi.org/10.1177/0269216320968517

Miller, D. G. & Kim, S. Y. H. (2017). Euthanasia and physician-assisted suicide not meeting due care criteria in the Netherlands: A qualitative review of review committee judgements. *BMJ Open*, *7*(10), e017628. https://doi.org/10.1136/bmjopen-2017-017628

Mills, A., Bright, K., Wortzman, R., Bean, S. & Selby, D. (2021). Medical assistance in dying and the meaning of care: Perspectives of nurses, pharmacists, and social workers. *Health: An Interdisciplinary Journal for the Social Study of Health, Illness and Medicine*, 136345932199677. https://doi.org/10.1177/1363459321996774

Minister of Health, Welfare and Sport/Minister of Security and Justice. (2016). *Letter of the government position on 'completed life'*. https://www.government.nl/documents/letters/2016/10/12/thegovernment-position-on-completed-life

Ministry of Health, Ministry of Long-Term Care Ontario (Hrsg.). (2021). *Medical Assistance in Dying*. https://www.health.gov.on.ca/en/pro/programs/MAID/

Monforte-Royo, C., Villavicencio-Chávez, C., Tomás-Sábado, J., Mahtani-Chugani, V. & Balaguer, A. (2012). What Lies behind the Wish to Hasten Death? A Systematic Review and Meta-Ethnography from the Perspective of Patients. *PLoS ONE*, *7*(5), e37117. https://doi.org/10.1371/journal.pone.0037117

Monforte-Royo, C., Villavicencio-Chávez, C., Tomás-Sábado, J. & Balaguer, A. (2011). The wish to hasten death: A review of clinical studies. *Psycho-Oncology*, *20*(8), 795–804. https://doi.org/10.1002/pon.1839

Mol, A. (2008). *The logic of care: Health and the problem of patient choice*. Routledge.

Mroz, S., Dierickx, S., Deliens, L., Cohen, J. & Chambaere, K. (2020). Assisted dying around the world: A status quaestionis. *Annals of Palliative Medicine*. https://doi.org/10.21037/apm-20-637

Mulder, J., Sonneveld, H., Van Raemdonck, D., Downar, J., Wiebe, K., Domínguez-Gil, B., Healey, A., Desschans, B., Neyrinck, A., Blanco, A. P., Van Dusseldorp, I. & Olthuis, G. (2022). Practice and challenges for organ donation after medical assistance in dying: A scoping review including the results of the first international roundtable in 2021. *American Journal of Transplant Dec;22*(12):2759-2780. doi: 10.1111/ajt.17198. Epub 2022 Oct 26. PMID: 36100362; PMCID: PMC10092544.

Müller, J. J., Grossmann, K. & Grossmann, K. E. (2018). *Bindung am Lebensende: Eine Untersuchung zum Bindungserleben von PalliativpatientInnen und HospizbewohnerInnen* (Originalausgabe). Psychosozial-Verlag.

Müller, M., Radbruch, L., Brathuhn, S. & Schuchter, P. (Hrsg.). (2020). *Was ist mit dem SINN LOS?* Vandenhoeck & Ruprecht.

Müller-Busch, H., Radbruch, L., Strasser, F. & Voltz, R. (2006). Empfehlungen zur palliativen Sedierung. *DMW – Deutsche Medizinische Wochenschrift*, *131*(48), 2733–2736. https://doi.org/10.1055/ s-2006-956299

Munro, C., Romanova, A., Webber, C., Kekewich, M., Richard, R. & Tanuseputro, P. (2020). Involvement of palliative care in patients requesting medical assistance in dying. *Canadian Family Physician Medecin De Famille Canadien*, *66*(11), 833–842.

Murphy, S. T. (2016). „A Uniquely Canadian Approach" to Freedom of Conscience Experts Recommend Coercion to Ensure Delivery of Euthanasia and Assisted Suicide. *SSRN Electronic Journal*. https://doi.org/10.2139/ssrn.2722026

National Council on Disability. (2019). *The Danger of Assisted Suicide Laws – Part of the Bioethics and Diability Series*. https://ncd.gov/sites/default/files/NCD_Assisted_Suicide_Report_508.pdf

Nationale Ethikkommission im Bereich Humanmedizin. (2006). *Sorgfaltskriterien im Umgang mit Suizidbeihilfe, Stellungnahme Nr. 13/2006*. https://www.dgpalliativmedizin.de/images/stories/pdf/downloads/Schweiz%20NEK%20%20SN%202006-13%20%28Suizidbeihilfe%29.pdf.pdf [18.03.2024].

Niederkrotenthaler, T., Fu, K. W., Yip, P. S. et al. (2012). Changes in suicide rates following media reports on celebrity suicide: a meta-analysis. *J Epidemiol Community Health 66*: 1037Y1042.

Nietzsche, F. W. (1984). *Jenseits von Gut und Böse; mit der Streitschrift. Zur Genealogie der Moral*. (1. Aufl). Insel.

Niggli, M. A. & Wiprächtiger, H. (Hrsg.). (2018). *Strafrecht* (4. Auflage). Helbing Lichtenhahn Verlag.

Nissim, R., Gagliese, L. & Rodin, G. (2009). The desire for hastened death in individuals with advanced cancer: A longitudinal qualitative study. *Social Science & Medicine, 69*(2), 165–171. https://doi.org/10.1016/j.socscimed.2009.04.021

KNMG/KNMP (Hrsg.). (2012). *Guidelines for the Practice of Euthanasia and Physician Assisted Suicide*. https://www.knmp.nl/downloads/guidelines-for-the-practice-of-euthanasia.pdf

Norwood, F. (2020). *The maintenance of life: Preventing social death through euthanasia talk and end-of-life care-lessons from the Netherlands* (Second Edition). Carolina Academic Press, LLC.

Nussbaum, M. C. (2010). *Die Grenzen der Gerechtigkeit: Behinderung, Nationalität und Spezieszugehörigkeit* (2. Dr). Suhrkamp.

Nussbaum, M. C. (2019). *Königreich der Angst: Gedanken zur aktuellen politischen Krise* (M. Weltecke, Übers.). wbg Theiss.

NVVE. (2016). *Über die letzte Lebensphase*. https://www.nvve.nl/files/7314/7013/1017/het_laatste_stuk_Duits_2016_DEF_juli_lr.pdf [18.03.2024].

NVVE. (2020). Lastwillpill. https://www.nvve.nl/advies-en-ondersteuning/ [19.12.2021].

Odier, C. et al. (2008). La spiritualité en soinspalliatifs, Guide des soinspalliatifs du médecinvaudois, No 5-2008.

Oduncu, F. (2007). *In Würde sterben: Medizinische, ethische und rechtliche Aspekte der Sterbehilfe, Sterbebegleitung und Patientenverfügung; mit 17 Tabellen*. Vandenhoeck & Ruprecht.

Ohnsorge, K., Gudat, H. & Rehmann-Sutter, C. (2014a). Intentions in wishes to die: Analysis and a typology – A report of 30 qualitative case studies of terminally ill cancer patients in palliative care: The intentions in wishes to die. *Psycho-Oncology, 23*(9), 1021–1026. https://doi.org/10.1002/pon.3524

Ohnsorge, K., Gudat, H. & Rehmann-Sutter, C. (2014b). What a wish to die can mean: Reasons, meanings and functions of wishes to die, reported from 30 qualitative case studies of terminally ill cancer patients in palliative care. *BMC Palliative Care, 13*(1). https://doi.org/10.1186/1472-684X-13-38

OPG - Österreichische Palliativgesellschaft. (2024). Webinar "Töte sich, wer kann? ASCIRS - Erfahrungen nach zwei Jahren Sterbeverfügungsgesetz" [16.1.2024].

Oregon Health Authority. (2023). *Oregon Death with Dignity Act 2022 Data Summary.* https://www.oregon.gov/oha/PH/PROVIDERPARTNERRESOURCES/EVALUATIONRESEARCH/DEATHWITHDIGNITYACT/Documents/year25.pdf [18.03.2024].

Österreichische Gesellschaft für Suizidprävention – ÖGS (Hrsg.). (o. J.). *Gatekeeper der Suizidprävention*. https://suizidpraevention-gatekeeper.at [18.03.2024].

Overbeek, A., van de Wetering, V. E., van Delden, J. J. M., Mevis, P. A. M., Onwuteaka-Philipsen, B. D., Postma, L., Rietjens, J. A. C. & van der Heide, A. (2021). Classification of end-of-life decisions by Dutch physicians: Findings from a cross-sectional survey. *Annals of Palliative Medicine, 10*(3), 3554–3562. https://doi.org/10.21037/apm-20-453

Parlament Österreich (Hrsg.). (2021). *Warum wurde das Verbot der Beihilfe zum Suizid vom VfGH aufgehoben und wie ist Sterbehilfe in ausgewählten Staaten geregelt?* https://fachinfos.parlament.gv.at/politikfelder/arbeit-soziales/warum-wurde-das-verbot-der-beihilfe-zum-suizid-vom-vfgh-aufgehoben-und-wie-ist-sterbehilfe-in-ausgewaehlten-staaten-geregelt/

Parlament Österreich: 1290 d. B. (XXVII. GP) – Hospiz- und Palliativfondsgesetz – HosPalFG; Allgemeines Sozialversicherungsgesetz, Gewerbliches Sozialversicherungsgesetz u. a.

Parpa, E., Tsilika, E., Galanos, A., Nikoloudi, M., & Mystakidou, K. (2019). Depression as mediator and or moderator on the relationship between hopelessness and patients' desire for hastened death. Supportive Care in Cancer, 27(11), 4353–4358. https://doi.org/10.1007/s00520-019-04715-2

Parrot, C., & Wood, R. (2022). *Medical Aid in Dying in Washington State: A primer for participating physicians and pharmacists.* https://endoflifewa.org/wp-content/uploads/2022/03/PRIMER-updated-2.28.22.pdf [18.03.2024].

Patientenschutzorganisation Deutsche Hospiz Stiftung. (2012). *Was denken die Deutschen über drohende Pflegebedürftigkeit und assistierten Suizid?* https://www.stiftung-patientenschutz.de/uploads/docs/publikationen/Patientenschutz-Info-Dienst-5_2012.pdf [18.03.2024].

Patzlsperger M. (2011). *Existenzielle Verzweiflung*. Masterthesis an der IFF, Alpen Adria Universität.

Pessin, H., Fenn, N., Hendriksen, E., DeRosa, A. P. & Applebaum, A. (2015). Existential distress among caregivers or professionals taking care of dying patients. *Current Opinion in Supportive and Palliative Care* 9 (1):77–86. doi:10.1097/SPC.0000000000000116.

Perusinghe, M., Chen, K. Y. & McDermott, B. (2021). Evidence-Based Management of Depression in Palliative Care: A Systematic Review. *Journal of Palliative Medicine, 24*(5), 767–781. https://doi.org/10.1089/jpm.2020.0659

Pesut, B., Greig, M., Thorne, S., Storch, J., Burgess, M., Tishelman, C., Chambaere, K. & Janke, R. (2020a). Nursing and euthanasia: A narrative review of the nursing ethics literature. *Nursing Ethics, 27*(1), 152–167. https://doi.org/10.1177/0969733019845127

Pesut, B., Greig, M., Thorne, S., Storch, J., Burgess, M., Tishelman, C., Chambaere, K. & Janke, R. (2020b). Nursing and euthanasia: A narrative review of the nursing ethics literature. *Nursing Ethics*, *27*(1), 152–167. https://doi.org/10.1177/0969733019845127

Pesut, B., Thorne, S., Greig, M., Fulton, A., Janke, R. & Vis-Dunbar, M. (2019a). Ethical, Policy and Practice Implications of Nurses' Experiences With Assisted Death: A Synthesis. *Advances in Nursing Science*, *42*(3), 216–230. https://doi.org/10.1097/ANS.0000000000000276

Pesut, B., Thorne, S., Schiller, C., Greig, M., Roussel, J. & Tishelman, C. (2020). Constructing Good Nursing Practice for Medical Assistance in Dying in Canada: An Interpretive Descriptive Study. *Global Qualitative Nursing Research*, *7*, 233339362093868. https://doi.org/10.1177/2333393620938686

Pesut, B., Thorne, S., Stager, M. L., Schiller, C. J., Penney, C., Hoffman, C., Greig, M. & Roussel, J. (2019). Medical Assistance in Dying: A Review of Canadian Nursing Regulatory Documents. *Policy, Politics & Nursing Practice*, *20*(3), 113–130. https://doi.org/10.1177/1527154419845407

Pesut, B., Thorne, S., Storch, J., Chambaere, K., Greig, M. & Burgess, M. (2020). Riding an elephant: A qualitative study of nurses' moral journeys in the context of Medical Assistance in Dying (MAID). *Journal of Clinical Nursing*, jocn.15427. https://doi.org/10.1111/jocn.15427

Pleschberger, S. (2005). *Nur nicht zur Last fallen: Sterben in Würde aus der Sicht alter Menschen in Pflegeheimen*. Lambertus.

Pleschberger, S. & Petzold, Ch. (2022). Implikationen des assistierten Suizids für die professionelle Pflege. In *Assistierter Suizid: Hintergründe, Spannungsfelder und Entwicklungen*. Springer.

Pöldinger, W. (1982). Erkennung und Beurteilung der Suizidalität. In C. Reimer (Hrsg.), *Suizid* (S. 13–23). Springer Berlin Heidelberg. https://doi.org/10.1007/978-3-642-68093-9_2

Posner, R. A. (1994). *Euthanasia and Health Care: Two Essays on the Policy Dilemmas of Aging and Old Age*. Yale University; The Tanner Lectures on Human Values. https://tannerlectures.utah.edu/_resources/documents/a-to-z/p/Posner96.pdf [18.03.2024].

Public Health Division, Center for Health Statistics (Hrsg.). (2021). *Oregon Death with Dignity Act 2020 Data Summary*. https://www.oregon.gov/oha/PH/PROVIDERPARTNERRESOURCES/EVALUATIONRESEARCH/DEATHWITHDIGNITYACT/Documents/year23.pdf [18.03.2024].

Quill, T. E., Ganzini, L., Truog, R .D. & Pope, T. M. (2018). Voluntarily Stopping Eating and Drinking Among Patients With Serious Advanced Illness—Clinical, Ethical, and Legal Aspects. *JAMA Internal Medicine*; 178: 123.

Radbruch, L. (2019). Palliative Sedierung: Eine medizinische Intervention am Lebensende. *Leidfaden*, *1*, 22–25.

Radbruch, L., Leget, C., Bahr, P., Müller-Busch, C., Ellershaw, J., de Conno, F., Vanden Berghe, P. & Board Members of EAPC. (2016). Euthanasia and physician-assisted suicide: A white paper from the European Association for Palliative Care. *Palliative Medicine, 30*(2), 104–116. https://doi.org/10.1177/0269216315616524

Radbruch, L., De Lima, L., Knaul, F., Wenk, R., Ali, Z., Bhatnaghar, S., Blanchard, C., Bruera, E., Buitrago, R., Burla, C., Callaway, M., Munyoro, E. C., Centeno, C., Cleary, J., Connor, S., Davaasuren, O., Downing, J., Foley, K., Goh, C., ... Pastrana, T. (2020). Redefining Palliative Care – A New Consensus-Based Definition. *Journal of Pain and Symptom Management, 60*(4), 754–764. https://doi.org/10.1016/j.jpainsymman.2020.04.027

Raup, J. (2010). Ich brenne. *Süddeutsche Zeitung*. https://www.sueddeut-sche.de/leben/qualvolle-sterbehilfe-ich-brenne-1.924366

Reed, F. C., Staudacher, D. & Börger, H. (2013). *Pflegekonzept Leiden: Leiden erkennen, lindern und verhindern* (1. Aufl). Huber.

Reitinger, E. & Beyer, S. (Hrsg.). (2010). *Geschlechtersensible Hospiz- und Palliativkultur in der Altenhilfe*. Mabuse-Verlag.

Richter, D. (2021). Unerträgliches Leiden und autonome Entscheidung. Warum Menschen mit psychischen Erkrankungen das Recht auf Sterbehilfe nicht verwehrt werden darf. In: Böhning, A. (2021). *Assistierter Suizid für psychisch Erkrankte: Herausforderung für die Psychiatrie und Psychotherapie* (1. Auflage). Hogrefe.

Riley, S. R., Overbeek, A. & van der Heide, A. (2019). Physician adherence to clinical guidelines in euthanasia and assisted suicide in the Netherlands: A qualitative study. *Family Practice*, cmz069. https://doi.org/10.1093/fampra/cmz069

Rilke, R. M. (2009). *Die Aufzeichnungen des Malte Laurids Brigge: Roman*. Fischer-Taschenbuch-Verl.

Ringel, E. (1997). *Der Selbstmord. Abschluß einer krankhaften psychischen Entwicklung: Eine Untersuchung an 745 geretteten Selbstmördern* (6. Aufl.). Verlag Dietmar Kotz GmbH.

Rizzolatti, G., Sinigaglia, C. & Griese, F. (2012). *Empathie und Spiegelneurone: Die biologische Basis des Mitgefühls* (Orig.-Ausg., 4. Aufl). Suhrkamp.

Rodriguez-Prat, A., Balaguer, A., Crespo, I. & Montforte-Royo, C. (2019). Feeling like a burden to others and the wish to hasten death in patients with advanced illness: A systematic review. In: *Bioethics*, 33(4). 411–420.

Roest, B., Trappenburg, M. & Leget, C. (2019). The involvement of family in the Dutch practice of euthanasia and physician assisted suicide: A systematic mixed studies review. *BMC Medical Ethics, 20*(1), 23. https://doi.org/10.1186/s12910-019-0361-2

Rosa, W. E., Ferrell, B. R. & Mason, D. J. (2021). Integration of Palliative Care Into All Serious Illness Care as A Human Right. *JAMA Health Forum, 2*(4), e211099. https://doi.org/10.1001/jamahealthforum.2021.1099

Royal College of Nursing (Hrsg.). (2021). *When someone asks for your assistance to die – RCN guidance on responding to a request of hasten death*. https://www.rcn.org.uk/professional-development/publications/pub-005822 [18.03.2024].

Royal Dutch Medical Association and Dutch Nurses' Association (Hrsg.). (2014). *Caring for people who consciously choose not to eat and drink so as to hasten the end of life*.

Royal Dutch Medical Association (KNMG) (Hrsg.). (2017). *Reflections by the Royal Dutch Medical Association (KNMG) on the 'Government Response and Vision on Completed Life'*.

RTE – Regionale Toetsingscommissies Euthanasie. (2021). *Jaarverslag 2020*. https://www.euthanasiecommissie.nl/actueel/nieuws/2021/04/15/jaarverslag-2020-aangeboden-op-15-april-2021

RTE – Regionale Toetsingscommissies Euthanasie (Hrsg.). (2022). *Jaarverslag Regionale Toetsingscommissies Euthanasie 2021*. https://www.rijksoverheid.nl/documenten/rapporten/2022/04/29/jaarverslag-2021 [18.03.2024].

RTE – Regional Euthanasia Review Committees (Hrsg.). (2023). *RTE Annunal Report 2022*. https://english.euthanasiecommissie.nl/the-committees/documents/publications/annual-reports/2002/annual-reports/annual-reports [18.03.2024].

SAMW – Schweizerische Akademie der Medizinischen Wissenschaften (Hrsg.). (2019). *Umgang mit Sterben und Tod – Medizinisch-ethische Richtlinien*.

SAMW – Schweizerische Akademie der Medizinischen Wissenschaften (Hrsg.). (2022). *Umgang mit Sterben und Tod – Medizinisch-ethische Richtlinien*. https://www.samw.ch/de/Publikationen/Richtlinien.html [18.03.2024].

Satalkar, P. & van der Geest, S. (2020). Escaping the 'unprepared generation' trap: Discussions about euthanasia after a 'completed life' in the Netherlands. *Mortality, 25*(3), 282–296. https://doi.org/10.1080/13576275.2019.1585780

Saunders, C. (1976). Care of the dying – 1. The problem of euthanasia. *Nursing Times, 72*(26), 1003–1005.

sbk, Schweizer Berufsverband der Pflegefachfrauen und Pflegefachmänner (2005). *Ethische Standpunkte – Beihilfe zum Suizid ist nicht Teil des pflegerischen Auftrages*. https://www.sbk.ch/files/Shop/publikationen_de/1112/Ethische_Standpunkte_1_ deutsch.pdf

Schiller, C. J. (2017). Medical Assistance in Dying in Canada: Focus on Rural Communities. *The Journal for Nurse Practitioners, 13*(9), 628–634. https://doi.org/10.1016/j.nurpra.2017.07.017

Schlingensief, C. (2010). *So schön wie hier kanns im Himmel gar nicht sein! Tagebuch einer Krebserkrankung* (5. Aufl., genehmigte Taschenbuchausg). btb.

Schneider, B. & Sperling, U. (2019). Der Freiwillige Verzicht auf Nahrung und Flüssigkeit (FVNF) – Aus Sicht der Suizidologie. *Zeitschrift für medizinisch Ethik, 3*, 227–236.

Schneider, B., Lindner, R., Giegling, I., Muller, S., Muller- Pein, H., Rujescu, D., Urban, B. & Fiedler, G. (Hrsg.). (2021). *Suizidprävention Deutschland. Aktueller Stand und Perspektiven*. Kassel: Deutsche Akademie für Suizidprävention e. V.

Schnell, M. W., Schneider, W. & Kolbe, H. (Hrsg.). (2014). *Sterbewelten: Eine Ethnographie*. Springer VS.

Schreiber, M. (2024). The Lobby Group That Owns the Conversation around Assisted Deaths. *The Walrus*. https://thewalrus.ca/dying-with-dignity-lobby/ (19.01.2024).

Schroepfer, T. A. (2006). Mind frames towards dying and factors motivating their adoption by terminally ill elders. *The Journals of Gerontology. Series B, Psychological Sciences and Social Sciences*, *61*(3), S. 129–139. https://doi.org/10.1093/geronb/61.3.s129

Schumacher, B. (2020). Erste S3-Leitlinie „Sectio caesarea". *gynäkologie + geburtshilfe*, *25*(5), 46–50. https://doi.org/10.1007/s15013-020-3152-4

Shavelson, L. (2020). *Medical Aid in Dying Medication Protocols, explained and compared.* https://www.acaMAID.org/wp-content/uploads/2021/12/7-8-20-DDMP2-no-longer-recommended.pdf [18.03.2024].

Shavelson, L., & Parrot, C. (2021). *Adding Phenobarbital to the D-DMA and DDMA Medication Protocols for Medical Aid in Dying.* https://www.acaMAID.org/wp-content/uploads/2021/12/1-12-21-Adding-phenobarbital-to-DDMA-protocols.pdf [18.03.2024].

Shaw, D. & Morton, A. (2020). Counting the cost of denying assisted dying. *Clinical Ethics*, *15*(2), 65–70. https://doi.org/10.1177/1477750920907996

Sinmyee, S., Pandit, V. J., Pascual, J. M., Dahan, A., Heidegger, T., Kreienbühl, G., Lubarsky, D. A. & Pandit, J. J. (2019). Legal and ethical implications of defining an optimum means of achieving unconsciousness in assisted dying. *Anaesthesia*, *74*(5), 630–637. https://doi.org/10.1111/anae.14532

Smith, K. A., Goy, E. R., Harvath, T. A. & Ganzini, L. (2011). Quality of death and dying in patients who request physician-assisted death. *Journal of Palliative Medicine*, *14*(4), 445–450. https://doi.org/10.1089/jpm.2010.0425

Smith, K. A., Harvath, T. A., Goy, E. R. & Ganzini, L. (2015). Predictors of pursuit of physician-assisted death. *Journal of Pain and Symptom Management*, *49*(3), 555–561. https://doi.org/10.1016/j.jpainsymman.2014.06.010

Somerville, M. (2019). Does It Matter How We Die? Ethical and Legal Issues Raised by Combining Euthanasia and Organ Transplantation. *The Linacre Quarterly*, *86*(4), 359–365. https://doi.org/10.1177/0024363919872623

Sperling, U. (2009). Äußerungen eines Todesverlangens – Suizidalität in einer geriatrischen Population. *Suizidprophylaxe*, *36*, 29–35.

Srinivasan, E. G. (2019). Bereavement and the Oregon Death with Dignity Act: How does assisted death impact grief? *Death Studies*, *43*(10), 647–655. https://doi.org/10.1080/07481187.2018.1511636

Overheid.nl. (2024). *Staatscourant van het Koninkrijk der Nederlanden 99*. https://zoek.officielebekendmakingen.nl/stcrt-2024-99.html [20.03.2024].

Steffensky, F. (2018). Vortrag anlässlich der 19. Süddeutschen Hospiztage, am 4. Juli 2018, in Stuttgart – Hohenheim.

Stichting Expertisecentrum Euthanasie (Hrsg.). (2023). *Jaarverslaggeving 2022 Expertisecentrum Euthanasie*. https://expertisecentrumeuthanasie.nl/app/uploads/2023/05/Jaarrekening-2022-Stichting-Expertisecentrum-Euthanasie.pdf [18.03.2024].

Streeck, N. (2016). „Leben machen, sterben lassen": Palliative Care und Biomacht. *Ethik in der Medizin, 28*(2), 135–148. https://doi.org/10.1007/s00481-015-0374-4

Streeck, N. (2020). *Jedem seinen eigenen Tod: Authentizität als ethisches Ideal am Lebensende*. Campus Verlag.

Street, A. F. & Kissane, D. W. (2001). Constructions of dignity in end-of-life care. *Journal of Palliative Care, 17*(2), 93–101.

Swarte, N. B. (2003). Effects of euthanasia on the bereaved family and friends: A cross sectional study. *BMJ, 327*(7408), 189–0. https://doi.org/10.1136/bmj.327.7408.189

Tag, B. (Hrsg.). (2008). *Intramurale Medizin im internationalen Vergleich: Gesundheitsfürsorge zwischen Heilauftrag und Strafvollzug im schweizerischen und internationalen Diskurs*. Springer.

Tajaâte, N., van Dijk, N., Pragt, E., Shaw, D., Kempener-Deguelle, A., de Jongh, W., Bollen, J. & van Mook, W. (2021). Organ donation after euthanasia starting at home in a patient with multiple system atrophy. *BMC Medical Ethics, 22*(1), 120. https://doi.org/10.1186/s12910-021-00686-4

Tausch, D. (2009). Das Nicht-Aushaltbare aushalten. *Gesprächspsychotherapie und Personzentrierte Beratung, 2*, 66–70.

The Oncology Nursing Society. (2017). Position Statement. https://www.ons.org/sites/default/files/2019-11/Guidelines_for_RN_and_APRN_When_Hastened_Death_Requested.pdf [18.03.2024].

Thériault, V., Guay, D. & Bravo, G. (2021). Extending Medical Aid in Dying to Incompetent Patients: A Qualitative Descriptive Study of the Attitudes of People Living with Alzheimer's Disease in Quebec. *Canadian Journal of Bioethics Revue canadienne de bioéthique, 4*(2), 69–77.

Tolmein, O. & Radbruch, L. (2017). Balanceakt in der Palliativmedizin. *Deutsches Ärzteblatt, Jg 114* (I Ieft 7), 302–308.

Trachtenberg, A. J. & Manns, B. (2017). Cost analysis of medical assistance in dying in Canada. *Canadian Medical Association Journal, 189*(3), E101–E105. https://doi.org/10.1503/cmaj.160650

Trillium Gift of Life Network. (2018). *Organ and Tissue Donation Following Medical Assistance in Dying: Program Development Toolkit*. https://www.giftoflife.on.ca/resources/pdf/healthcare/MAID_Program_Development_Toolkit_for_Hospitals_(Sept_10_2018).pdf

United Nations Human Rights Office of the High Commissioner. *End of Mission Statement by the United Nations Special Rapporteur on the rights of persons with disabilities, Ms. Catalina Devandas-Aguilar, on her visit to Canada.* (2019). https://www.ohchr.org/en/NewsEventsPages/DisplayNews.aspx?NewsID=24481&LangID=E.

van Bruchem-van de Scheur, A., van der Arend, A., van Wijmen, F., Abu-Saad, H. H. & ter Meulen, R. (2008). Dutch nurses' attitudes towards euthanasia and physician-assisted suicide. *Nursing Ethics, 15*(2), 186–198. https://doi.org/10.1177/0969733007086016

van den Ende, B. & Ottens, M. (2011). *Jaarverslag Euthanasieconsulent*. https://zorgethiek.nu/wp-content/uploads/2012/06/Jaarverslag-Euthanasieconsulent-2011-met-voorblad.pdf [18.03.2024].

van der Heide, A., van Delden, J. J. M. & Onwuteaka-Philipsen, B. D. (2017). End-of-Life Decisions in the Netherlands over 25 Years. *The New England Journal of Medicine, 377*(5), 492–494. https://doi.org/10.1056/NEJMc1705630

van Wijngaarden, E., Alma, M. & The, A.-M. (2019). „The eyes of others" are what really matters: The experience of living with dementia from an insider perspective. *PloS One, 14*(4), e0214724. https://doi.org/10.1371/journal.pone.0214724

Vanden Berghe, P., Mullie, A., Desmet, M. & Huysmans, G. (2013). Assisted dying – the current situation in Flanders: Euthanasia embedded in palliative care. *European Journal of Palliative Care, 20(6)*, 266–272.

Verhagen, E., & Sauer, P. J. J. (2005). The Groningen Protocol – Euthanasia in Severely Ill Newborns. *New England Journal of Medicine, 352*(10), 959–962. https://doi.org/10.1056/NEJMp058026

Vilpert, S., Bolliger, E., Borrat-Besson, C., Borasio, G. D. & Maurer, J. (2020). Social, cultural and experiential patterning of attitudes and behaviour towards assisted suicide in Switzerland: Evidence from a national population-based study. *Swiss Medical Weekly*. https://doi.org/10.4414/smw. 2020.20275

Vollmann, J. (2008). *Patientenselbstbestimmung und Selbstbestimmungsfähigkeit: Beiträge zur Klinischen Ethik*. Kohlhammer Verlag.

Wagner, B., Müller, J. & Maercker, A. (2012). Death by request in Switzerland: Posttraumatic stress disorder and complicated grief after witnessing assisted suicide. *European Psychiatry: The Journal of the Association of European Psychiatrists, 27*(7), 542–546. https://doi.org/10.1016/j.eurpsy.2010.12.003

Walser, A. (2010). Autonomie und Angewiesenheit: Ethische Fragen einer relationalen Anthropologie. In: *Geschlechtersensible Hospiz- und Palliativkultur in der Altenhilfe* (S. 33–44). Mabuse.

Wang, D. H. (2018). No Easy Way Out: A Case of Physician-Assisted Dying in the Emergency Department. *Annals of Emergency Medicine, 72*(2), 206–210. https://doi.org/10.1016/j.annemergmed.2017.08.056

Wedler, H. (2017). *Suizid kontrovers: Wahrnehmungen in Medizin und Gesellschaft* (1. Auflage). Verlag W. Kohlhammer.

Wehrli, H. (Hrsg.). (2012). *Der organisierte Tod: Sterbehilfe und Selbstbestimmung am Lebensende – pro und contra*. Orell Füssli.

Weixler, D., Roider-Schur, S., Likar, R., Bozzaro, C., Daniczek, T., Feichtner, A., Gabl, C., Hammerl-Ferrari, B., Kletecka-Pulker, M., Körtner, U. H. J., Kössler, H., Meran, J. G., Miksovsky, A., Pusswald, B., Wienerroither, T. & Watzke, H. (2017). Leitlinie zur Palliativen Sedierungstherapie (Langversion): Ergebnisse eines Delphiprozesses der Österreichischen Palliativgesellschaft (OPG). *Wiener Medizinische Wochenschrift, 167*(1–2), 31–48. https://doi.org/10.1007/s10354-016-0533-3

Wiebe, E., Green, S. & Wiebe, K. (2021). Medical assistance in dying (MAID) in Canada: Practical aspects for healthcare teams. *Annals of Palliative Medicine, 10*(3), 3586–3593. https://doi.org/10.21037/apm-19-631

Wiebe, E., Shaw, J., Green, S., Trouton, K. & Kelly, M. (2018). Reasons for requesting medical assistance in dying. *Canadian Family Physician Medecin De Famille Canadien, 64*(9), 674–679.

Wiler, J. & Schafroth, M. (2020). Den Altersfreitod nicht totschweigen. *Schweizerische Ärztezeitung*. https://doi.org/10.4414/saez.2020.18563

Wils, J.-P. (2021). *Sich den Tod geben: Suizid – eine letzte Emanzipation?* (1. Auflage). Hirzel.

Wilson, K. G., Dalgleish, T. L., Chochinov, H. M., Chary, S., Gagnon, P. R., Macmillan, K., De Luca, M., O'Shea, F., Kuhl, D. & Fainsinger, R. L. (2016). Mental disorders and the desire for death in patients receiving palliative care for cancer. *BMJ Supportive & Palliative Care, 6*(2), 170–177. https://doi.org/10.1136/bmjspcare-2013-000604

Wimpenny, P., Unwin, R., Dempster, P., Grundy, M., Work, F., Brown, A. & Wilcock, S. (2007). A literature review on bereavement and bereavement care: Developing evidence-based practice in Scotland. *Bereavement Care, 26*(1), 7–10. https://doi.org/10.1080/02682620708657678

WHO World Health Organization. (2017). Preventing suicide: a resource for media professionals, update 2017. Geneva: World Health Organization; 2017 (WHO/MSD/MER/17.5). Licence: CC BY-NC-SA 3.0 IGO.

Wyatt, J. (2009). *Matters of life and death: Human dilemmas in the light of the Christian faith*. Inter-Varsity Press.

Yalom, I. D., Yalom, M., Yalom, R. S. & Kammerer, R. (2022). *Unzertrennlich: Über den Tod und das Leben* (1. Auflage, genehmigte Taschenbuchausgabe). btb.

Yazdani, S., Buchman, D. Z., Wright, L. & Chandler, J. A. (2017). Organ Donation and Medical Assistance in Dying: Ethical and Legal Issues Facing Canada. *McGill Journal of Law and Health, 59*, 59–85.

Zaman, M., Espinal-Arango, S., Mohapatra, A. & Jadad, A. R. (2021). What would it take to die well? A systematic review of systematic reviews on the conditions for a good death. *The Lancet Healthy Longevity, 2*(9), e593–e600. https://doi.org/10.1016/S2666-7568(21)00097-0

Zeilinger, E. L., Petersen, A., Brunevskaya, N., Polwin, J., Masel, E. K. & Unseld, M. (2023). *Das neue Sterbeverfügungsgesetz aus Sicht von Pflegekräften in Österreich*. Klinische Abteilung für Palliativmedizin Universitätsklinik für Innere Medizin I.

Zhu, Y. Y. (2022). Why is Canada euthanizing the poor? In: The Spectator. 30. April 2022. https://www.spectator.co.uk/article/why-is-canada-euthanising-the-poor [18.09.2023].

Zimmermann, M., Felder, S., Streckeisen, U. & Tag, B. (2019). *Das Lebensende in der Schweiz: Individuelle und gesellschaftliche Perspektiven*. Schwabe Verlag.

Zimmermann-Acklin, M. (2009). *Dem Sterben zuvorkommen? Ethische Überlegungen zur Beihilfe zum Suizid*. *55*(3/2009), 221–233.

ot, J. (2021). Last rights: Assisted suicide is neither painless nor dignified. *The Spectator's*. https://spectatorworld.com/topic/last-rights-assisted-suicide-is-neither-painless-nor-dignified/ [18.03.2024].

Zivot, J. B. (2012). The absence of cruelty is not the presence of humanness: Physicians and the death penalty in the United States. *Philosophy, Ethics, and Humanities in Medicine*, *7*(1), 13. https://doi.org/10.1186/1747-5341-7-13

Verwendete Abkürzungen

ABGB Allgemeines Bürgerliches Gesetzbuch
CMA Canadian Medical Association
EGMR Europäischer Gerichtshof für Menschenrechte
EMRK Europäische Menschenrechtskonvention
EAS Akronym für Assistierten Suizid und Euthanasie in den Niederlanden
ESAS Euthanasia and Assisted Dying
FVNF Freiwilliger Verzicht auf Nahrung und Flüssigkeit
GP Groningen Protokoll
KNMG Koninklijke Nederlandsche Maatschappij tot bevordering der Geneeskunst – Royal Dutch Medical Association
MAID Medical Assistance in Dying
PTBS Posttraumatische Belastungsstörung
RTE Regionale Toetsingscommissies Euthanasie
SAMW Schweizerische Akademie der Medizinischen Wissenschaften
StGB Strafgesetzbuch
StVfG Sterbeverfügungsgesetz
VAD Voluntary Assisted Dying
VfGH Verfassungsgerichtshof
WHO World Health Organisation